Les Morts mystérieuses

de l'Histoire

DU MÊME AUTEUR

OUVRAGES DE MÉDECINE HISTORIQUE

Marat inconnu (Épuisé).

Le Cabinet secret de l'Histoire, 4 séries.

Les Indiscrétions de l'Histoire, 6 séries.

Mœurs intimes du passé, 2 séries.

Poisons et Sortilèges (en collaboration avec le Docteur L. Nass), 2 séries.

La Névrose révolutionnaire (en collaboration avec le Dr L. Nass).

Napoléon jugé par un Anglais (Épuisé).

OUVRAGES D'HISTOIRE MÉDICALE

Les Curiosités de la médecine (Épuisé).

Remèdes d'autrefois (Nouvelle édition).

Remèdes de bonnes femmes (en collaboration avec le Dr J. Barraud).

Gayetez d'Esculape (en collaboration avec le Docteur Witkowski).

OUVRAGES DE PHYSIOLOGIE LITTÉRAIRE

Balzac ignoré (Épuisé).

EN PRÉPARATION

Les Morts mystérieuses de l'Histoire, 2e série

Mœurs intimes du passé, 3e série.

DOCTEUR CABANÈS

Les Morts mystérieuses de l'Histoire

Nouvelle édition revue, corrigée et augmentée ; ornée de
18 gravures ou portraits.

PREMIÈRE SÉRIE

ROIS, REINES ET PRINCES FRANÇAIS

DE CHARLEMAGNE A LOUIS XIII

PRÉFACE du Professeur **LACASSAGNE** (de Lyon)

PARIS
ALBIN MICHEL, ÉDITEUR
22, RUE HUYGHENS, 22

PRÉFACE DE LA PREMIÈRE ÉDITION

J'ai passé une partie des vacances de Pâques à lire les bonnes feuilles des *Morts mystérieuses de l'histoire*. C'est une lecture édifiante, instructive et d'une haute portée philosophique.

La méditation qu'a fait naître cette lecture m'a montré une fois de plus l'importance de la médecine légale pour l'histoire. C'est en utilisant ses connaissances biologiques que le médecin légiste parvient à résoudre certains problèmes, dont les historiens seuls ne pouvaient trouver la solution. N'est-ce pas au médecin légiste qu'il appartient de préciser des faits de naissances précoces ou tardives, d'expliquer certains actes incohérents ou bizarres, mais toutefois caractéristiques de formes morbides déterminées ?

C'est encore notre rôle de discuter et de détruire d'absurdes légendes d'empoisonnement et d'arriver ainsi à réhabiliter différents personnages calomniés

1

depuis des siècles. Nos connaissances de psycho-pathologie nous autorisent à comprendre et à expliquer quelques natures étranges qui sont restées comme des rébus historiques. Est-il indifférent de savoir que Louis XI avait des phobies, que Louis XIII était aboulique et Louis XV un hypocondriaque, toujours ennuyé, sans cesse en quête de distractions nouvelles ?

Les ouvrages de LITTRÉ, de LEGUÉ, de FUNCK-BRENTANO (avec la collaboration de BROUARDEL et de Paul LEGENDRE), n'ont-ils pas mis au point, d'une façon décisive, le *drame des poisons* sous Louis XIV? MM. Pierre CLÉMENT, Jules LOISELEUR, etc., avaient, il est vrai, laissé peu de choses à glaner à ceux qui sont venus après eux.

Que de mystères, de sombres tragédies, pendant le moyen âge, dans la *venenosa Italia*, au temps de la *cantarella* des Borgia, de l'*aqua Toffana* ou petite eau de Naples !

Le poison a toujours été l'arme des lâches, instrument facilement manié par la femme. Plus près de nous, n'a-t-on pas dit que CIMAROSA avait été empoisonné par ordre d'une reine ? La légende n'a été détruite que par la publication d'un rapport médical, montrant que l'illustre musicien avait succombé à des accidents hépatiques.

Les médecins — c'est un autre de leurs privilèges, je pourrais dire une autre de leurs supériorités —

peuvent encore, il nous semble, expliquer et faire comprendre le « vertige du pouvoir ». Napoléon disait : « J'ai couché dans le lit des rois et j'y ai pris une maladie terrible. » Cette maladie, nous la connaissons : c'est la *césarite*, mélange de phobies variées, d'instinct destructeur excité et jamais satisfait.

Ne sont-ce pas les médecins qui enseignent que, dans les mariages princiers, les unions entre parents favorisent l'extinction des dynasties par dégénérescence, ainsi qu'il a été indiqué dans l'article *Consanguinité* du Dictionnaire de Dechambre et plus amplement dans l'ouvrage du docteur CABANÈS?

Le docteur CABANÈS suit, mais en l'élargissant singulièrement, la voie dans laquelle s'étaient engagés DESGENETTES, BRACHET, DUBOIS (d'Amiens), ROLLET, CHARCOT, JACOBY, CORLIEU, CHEREAU. Mais ces médecins érudits n'avaient précisé que quelques faits ou jeté des clartés sur des sujets jusque-là inexpliqués, comme l'ont montré ailleurs des historiens de profession, tels que SAINTE-BEUVE et MICHELET, TAINE et RENAN.

Ce qui a distingué surtout cette intervention médicale dans le domaine de l'histoire, c'est une prudence excessive, une méthode sévère, n'avançant une théorie que basée sur un fait indiscutable, certain, ne cherchant pas la vérité absolue, mais un relatif suffisant pour permettre d'expliquer ou d'entrevoir. Ces médecins se sont conduits comme les experts devant la justice : ils ont rapporté, en leur honneur et conscience.

Les historiens sont semblables aux aveugles ou infirmes qui, de leur lit ou dans leur fauteuil, grâce au théâtrophone, entendent un drame ou un opéra. Les voix des acteurs, la musique, le bruit de la salle et des coulisses arrivent en même temps à leurs oreilles. Il y a quelques éclaircies, parfois des auditions distinctes, souvent du brouhaha, des sons, des bruits. Mais où sont les décors, les costumes, le jeu des acteurs, leurs attitudes et leurs gestes, le mouvement scénique ?

Si l'art peut faire revivre le milieu, le médecin seul renseigne sur la psychologie morbide des personnages et fait comprendre les actes ou les mouvements qui en résultent.

Le philosophe et l'historien racontent les événements dont ils expliquent l'évolution. Ils montrent la part qui revient aux chefs d'État ou aux hommes émancipateurs de la pensée, recherchant ainsi l'influence de la force ou de l'esprit. Les essais d'explication, les ébauches de théories, pour classer les faits ou les personnes, sont utiles, mais la méthode n'est pas toujours juste.

Le tort est de s'imaginer les hommes comme des pions sur l'échiquier. Ce sont des unités différentes, parce qu'elles se conduisent d'après leurs qualités ou leurs défauts. Il faut, en effet, tenir compte des vices d'organisation et de l'influence du milieu sur des natures non équilibrées.

Que de types morbides à mettre en évidence! Ne savons-nous pas des saints et des saintes, de grands mystiques, qui ont été des hystériques? De vaillants hommes de guerre, qui eurent l'anesthésie morale et le courage audacieux des épileptiques? Des monstres indiscutés, parce qu'ils ont été assez haut placés pour recueillir l'indignation générale et qu'il faut élever à la dignité de malades? N'est-ce pas, là aussi, cette *triomphante folie* dont parle Bossuet, et la postérité renseignée ne doit-elle pas l'impartialité de son jugement à ceux dont les actes, même inconscients, ont éclairé la voie, consolé ou conduit l'humanité?

Tout est intéressant à connaître, et, à notre époque, plus ou moins instruit, mis en appétit d'apprendre, le public est « pantophile », comme l'était Diderot. Aussi, laissant exhumer de vieux manuscrits sur des minuties ou des questions qui nous paraissent secondaires, les médecins peuvent faire de l'*archéologie pathologique*.

Plus un homme est instruit en toutes choses, plus il a des connaissances biologiques et sociologiques, mieux il est apte à comprendre et à interpréter l'histoire.

Nous savions déjà, par Sophocle et Shakespeare,

par Molière et Balzac, que la vie de l'homme est un mélange de grandeur et de misère. Ce n'est pas, hélas ! une simple fiction de théâtre. L'histoire — et vous le verrez nettement dans ce nouveau livre du docteur CABANÈS — montre aussi dans les dynasties royales ce composé de puissance et d'infirmités humaines, allant parfois jusqu'aux extrêmes souffrances.

A connaître tous ces dessous de la royauté, on se sent malgré soi pris de pitié pour ces guenilles empourprées, que secoue, sans trêve et à toute génération, le bras impitoyable de la Némésis antique.

Des meurtriers, des victimes encore plus nombreuses : rien que des malheureux ! Il faut descendre des Atrides pour appartenir à une famille régnante !

Cette résurrection est pour nous la preuve que la vérité, toute la vérité ne s'apprécie ou ne s'acquiert qu'à longue échéance. Ainsi faite, l'Histoire raconte la justice immanente.

Le docteur CABANÈS est un chercheur de l'École de Sainte-Beuve : il est, avant tout, épris, passionné de vérité. S'il aime les menus faits, s'il s'étend avec complaisance sur les particularités ou les bizareries, c'est qu'à ses yeux il n'est rien de tel pour éclairer la psychologie d'un personnage que de mettre en saillie ses manies ou ses perversions.

Ce qui nous plaît chez notre confrère, c'est la continuité de l'effort. Depuis huit ans, il publie la

Chronique médicale, la seule revue qui existe de médecine historique (1).

En quatre volumes il nous a donné ce *Cabinet secret de l'Histoire* que la faveur du public a si légitimement consacré. Son *Marat inconnu*, qui a momentanément enrayé l'étude que nous nous proposons de consacrer un jour à l'*Ami du peuple*, a été pour beaucoup une révélation.

Ses premiers travaux historiques datent de 1885. On peut mesurer le chemin parcouru depuis cette époque. Et M. Cabanès n'a pas prononcé l'*Exegi monumentum!* Outre les deux volumes qui doivent faire suite à cette première série des *Morts mysté-rieuses*, il nous annonce des ouvrages sur *les Fous de l'Histoire, les Poisons dans l'Histoire* (2), etc. Voilà, certes, beaucoup de promesses, mais nous ne doutons pas qu'elles soient tenues.

Nous comptons bien que l'Académie de médecine et l'Institut récompenseront un pareil labeur. Il faut encourager les médecins érudits qui savent glaner et lier d'aussi belles gerbes. Le docteur Cabanès est un laborieux, et j'applaudis d'avance au succès qui couronnera certainement son œuvre.

Lyon, le 13 mai 1901. A. LACASSAGNE.

(1) La *Chronique médicale* vient d'inaugurer sa XVII° année d'existence (*Note de l'auteur*).

(2) L'ouvrage a paru depuis en deux volumes, sous le titre de : *Poisons et Sortilèges.*

AVANT-PROPOS DE LA PREMIÈRE ÉDITION

L'ouvrage que nous avons entrepris est en réalité de plus vaste compréhension que ne le comporte son titre.

Et d'abord ce titre demande à être expliqué.

Les Morts *mystérieuses* de l'histoire, qu'est-ce à dire ? Ce sont, évidemment, celles qui comportent une part de *mystère*. Mais alors ce sont les morts d'à peu près tous les personnages qui ont joué un rôle dans l'histoire ? Assurément, si nous interprétons les mots dans leur sens le plus large, il n'est guère, en effet, d'hommes illustres ou notoires dont la fin n'ait donné prise à quelques soupçons.

Le peuple est toujours porté, quand disparaît un homme qui a tenu en mains le pouvoir, ou dont la part d'influence a été plus ou moins considérable, à attribuer sa mort à une puissance occulte, quand il ne va pas jusqu'à évoquer un de ces poisons d'autant

plus subtils qu'ils échappent aux plus délicates ana-
lyses.

« Lorsqu'il s'agit d'un personnage princier, d'une
notabilité politique, écrit le professeur Brouardel (1),
l'imagination est portée à exagérer les choses et à
trouver extraordinaire ce qui eût été naturel chez
un bourgeois. Parcourez l'histoire de France : vous
serez souvent arrêtés par des faits pareils, et bon
nombre de princes et de princesses, qu'on a cru
empoisonnés, sont morts d'affections fort naturelles. » Rien n'est plus juste, et l'homme de science
se trouve — alliance inattendue ! — d'accord avec
le poète sur ce point : « Il y a deux choses, a dit
Alfred de Vigny, que l'on conteste bien souvent aux
rois : leur naissance et leur mort. On ne veut pas
que l'une soit légitime, ni l'autre naturelle. »

Le temps n'est plus où l'on considérait les rois
comme d'essence divine ; où l'on matérialisait, pour
ainsi dire, leur immortalité, en assignant à leur existence l'éternité de leur gloire. La science détruit
brutalement les légendes et si les amateurs de merveilleux y perdent, les amis de la vérité n'ont qu'à y
gagner.

Est-il bien opportun, nous objectera-t-on peut-être,
de surprendre les grandes figures en posture vulgaire et quasi grotesque ? En nous révélant leurs
infirmités, en écartant les rideaux de l'alcôve où ils

____

(1) *La Mort et la Mort subite*, par P. Brouardel. Paris, 1895.

agonisent, ne craignez-vous pas de nous les montrer sous leur aspect le plus répugnant ? L'objection est de peu de poids, les prétendus inconvénients qui pourraient résulter de nos investigations posthumes étant bien légers, en regard des avantages que l'histoire ne saurait manquer d'en retirer. .

C'est un préjugé encore trop répandu que l'autopsie constitue un outrage à la dignité humaine. L'examen des viscères passe, à tort, pour être une marque d'irrespect, qui blesse les croyants dans leur foi et dans leurs sentiments les plus intimes. A cet égard, les rois nous ont donné un exemple que devrait bien méditer le vulgaire.

C'était une règle à laquelle il n'était presque jamais dérogé, de soumettre leurs corps à un examen *post mortem*, afin de préserver leur descendance des maladies qui la menaçaient. Quelle source précieuse d'informations ne posséderions-nous pas, si ces prescriptions avaient été introduites dans le protocole des cours dès les premiers âges de la monarchie ; si, surtout, chaque monarque avait eu le soin de faire tenir une sorte de compte-courant de ses moindres indispositions, à l'exemple du journal que nous a légué HÉROARD sur l'enfance de Louis XIII, ou du *Journal de la Santé* du grand Roi, rédigé par ses archiâtres !

Si nous déplorons cette lacune, ce n'est pas que nous ayions eu jamais le dessein d'asservir à l'état physique des personnages leurs déterminations morales ; ni de tirer des inductions à longue portée des défaillances passagères de leur organisation physiologique. Mais on ne saurait donner une explication vraiment scientifique de la mort d'un sujet quelconque, qu'il habite un palais ou une chaumière, qu'après avoir étudié les phases de l'évolution morbide qui aboutit à sa déchéance finale. Même dans le cas où cette déchéance ne s'est pas manifestée pendant la vie par des signes révélateurs, la nécropsie nous fournit presque toujours des indications qui nous permettent de formuler des conclusions plus ou moins précises.

Ces conclusions ne vont pas, en effet, sans comporter parfois des réserves, et ceux-là seuls pourraient nous reprocher nos hésitations qui se croient en possession d'une méthode sûre, infaillible.

C'est l'éternel conflit de la science et de la philosophie, et comme l'a dit M. BRUNETIÈRE, ce désaccord n'est pas moins nuisible au crédit de la philosophie qu'à la légitime autorité de la science (1).

Pourquoi, ne pas rester chacun dans son domaine propre ? Pourquoi ne pas nous contenter de poser les problèmes, d'apporter au besoin des éléments de discussion qui peuvent hâter leur solution, laissant aux sociologues et aux historiens la

____

(1) *La Revue politique et littéraire,* 7 avril 1877.

tâche d'en tirer les conséquences, que nous leur faisons cependant entrevoir ? C'est qu'il arrive souvent, en histoire, que les questions que l'on croyait les plus définitivement tranchées viennent à se poser de nouveau. Il suffit de la découverte de quelque indice contraire à l'opinion reçue pour autoriser la revision du procès et faire condamner le jugement auquel tout le monde s'était tenu jusque-là (1).

Nous avons, d'autre part, estimé que nous ne devions pas borner notre tâche à débrouiller des énigmes, ou à prêter une oreille complaisante aux mille bruits équivoques que la foule se plaît à faire naître et à propager ; nous avons compris de différente façon notre rôle. Nous avons essayé, avant tout, de jeter quelque lumière sur la psychologie des personnages, mais en restant toujours très prudent dans l'interprétation des pièces qui constituent leur dossier pathologique. Nous n'avons prétendu à rien autre chose qu'à fournir des *éclaircissements* et des *documents*, pour la plupart nouveaux, qui serviront à expliquer certaines morts controversées de l'histoire, sans qu'il soit besoin d'invoquer une force plus ou moins mystérieuse.

Nous avons pensé, en outre, que, pour donner plus d'unité et de cohésion à nos recherches, notre enquête devait porter sur les morts de tous les repré-

(1) *Bibliothèque de l'École des Chartes*, novembre-décembre 1893.

sentants d'une dynastie, notre but n'étant pas seulement de donner des monographies isolées, mais de montrer comment les races, dites privilégiées, arrivent à la dégénérescence.

Cette dégénérescence, ce n'est pas seulement l'exercice du pouvoir absolu, la *césarite*, comme l'a bien nommée le professeur Lacassagne, qui la provoque ; c'est encore, c'est surtout l'hérédité morbide, aidée de la consanguinité, qui la précipite. Voilà, entre beaucoup d'autres, un point qu'établiront, ce nous semble, nos recherches.

Pourrons-nous, en terminant, exprimer l'espoir de faire substituer aux erreurs communément accréditées, aux hypothèses plus ou moins hasardées, nous n'osons pas dire la vérité absolue, mais la vraisemblance la plus acceptable ? Nous aurons, en tout cas, la satisfaction d'avoir jalonné une route encore peu explorée, où nous souhaitons engager à notre suite tous ceux que la réalité séduit plus que la fiction. Au surplus, n'est-ce pas un pur romancier, Jules Sandeau, qui a écrit : « L'imagination ne se nourrit que des rognures de la réalité. ? »

Docteur CABANÈS.

Paris, 11 avril 1901.

LES
MORTS MYSTÉRIEUSES
DE L'HISTOIRE

(Première série)

CHARLEMAGNE

Mort, le 28 janvier 814, de *Pneumonie*.

L'histoire des rois de la première race n'est qu'incertitude et chaos. Les vacillations du pouvoir, l'existence éphémère des princes, la variation des récits sur les événements principaux, les changements de limites, la mobilité des principes, donnent à la narration des historiens les plus exacts une ambiguïté qui rend pénible le soin de démêler la vérité à travers ces assertions contradictoires (1).

Du fondateur de la deuxième race, PÉPIN LE BREF,

(1) BERTHEVIN, *Recherches historiques sur les derniers jours des rois de France*. Paris, 1825, p. 4.

nous ne rappellerons que l'épitaphe, remarquable par sa concision : *Cy gist le père de Charlemagne.*

Tout ce que les historiens nous apprennent à son sujet, c'est qu'épuisé par les fatigues de la guerre, plutôt qu'accablé du poids des ans, Pépin, dans l'espérance de devoir sa guérison à l'intercession de saint Martin, se fit conduire sur son tombeau ; mais cette guérison ne s'opérant pas, il se fit transporter à Saint-Denis, où il mourut (24 septembre 768) (1).

⁎ ⁎

La mort de Charlemagne fut la terminaison naturelle d'une affection aiguë, qui semble avoir été une *pneumonie.*

D'après le docteur Bougon, qui a fait de cette question une étude particulière (2), la santé du monarque s'était maintenue bonne jusqu'à un âge avancé (3). Ce n'est que dans les quatre dernières années de sa longue vie qu'il ressentit les atteintes

---

(1) Peignot, *Abrégé de l'Histoire de France.* Paris et Dijon. 1819.

(2) Cf. *Chronique médicale*, 1901.

(3) « Il favorisoit et facilitoit, de tout son pouvoir, les expériences de médecine et de physique. Un capitulaire donné à Thionville, en 805, recommande expressément l'étude de la médecine, et veut qu'elle fasse partie de l'éducation. Il y avoit dans le palais un édifice consacré à cette science, sous le titre *d'Hippocratica lecta.* Charlemagne avoit à sa cour les plus habiles médecins de son temps ; mais on a observé qu'il en faisoit peu

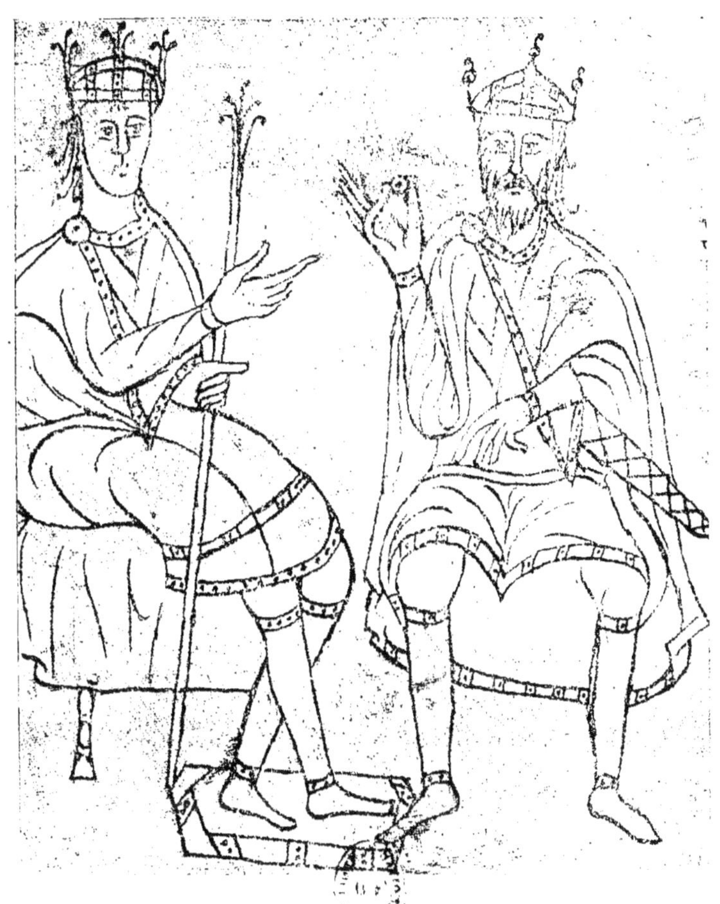

CHARLEMAGNE ET PÉPIN LE BREF

(Bibliothèque Ducale de Gotha, n° 84, f° 148.)

[Collection BOINET].

de la maladie : il eut des accès de fièvre passagers
et des crises douloureuses de rhumatisme — ou de
goutte.

On prétend que c'est en revenant de la chasse
qu'il éprouva les premiers symptômes du mal qui
devait l'emporter.

D'après la version la plus généralement acceptée,
une pleurésie se déclara et le septième (1) jour de
sa maladie, le 28 janvier, à neuf heures du matin,
après avoir reçu la communion, Charlemagne, âgé
de près de soixante-douze ans (2), rendit son âme à
Dieu (3), qui lui avait confié sur la terre la plus

d'usage pour lui-même ; que son unique remède dans ses maladies, *d'ailleurs peu fréquentes*, étoit la diète. » GAILLARD, *Histoire de Charlemagne*, t. II, pp. 152-153.

(1) « Il fut saisi d'une fièvre qui l'emporta en sept jours. »
GAILLARD, t. II, *loc. cit.*

(2) Le lieu de naissance et la date de la mort de Charlemagne
ont été l'objet d'une controverse qu'on trouvera parfaitement
exposée dans WARNKOENIG et P.-A.-F. GERARD, *Histoire des Caro-
lingiens*, t. I, pp. 140 et suiv.

(3) Le peuple ne croit pas que les grands hommes et les
grands rois puissent mourir, sans que l'ordre des éléments
soit troublé, sans que des signes célestes annoncent cet événement. On renouvela, pour Charlemagne, l'histoire de tous
les prétendus prodiges dont on veut que la mort de César ait
été précédée, accompagnée et suivie. « Ces prodiges, dit Mézerai, en parlant de ceux qui concernent Charlemagne, furent
capables d'étonner ceux même qui n'y ajoutent point de foi. On
érigeoit tout en présage. » *Histoire de Charlemagne*, auct. cit.,
t. II, p. 170.

grande mission qu'aucun chef d'État ait jamais accomplie (1). »

Le docteur Bougon ne partage pas l'opinion commune. « Ce fut certainement une pneumonie aiguë franche qui l'emporta en six jours », écrit notre confrère, et voici son argumentation.

A cette époque, on ne savait pas encore ausculter et les médecins donnaient le nom de pleurésie à toute affection caractérisée par une douleur dans le côté (πλευρον, en grec : d'où l'on a fait *pleuresis*, point de côté). Mais, aujourd'hui, il n'est pas possible de méconnaître une pneumonie dans une maladie qui se caractérise :

1° Par une fièvre vive à début subit ;

2° Par un point de côté qui se déclare consécutivement ;

3° Par un affaiblissement progressif ;

4° Par une fièvre continue, avec soif intense et perte d'appétit.

Il y manque, pourrait-on objecter, un symptôme : c'est l'expectoration. Mais, chez les vieillards, la pneumonie ne s'accompagne que très rarement de ce symptôme, pour ne pas dire exceptionnellement.

La vieillesse, a dit depuis longtemps Charcot (2), imprime à toutes les manifestations morbides un cachet particulier... Il existe pour le vieillard des immunités spé-

(1) VÉTAULT, *Charlemagne*, p. 454.
(2) CHARCOT, *Leçons sur les maladies des vieillards.*

ciales... Aussi les désordres les plus graves se traduisent-ils
par des symptômes peu accentués : ils peuvent même passer inaperçus, et c'est dans l'âge sénile qu'on observe le plus
grand nombre de maladies latentes. C'est surtout dans la
pneumonie lobaire qu'on remarque cette absence presque
complète des signes généraux.

Tous les pathologistes sont d'accord sur ce point.
« Chez le vieillard, dont l'organisme réagit peu,
écrit le professeur Dieulafoy (1), la première pneumonie est insidieuse, le frisson est insignifiant, et
le point de côté peut passer inaperçu ; *la coloration du visage et la sécheresse de la langue sont
quelquefois les seuls signes révélateurs ; c'est
en vain qu'on attend les crachats rouillés, qui
n'apparaissent pas...* en un mot, la pneumonie est
défigurée par l'âge de l'individu. »

Si l'on veut bien se rappeler que Charlemagne (2)
était dans sa soixante-douzième année quand il a
succombé, on acceptera que les observations précédentes s'appliquent de tout point à son cas.

Des réserves doivent cependant être faites, étant
donnée l'insuffisance de la description clinique de la
maladie dont nous avons cherché à interpréter les
trop vagues symptômes.

(1) Dieulafoy, *Manuel de pathologie interne*, t. I (1885), p. 113.
(2) Sur la personne de Charlemagne, voir ce qu'en dit son
contemporain et secrétaire Eginhard ; il n'est pas de récit plus
pittoresque et, ce qui vaut mieux, plus véridique. (Cf. Warn
koenig, *op. cit.*, I, pp. 285 et suiv.)

NOTES ADDITIONNELLES ET PIÈCES JUSTIFICATIVES

A

LES SUCCESSEURS DE CHARLEMAGNE

Le successeur direct de Charlemagne fut son troisième fils(1), Louis le Débonnaire, qui succéda à son père en 814. Ce fut un esprit faible et un monarque sans autorité. Très versé dans l'astrologie, il n'eut pas de peine à interpréter certains phénomènes météorologiques comme des avertissements du ciel. Attaqué en 839 d'une maladie de langueur (?), la superstition vint accroître sa peur de la mort.

Dans une même année, par un concours bien rare de plusieurs phénomènes astronomiques, s'étaient rencontrées deux comètes, présage qui, comme on le croyait alors, avait marqué dans les cieux les destins de la terre. Il y eut ensuite une éclipse de soleil, si considérable qu'en plein midi l'on vit les étoiles. L'astrologue interpréta ces signes naturels contre le

(1) De sa première femme, nommée Himiltrude, était né un fils, connu dans l'histoire sous le nom de Pépin le Bossu : ainsi Charlemagne, qui était d'une si remarquable stature et d'une si haute distinction, était le fils de Pépin le Bref et père de Pépin le Bossu !

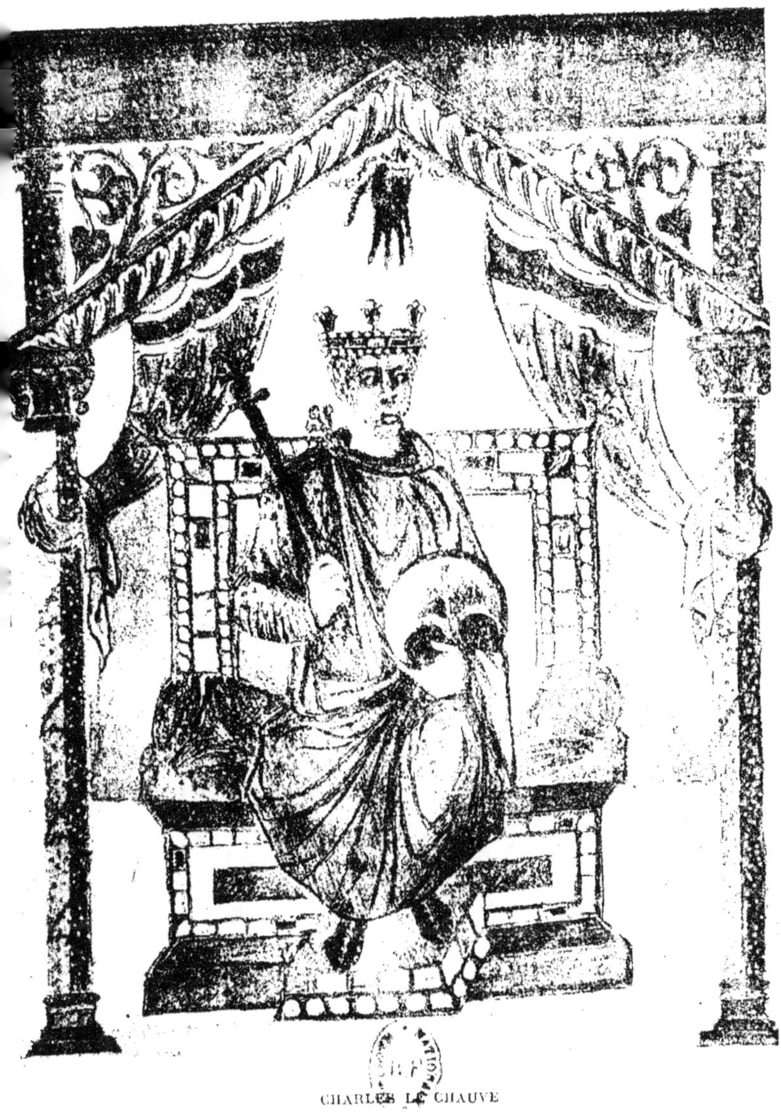

(D'après son Psautier, Biblothèque nationale, manuscrit latin 1152, f° 3 v°).

Collection BOINET.

prince ; Louis les crut funestes pour lui. Tombé malade tout à coup, il fut transporté dans une de ces
îles que forme le Rhin aux environs de Mayence, où
il se livra à l'excès de son chagrin. Il mourut en
840 (1).

CHARLES LE CHAUVE serait mort, le 6 octobre 877,
d'un breuvage empoisonné, que lui aurait préparé
son médecin favori, Sédécias.

Nous manquons d'informations sur la mort de
LOUIS II, dit *le Bègue*, mort le 10 avril 879 ; de
LOUIS III, qui succomba le 4 août 882 ; et de
CARLOMAN, son frère, qui lui survécut deux ans
(mort le 6 décembre 884).

CHARLES *le Gros*, petit-fils de Louis le Débonnaire,
reconnu roi de France en 885, fut, dit-on, étranglé
par ses domestiques, à l'abbaye de Richenaw, dans
une île du lac de Constance (2).

B

L'EXHUMATION DE PÉPIN LE BREF

Lorsque, en 1812, celui qui s'était emparé du monde
s'avisa de penser à son tombeau, Saint-Denis reçut
de nouvelles constructions. Le 24 juillet, en fouillant,
pour établir un perron hors du portail, à un peu plus

(1) PEIGNOT, *op. cit.*
(2) PEIGNOT, *loc. cit.*, p. LIX.

de trois pieds de la porte principale, on découvrit, à un pied de profondeur, un cercueil en pierre de vergelé, haut de deux pieds, long de six, creusé d'environ un pied dans toute sa longueur, avec une entaille dans la partie supérieure pour recevoir la tête. Les ouvriers avaient brisé la pierre qui le recouvrait ; les fragments ne présentèrent aucune inscription ; le cercueil ne contenait que des ossements dérangés par l'exhumation.

On présume que ce tombeau était celui de Pépin le Bref, qui, par son testament, avait demandé à être « inhumé au-devant de la principale porte de l'église de Saint-Denis, *couché sur le ventre*, par humilité, *et pour expier les péchés de Charles Martel*, son père, que les besoins de ses guerres contre les Sarrasins avaient forcé de prendre les biens des églises ». Il paraît que Suger avait replacé ce tombeau comme il l'avait trouvé, que sous saint Louis on ne songea point à l'exhumer, et qu'en 1793 on l'oublia (1).

C

COMMENT FUT INHUMÉ CHARLEMAGNE

Lavé et approprié selon la coutume du temps (2),

----

(1) GILBERT, *Description historique de Saint-Denis*, in *Des Sépultures nationales*, par LEGRAND D'AUSSY, pp. 365-366.

(2) *Corpus solemni more lotum et curatum* (EGINH., *Vita Car. magn.*).

revêtu de ses habits impériaux, ayant au côté une
épée à pommeau d'or, en tête une couronne d'or, sur
les genoux et dans les mains un livre d'évangiles écrit
en lettres d'or, on l'assit sur un trône d'or. Devant
lui furent placés son sceptre et son bouclier d'or,
bénis par le pape Léon. On emplit le caveau de
parfums et de beaucoup de richesses, *thesauris
multis*, on le ferma, on le scella même, et on y
éleva une arcade dorée, sur laquelle fut gravée
une épitaphe qui nous a été transmise par Eginhard, et qui, de toutes celles de nos rois que le
temps a laissé venir jusqu'à nous, est *la plus ancienne connue* (1).

Cette dernière assertion est contestable, car on a
signalé des épitaphes royales concernant des rois,
reines ou princes mérovingiens, ayant précédé
Charlemagne, entre autres celles des deux fils de
Frédégonde, celle de Thierry III, etc.

D

DU MODE DE SÉPULTURE DES ROIS DE LA PREMIÈRE
ET DE LA SECONDE RACE

Les premiers rois francs étaient, ainsi que les

(1) Extrait du livre intitulé : *Des Sépultures nationales*, par
LEGRAND D'AUSSY, pp. 67-68.

autres chefs des nations barbares, inhumés en plein champ : ainsi le fut Childéric (1).

Depuis qu'établis dans la Gaule, ils y eurent embrassé le christianisme, le lieu de leur sépulture fut une église ou un monastère. Clovis, lui-même, Clovis, le premier d'entre eux, eut la sienne dans l'église de Saint-Pierre et de Saint-Paul, depuis nommée Sainte-Geneviève ; et la plupart de ses descendants eurent la leur à Saint-Vincent ou à Saint-Denis. Mais remarquons que les églises de Saint-Pierre et de Saint-Vincent étaient alors hors de l'enceinte de Paris, que Saint-Denis en était à plus de distance encore, et que, par conséquent, l'ancien usage d'inhumer les rois en pleine campagne continua de subsister pendant quelque temps.

E

DU GENRE DE MORT DES ROIS DE LA PREMIÈRE RACE

Nous empruntons à l'*Histoire de Charlemagne*, de GAILLARD (t. I, pp. 130-131), les détails qui suivent, dont nous ne nous portons pas autrement garant

---

(1) Plus exactement, Childéric fut inhumé non en plein champ, mais dans le jardin de sa villa royale, hors des remparts de Tournay ; son corps fut découvert dans les dépendances de l'église Saint-Brice, sur l'emplacement d'une ancienne villa royale qu'un de nos rois avait donnée à l'église de Tournay.

et que nous ne reproduisons qu'à simple titre de
curiosité. Nous accompagnons le texte cité de notes
critiques, qui ne figuraient pas dans la première
édition de notre ouvrage.

Le nombre des rois et des fils de rois, morts de mort violente, en France ou sur les frontières, dans l'espace de temps
que nous examinons, est effrayant ; il n'a peut-être pas été
assez remarqué ; c'est le tableau le plus capable de décrier
à jamais l'état de guerre.

Clovis meurt dans son lit (1) ; mais je vois plus de dix
rois ou fils de rois, tués ou de sa main, soit dans les combats,
soit hors des combats, ou par ses intrigues. Comptons-les.

Siagrius, fils d'*Ægidius* (2), roi des Français, en con-
currence avec *Childéric* ; *Alaric*, roi des Visigoths, et le
roi des Allemands, tués dans des batailles ; *Gondégisile*, roi
de Bourgogne, tué par *Gondebaud*, son frère, mais par suite
de ses intrigues avec Clovis. Nous ne parlons point de
Gondemar et de *Chilpéric*, frères de Gondebaud et de Gondégisile : le premier, brûlé par Gondebaud, dans une tour
où il se défendoit ; le second, père de Clotilde, massacré
avec ses deux fils par le même Gondebaud, et sa femme
jetée dans la rivière une pierre au cou. Ces événemens ou
précèdent le règne de Clovis, ou paroissent lui être étrangers. Mais en voici qui lui sont propres.

Sigebert, roi de Cologne, et son fils *Clodoric* ; *Cararic*, roi

(1) Clovis est mort à 45 ans, le 27 novembre 511, à Paris ; on
présume qu'il succomba à une affection aiguë, au bout de trois
semaines.

(2) Ægidius était mort de l'épidémie de typhus qui sévissait
alors à Angers. Siagrius paraît avoir été tué près de Beauvais,
égorgé par Clovis.

des Morins, et son fils ; *Ragnacaire*, roi de Cambrai, et *Riguier* son frère; *Renomer*, roi du Mans, et son frère, tous parens de Clovis, tous assassinés par lui ou par ses ordres; quelquefois les uns par les autres, quelquefois le fils par le père (1).

Sous les enfans de Clovis : *Théodebert*, tué à la chasse ; *Clodomir*, roi d'Orléans, dans une bataille ; deux de ses fils égorgés par leur oncle *Clotaire*, qui brûle vif *Chramne*, son propre fils, avec ses enfans, dont on ne sait pas le nombre (2).

Sigismond, roi de Bourgogne, fils de Gondebaud, fait étrangler *Sigéric*, son fils, dans son lit ; *Clodomir* le fait massacrer lui-même avec sa femme et deux enfans ; *Gondemar*, frère de Sigismond, meurt en prison.

Mundéric, qu'on croit avoir été fils de Clovis, est assassiné par ordre de *Thierry* son fils.

Badéric et *Bertier*, rois de Thuringe, sont tués par leur frère *Hermenfroy*, que Thierry, roi d'Austrasie, fait précipiter du haut des murs de Tolbiac ; *Alamafroy*, fils de Bertier, est tué par Clotaire, son beau-frère.

Sous les enfans de Clotaire Ier : *Sigebert*, roi d'Austrasie ; *Chilpéric*, roi de Neustrie ; trois fils de Chilpéric, *Théodebert*, *Mérovée* et *Clovis*, sont assassinés : on croit que *Childebert*, fils de Sigebert, fut empoisonné, par Brunehaut, sa mère (3).

(1) On pourrait dire aussi le père par le fils, tel Sigebert, roi de Cologne, qui fut assassiné par son fils Clodoric.

(2) Les enfants de Chramne étaient deux filles : elles furent brûlées vives avec leur père et leur mère Chalda, fille du duc Willequier ou Williacher (d'Aquitaine). Un an après, jour pour jour, Clotaire mourait à son tour d'une pneumonie aiguë, suivant toute apparence, âgé de 64 ans.

(3) Childebert II fut empoisonné avec sa jeune femme ; ce

Théodebert, son fils aîné, fut tué par *Théodoric*, son frère, à l'instigation de *Brunehaut*, leur aïeule.

Les deux fils de Théodebert, *Clovis* et *Mérovée*, sont tués ou par Théodoric leur oncle, ou par Brunehaut leur bisaïeule.

On croit que *Théodoric* lui-même fut empoisonné par Brunehaut, son aïeule. Quatre fils qu'il laisse sont égorgés ou engagés dans les ordres (1). On ignore le sort comme le nom des deux autres.

Aribert, second fils de Clotaire II, et *Chilpéric*, fils d'Aribert, furent, suivant l'opinion commune, empoisonnés par *Dagobert I*er, frère d'Aribert et oncle de Chilpéric.

Dagobert, en dépouillant Aribert et ses enfans du partage qui leur était dû, mérita d'être soupçonné de leur mort.

Voilà, dans l'espace d'environ cent cinquante ans, depuis l'an 481 jusqu'à l'an 630, époque de la mort d'Aribert et de Chilpéric, plus de quarante rois ou fils de rois, ou tués dans les batailles, ou assassinés de sang-froid, ou empoisonnés, sans compter beaucoup d'enfans de ces princes, tués au berceau, et dont on ne sait ni les noms, ni le nombre.

Nous ne parlons pas encore de *Childéric II* et d'un de ses fils, assassinés par Bodillon (2) ; ni de *Dagobert II*, fils de *Sigebert II*, assassiné par ses sujets : ces événemens sont

ne fut pas par Brunehaut, mais, plus probablement, par Frédégonde.

(1) Les quatre fils de Théodoric II étaient Sigebert II, Chilpéric, Corbé et Mérovée ; le premier et le troisième furent tués par Clotaire II. Le second (Chilpéric) s'échappa sur un cheval et disparut. Le quatrième fut épargné et mourut, cinq ou six ans après, dans un monastère.

(2) Le fils de Childéric II, assassiné par Bodillon, s'appelait aussi Dagobert, comme son grand-père ; sa femme, enceinte d'un troisième enfant, fut également assassinée ; on a retrouvé leurs tombeaux à Saint-Germain-des-Prés.

postérieurs à l'époque où nous nous arrêtons dans ce moment.

Par l'effet de cette férocité, qui entretient l'esprit de guerre chez les nations barbares, tel était le sort des rois chez les Français et chez leurs voisins, dans le temps que nous examinons.

Observons encore que la vie de ces rois, active jusqu'à l'agitation et à la turbulence, ne remplissoit jamais le temps ordinaire de la durée de l'homme. La fatigue, poussée jusqu'à l'épuisement, consumoit avant le temps ceux dont le fer et le poison respectoient la vie.

Pour ne parler que de ces derniers, ce *Clovis*, dont le règne paroît avoir été long, parce qu'il fut plein, et que les époques en sont marquées par de grands événements et de grands crimes, Clovis mourut à quarante-cinq ans, *Thierry* à cinquante-cinq, *Théodebalde* avant vingt; *Childebert* et *Clotaire* ne passèrent pas soixante ans; *Chérebert* ne passa pas cinquante; *Gontran* fut le seul qui, ayant mené une vie plus paisible, la poussa jusqu'au delà de soixante-huit ans.

Clotaire II, dont le règne est réputé long, parce qu'il fut roi à quatre mois, mourut vieux à quarante-cinq ans (1), et *Dagobert* décrépit, à trente-six.

Cette liste est courte, parce qu'elle ne contient que les rois morts dans leur lit; le plus grand nombre est de ceux qui périrent d'une mort violente.

La brièveté de la vie des premiers est plus sensible encore dans le reste de la première race. Des deux fils de *Dagobert Ier*, *Sigebert II*, roi d'Austrasie, et *Clovis II*, roi de Neustrie, moururent à vingt et un ans (2).

(1) Le jeune Mérovée, fils de la première femme de Clotaire II, fait prisonnier à la bataille de l'an 605, par Thierry II, vers l'âge de 4 ou 5 ans, mourut assassiné ou empoisonné (?).

(2) D'après le [docteur Bougon, à qui nous devons les notes

Des trois fils de Clovis II, *Clotaire III* mourut avant dix-huit ans, et *Thierry* avant quarante (1).

Encore un coup, nous ne parlons pas de *Childéric*, qui fut assassiné avec son fils, ni de *Dagobert II*, fils de *Sigebert II* assassiné par ses sujets. Des deux fils de Thierry, *Clovis III* mourut avant quinze ans, et *Childebert* à vingt-huit. *Dagobert III*, fils de ce dernier, mourut à seize ans. *Chilpéric II* n'atteignit pas cinquante ans. *Thierry de Chelles*, fils de Dagobert III, mourut à vingt-deux ou vingt-trois ans.

La durée de la vie des rois est à peu près la même sous la seconde race.

Sous la troisième, elle est plus longue et plus égale. Le plus grand nombre est de ceux qui meurent de cinquante à soixante ans ; mais il est peut-être à remarquer que, dans l'espace de près de quatorze siècles, de trois races différentes, dans une liste de soixante-cinq rois, en ne comptant que ceux qui ont régné à Paris ; de cent au moins, en comptant tous ceux qui ont régné dans les différentes parties de la France, liste qui peut encore être grossie par celle des héritiers du trône non parvenus au trône, on ne trouve que deux rois septuagénaires, *Charlemagne* et *Louis XIV* : soit que cette brièveté générale de la vie des rois vienne de embarras et des chagrins du trône, ou de la facilité funeste qu'ont les rois et les princes de satisfaire toutes leurs passions.

rectificatives qui précèdent, les deux fils de Dagobert Ier ne seraient pas morts à 21 ans, mais à 24 et 23 ans, si l'on s'en rapporte à la date, connue, de leur naissance.

(1) A 42 ans, si l'on se réfère à son épitaphe.

F

DATE DE LA MORT DES ROIS MÉROVINGIENS

Nous donnons ci-dessous la date de la mort des rois mérovingiens, d'après la *Dissertation sur la chronologie des rois mérovingiens, depuis la mort de Dagobert Ier jusqu'au sacre de Pépin*, par M. Gouye de Longuemare (Paris, 1748), une des meilleures études qui aient été faites sur cette période confuse de notre histoire. Nous avons rectifié quelques dates, sur les indications de notre érudit et obligant confrère, le docteur Bougon.

638. (19 janv.) Mort de Dagobert (né vers 603).

655. (1er fév.)   —   Sigebert III (né en 630, fin de l'année).

656. Mort de Clovis II (né en 633).

670.   —   Clotaire III (né en 650).

673.   —   Childéric II (avant le mois d'août); né en 651).

679.   —   Dagobert II (le 23 décembre).

694.   —   Thierry III, né en 652 (1).

(1) Ce n'est pas en 691 qu'est mort Thierry III, comme le portait l'édition primitive de cet ouvrage, mais trois ans plus tard, en 694. Voici, en effet, l'ancien distique que l'on relève, sur le tombeau de ce souverain, à l'église Saint-Waast, d'Arras, qu'il avait fait bâtir dans les dernières années de son long

696. Mort   Clovis III (avant le 23 mars). Régna
             deux ans.
711.   —   Childebert III (14 avril).
715.   —   Dagobert III (après le 24 juin).
720.   —   Clotaire IV (troisième fils de Thierry III),
             né de Doda, sa seconde femme après
             Clotilde, mère des deux aînés : Clo-
             vis II et Childebert III, dit *le Juste*.
721.   —   Chilpéric (décembre); né en 672.
737.   —   Thierry IV (avril).
741. (22 octobre). Mort de Charles Martel.

règne, le plus long de celui des rois fainéants, en expiation du
meurtre de saint Léger par Ebroïm : « Qui ajoute 4 saura qu'il
est mort en l'an 10 fois 9, plus 50 fois 12. » 4 + 90 + 600 = 694.

Il n'était pas facile de mettre 694 en vers latins; voici comment l'auteur de l'épitaphe a trouvé le moyen de tourner la
difficulté :

« In decies nono cum quinquagies duodeno anno, defunctum
sciet hunc, qui quatuor addit. » L'épitaphe de Thierry III comprend six ou huit distiques de ce genre, avec le nom de sa
deuxième femme Doda (mère du roitelet d'Austrasie, Clotaire IV, sous Charles Martel, lequel Clotaire ne régna que deux
ans à peine, vers 718).

EUDES

Mort, en 898, de *Manie aiguë*.

————

Robert, dit *le Fort*, comte d'Anjou, fondateur de la Maison de France, apparaît pour la première fois dans l'histoire le 3 avril 852.

Il est difficile d'établir ses antécédents héréditaires, puisqu'on est encore à discuter l'origine de la famille capétienne (1).

On ne saurait être davantage éclairé sur ses antécédents physiologiques et pathologiques ; tout au plus les historiens nous révèlent-ils qu'il fut blessé en 864, et qu'il reçut un coup mortel dans un combat livré deux ans plus tard contre des pirates normands.

Des deux fils de *Robert le Fort*, l'un Robert Ier, qui occupa le trône de France, de 866 à 923, fut tué à la bataille de Soissons ; l'autre, le frère aîné de

(1) Cf. *Revue critique*, 1873, II, 97 ; *Revue des questions historiques*, 1873, I, 108 ; *Revue historique*, 1893, II, 99.

Robert, EUDES, eut une fin sinon mystérieuse, au moins entourée de quelques soupçons.

Le regretté Auguste Brachet, érudit de l'école de Littré, qui nous a précédé dans la voie où nous nous sommes engagé après ces deux maîtres, a le premier soulevé, à propos de la mort du roi Eudes, un problème de psychopathie historique qui n'est pas dénué d'intérêt.

Les biographes de ce roi se sont pour la plupart bornés à fixer la date de sa mort. Ce n'est que près d'un siècle plus tard, que l'on trouve dans le recueil du moine Richer, qui était médecin, la première mention des symptômes pathologiques, présentés durant sa vie par le prince de la Maison de France que nous étudions.

A une époque où la pathologie mentale est encore dans l'enfance, il ne faut pas se montrer trop exigeant. Richer se contente de conclure à une affection cérébrale, sans se prononcer autrement sur la nature du délire aigu qui a emporté le malade. Il ne s'est pas attaché à rechercher (le pouvait-il avec les lumières insuffisantes de la science de l'époque ?) si le délire qui a provoqué le dénouement fatal était *essentiel*, c'est-à-dire si c'était un accès de folie, ou pour parler plus rigoureusement, de *manie aiguë* ; ou bien, si ce délire était lié à une affection fébrile, telle que la *fièvre typhoïde*, la *pneumonie*, la *méningo-encéphalite*, etc.

Le problème que le médecin Richer n'a pas même tenté d'aborder, Brachet en a victorieusement poursuivi la solution.

Et d'abord, il s'agissait de ne pas prendre pour base de la discussion un texte controuvé. Or, sur ce point, la lumière est faite : ceux qui font autorité en matière d'histoire médiévale se sont prononcés et accordent pleine confiance au récit de la mort d'Eudes par le moine Richer. Il est vraisemblable que le moine-médecin a eu entre les mains non une simple relation historique contemporaine, mais un document scientifique émanant de médecins du temps d'Eudes.

En suivant pas à pas la relation de Richer, d'une rigueur telle qu'on n'était pas en droit de l'attendre d'un médecin de ces temps presque barbares et encore tout imprégnés des doctrines scolastiques, Brachet (1) est arrivé à nous présenter un tableau clinique de la maladie du roi franc, qui nous paraît ne pas devoir prêter le flanc aux critiques même les plus subtiles.

Selon les règles habituelles en médecine, il considère successivement: *le malade, la maladie.*

Sur le malade, pas de renseignements directs. De ses antécédents héréditaires tout au plus sait-on qu'il a eu un père et un frère ayant succombé à

(1) *Pathologie mentale des rois de France*, t. I.

un traumatisme ; mais on ignore, ce qu'il importe-
rait de savoir, c'est-à-dire s'ils étaient affligés
de tares morbides transmissibles à leur descendance.

Sur la maladie elle-même on est un peu mieux
instruit. Le roi Eudes en a éprouvé les premiers
signes à La Fère (sur l'Oise), non loin de Laon.
Les symptômes qu'il a présentés : *inquiétude et tristesse, avec insomnie persistante ; délire non fébrile* ;
et un peu plus tard, *délire aigu* amenant la mort,
fixent le diagnostic, qui aurait pu rester suspensif
entre la *manie aiguë* et le *délire consécutif à une
maladie fébrile, infectieuse*, comme nous l'avons
indiqué plus haut.

Brachet conclut, après une discussion très serrée,
à laquelle pourront se référer les spécialistes, que
*le roi franc a succombé à un accès de folie
aiguë* (1), âgé de quarante ans.

Ce fait, ajoute notre docte confrère, qui doit
prendre place désormais dans l'histoire de la maison
de France, ne sera pas inutile aux historiens de la
période carolingienne, pour éclaircir plus d'un point
obscur de la biographie d'Eudes.

Deux points, au moins, sont restés obscurs dans
l'histoire du roi Eudes. Le biographe le plus auto-

---

(1) Nous ne discuterons pas la version de l'empoisonnement.
Il convient, seulement, de dire que cette version a été mise en
circulation par un historien du nom de Folquin.

risé de ce souverain, M. Favre (1), s'était déclaré impuissant à expliquer les deux derniers actes de la vie politique du roi, savoir : le « honteux » traité signé par Eudes, quelque temps avant sa mort, avec les Normands ; la prière faite à ses fidèles, pendant sa dernière maladie, de reconnaître comme roi, après sa mort, son propre compétiteur, le prétendant Charles le Simple.

Ces lignes de l'historien d'Eudes sont à citer, parce qu'elles résument clairement toute son argumentation.

Son règne (le règne d'Eudes) *finit dans le découragement* et la limite est difficile à tracer entre les actes qu'on peut attribuer à une sage temporisation et ceux qui ne sont que le résultat d'une *extrême lassitude*. Le traité qu'il conclut avec les Normands en 898 ne peut être le symptôme que de ce dernier sentiment, quelque pénible qu'il soit à constater dans le cœur du défenseur de Paris.

S'il renonça à protéger son royaume contre un ennemi dont les constantes attaques lassaient sa bravoure, il réussit, après des années cruellement troublées, à établir momentanément une paix relative dans le royaume.

Est-ce pour maintenir la concorde, est-ce dans l'espérance d'éteindre la guerre civile et pour écarter toute compétition au trône que, sur son lit de mort, il semble avoir sacrifié la grandeur de sa maison? Nous n'osons pas l'affirmer. Est-ce par politique qu'il n'a pas voulu rompre avec le prestige carolingien et donner à son frère un titre contesté sans un pouvoir suffisant? Les quelques paroles par lesquelles

(1) Favre, *Eudes*, pp. 189-195.

Eudes désigna Charles le Simple comme son successeur, et qui sont un trop court testament politique, *ne sont-elles pas inspirées par un profond découragement ?*

Les historiens ont, comme on peut s'en rendre un compte suffisant par cette courte citation, émis une simple hypothèse, à savoir la dépression mentale du roi, pour justifier, sans les expliquer, des actes incohérents. La pathologie mentale donne un nom à cette dépression ; et c'est ici que l'on voit l'utilité de cette alliance, que nous ne cesserons de préconiser, pour les bienfaits qu'on ne saurait manquer d'en retirer, de la médecine et de l'histoire. Si nous appliquons les données de cette pathologie spéciale au cas particulier qui nous occupe, immédiatement l'obscurité se dissipe, la solution du problème apparaît avec netteté.

Tout accès de manie aiguë, nous apprennent les aliénistes, est précédé d'une période latente de dépression mélancolique. Le sujet n'est plus le même dans ses rapports sociaux ; ses sentiments affectifs sont modifiés. Ce changement de caractère passe inaperçu sur le moment, ou est attribué à des causes accidentelles ou banales. Ce n'est qu'après coup, lorsque la maladie est déclarée, que l'entourage du malade s'explique bien des choses et les interprète dans leur véritable sens (1).

Ne s'explique-t-on pas mieux, en effet, les actes, jusqu'alors incompris, du roi dément, maintenant, qu'on connaît mieux son état psychopathique ?

(1) Dr P. Sollier, *Maladies mentales,* p. 39.

NOTES ADDITIONNELLES ET PIÈCES JUSTIFICATIVES

A

LES SUCCESSEURS D'EUDES

Nous nous bornerons à mentionner les noms des souverains qui ont occupé le trône de France après Eudes, avec la date de leur mort (1).

Charles III, dit *le Simple*, fils posthume de *Louis le Bègue*, couronné roi de France le 28 janvier 893, mais reconnu seul et unique souverain de toute la monarchie cinq ans plus tard, à la mort d'Eudes, meurt dans sa prison le 7 octobre 929.

Robert, duc de France, frère cadet du roi Eudes, est élu roi de France le 22 juin 922.

Il est tué dans une bataille près de Soissons, le 15 juin 923.

Raoul ou *Rodolphe*, duc de Bourgogne, succombe

(1) Nous les empruntons à l'ouvrage généralement exact de Peignot, que nous avons déjà cité. « L'exactitude, dit cet écrivain, que nous avons apportée à vérifier les dates dans un grand nombre d'auteurs, et à les corriger lorsque nous les avons trouvées fautives (ce qui nous est arrivé assez souvent) ; cette exactitude, disons-nous, paraîtra peut-être de quelque prix à ceux qui savent combien cette partie a été négligée par la plupart des historiens, surtout des abréviateurs. »

le 14 janvier 936 ; *Louis IV*, dit *d'Outre-mer*, meurt d'une chute de cheval, le 10 septembre 954 ; *Lothaire*, le 2 mars 986 ; *Louis V*, dit le Fainéant, le 29 mai 987. Son épouse, Blanche, Blandine ou Constance, fut accusée de l'avoir empoisonné.

La seconde race des rois de France finit à *Louis V*.

Avec *Hugues Capet* commence la troisième race, comprenant les *Capétiens*, les *Valois* et les *Bourbons*.

HUGUES CAPET

Mort, le 24 octobre 996, à cinquante-cinq ans, d'une maladi
éruptive ressemblant à la *Variole*.

Nous ne pouvions nous livrer qu'à des conjecture
sur la mort de ce roi de France. Une seule phrase
empruntée à l'un des biographes, qui méritent le plu
de confiance (1), de Hugues Capet, peut appeler l
commentaire ; nous la citons dans son texte inal-
téré :

Hugo rex, *papulis toto corpore* confectus, in oppido Hugo
nis Judœis, medicis fortasse, ut de Karolo Calvo Hincmaru
scribit.

Ce n'est pas, à la vérité, très explicite. Le ro
Hugues, prétend son historien, avait une éruption de
papules par tout le corps. Qu'est-ce à dire ? de quell
maladie éruptive peut-il s'agir ?

(1) RICHER, édition Waitz, p. 180. Cf. H. F. (*Recueil de
Historiens de la France*), t. X, pp. 13, 165, 222, 259, 281, 314 c
Monument. Germ., S. S, IV, 8 ; IX, 385.

Les papules peuvent tirer leur origine de *la
riole*, de l'*érysipèle*, de la *rougeole*, de l'*eczéma*,
 lichen, de la *syphilis*, du *purpura papuleux*,
c., etc. (1).

Nous pencherions plutôt en faveur de la première
pothèse, la *variole*, et voici nos raisons.

Sans chercher à déterminer si la variole a été ou
n connue des anciens (2), question encore très con-

1) Faut-il citer encore l'*urticaire* et le *typhus exanthématique* ?
 is il y a des caractères différentiels qui ne permettent pas
confusion.

2) « Malgré des recherches très profondes et très intéressan-
 , a écrit Littré, l'existence de la variole dans l'antiquité est
 stée un point fort incertain de la pathologie historique. »
 ppocrate, traduction Littré, t. V, p. 60. Pour démontrer que
 Grecs n'ont pas connu la variole, on a fait valoir un argu-
 ent assez plaisant : « La gloire que les Grecs ont acquise
 ns la sculpture et dans la statuaire est bien connue, écrit
 üner (*Variolarum antiquitates ab Arabibus solis repetendæ*,
 ss. inaug., Iéna, 18 décembre 1773): le virus agit souvent avec
 e telle intensité que le visage reste déformé pour la vie par
 hideuses cicatrices, des trous et d'autres désordres. *Je
 udrais bien savoir pourquoi de pareils accidents ne sont jamais
 ppelés par les artistes anciens...* » Cet argument d'ordre esthé-
 que, le docteur Levillain n'a pas eu de peine à le réfuter :
 Pour rechercher, écrit notre confrère, des cicatrices sur des
 atues qui ont quinze siècles d'existence, dont beaucoup ont
 é mutilées, enfouies, il faudrait une foi robuste et une bonne
 se de patience. Du reste, si l'on parcourt les places publiques
 Europe, combien trouverait-on de statues, sur lesquelles
 rtiste ait tracé des stigmates de variole? Une peut-être,
 lle de Mirabeau, et encore nous n'en sommes pas sûr. Il
 rait absolument logique de conclure de là que, pendant cinq

troversée (1), il paraît hors de conteste qu'elle a fait son apparition dans les Gaules dès le sixième siècle. Marius, évêque d'Avenche, en Helvétie, est le premier qui, dans sa *Chronique*, ait parlé d'une épidémie qui sévit en 570 dans l'ancienne Gaule et l'Ita-

siècles, un seul homme ayant mérité que la postérité coulât ses traits en bronze, ait été marqué de la petite vérole.

« Est-il prouvé que les sculpteurs grecs fussent plus amis de la fidélité historique ou du réalisme que nos artistes modernes? C'est le contraire qui est vrai. Les Grecs idéalisaient tout, nous ne savons s'ils auraient picoté le marbre pour rendre une ressemblance plus frappante; ce qu'il y a de certain, c'est que jamais ni Pygmalion ni Phidias n'eussent songé à créer un dieu variolé ou à représenter un héros dans ces conditions... »

Nous accorderions plus d'attention à cet autre argument, mis en avant par Anglada, en faveur de la nouveauté de la variole : « Si cette maladie eût existé du temps des Anciens, écrit cet auteur, on ne peut admettre qu'ils n'eussent rien dit des cicatrices si caractérisées qu'elle laisse après elle. Dans une société qui professait le culte de la Forme et dressait des autels à la Beauté, l'œuvre dégradante de la variole eût soulevé un concert de malédictions, dont les écrivains de Rome et d'Athènes nous auraient transmis les échos. Les satiriques latins surtout, qui semblaient se complaire dans le tableau des maladies cutanées et des stigmates hideux dont elles marquent leurs victimes, auraient trouvé dans les suites de la variole un sujet toujours renaissant d'épigrammes. Les contemporains des Cocles, des Scœvola, des Corvinus, des Cicero, des Nasica, des Lentulus, n'auraient pas épargné des allusions à ces *visages en écumoire*, illustrés par la caricature moderne. »

(1) OZANAM, *Maladies épidémiques*, t. III ; et surtout Dr Émile-Louis LEVILLAIN, *Étude sur l'histoire des fièvres éruptives avant le XVIIe siècle* (thèse de Paris, 1884) ; ANGLADA (Ch.), *Étude sur les maladies éteintes et les maladies nouvelles*, 1869, pp. 218 et suiv.

ie (1) ; mais son texte imprécis peut donner lieu à une double interprétation.

Ce n'est que quelques années après, vers 580, que Grégoire de Tours (2) fait la description d'une maladie papuleuse et vésiculeuse, maligne, s'accompagnant de fièvre, de vomissements, de diarrhée (*morbus dysentericus*), de fortes douleurs dans les reins et dans la tête (3), maladie qui semble correspondre assez exactement à notre petite vérole.

L'épidémie fit de grands ravages. Dagobert et Clodobert, fils de Chilpéric et de Frédégonde (4), succombèrent au mal, ainsi qu'Austregilde (5), l'épouse

(1) Ozanam, *loc. cit.*

(2) *Hist. Francorum*, lib. V. Grégoire de Tours avait été atteint de cette maladie à l'âge de vingt-quatre ans, en 563, alors qu'il n'était encore que diacre ; il la communiqua au clerc Armentaire, qui le soignait, sous la direction de son médecin Apolinaire.

(3) Lire le passage entier dans Ozanam, III, p. 319, pour le texte latin ; et, en français, dans Anglada, pp. 254-256.

(4) Le roi Chilpéric et la reine Frédégonde furent atteints de la variole ; d'abord leur fils, *Samson*, âgé d'environ trois ans, avait succombé au mal, qu'il avait communiqué à sa mère. Deux ans plus tard, en 580, le mari et ses deux autres fils furent victimes de l'épidémie. En 581, naissait un quatrième fils, qui mourut l'année suivante de la même façon. Alors, Frédégonde s'avisa de livrer au feu les vêtements, les jouets de ses quatre fils, avec leur mobilier ; les bijoux furent livrés à la fonte ; grâce à cette antisepsie sommaire, mais efficace, elle parvint à préserver son dernier enfant, *Clotaire*.

(5) C'est cette reine qui, se voyant près de mourir, voulut entraîner ses deux médecins après elle, *Nicolas* et *Donat*, disant

du roi de Bourgogne Gontrand. Grégoire fut atteint à son tour, mais eut la chance d'en réchapper (1).

La variole ne reparut qu'un siècle et demi plus tard, avec l'invasion de l'Espagne et de la Gaule narbonnaise (2) par les Sarrasins (742).

Faute de documents, nous franchissons deux siècles : en 934, une fièvre contagieuse, avec *papules érysipélateuses* (3), enlève un grand nombre de personnes aux environs de Reims.

Est-ce de l'érysipèle proprement dit ou de la variole qu'il s'agit, il est malaisé de se prononcer ; c'était, en tout cas, une affection épidémique, fébrile, *papuleuse*.

Presque dans le même temps (en 962), succombait à une maladie offrant les mêmes symptômes Baudoin,

qu'elle aurait eu quelque espoir de vivre encore, si ses deux médecins n'eussent pas abrégé ses jours par leurs médicaments. Elle exigea qu'aussitôt après sa mort, les deux archiâtres eussent la tête tranchée, et cet ordre barbare fut ponctuellement exécuté. (Cf. nos *Curiosités de la Médecine*. Paris, A. Maloine, 1900.)

(1) Les grands personnages morts de la variole ne se comptent plus. Citons cependant quelques singularités : le roi Louis XV aurait succombé à une récidive, mais le fait est contestable ; Lacépède était âgé de soixante-dix ans au moment où il en fut atteint, etc.

(2) Le territoire de Narbonne avait été visité par l'épidémie dès 582 : cf. *Recueil des Hist.* de France, lib. VI, cap. xiv ; rapporté par Levillain, *th. citée*, p. 32 (note).

(3) *Mox quoque subiit et pestis cum papulis erysipelatis innumeros enecans.* (Richeri *Historiarum*, lib. I, cap. lxv, édition Pertz).

comte de Flandre (1). Or, nous sommes à l'époque
où régnait Hugues Capet. Il ne sera donc pas trop
téméraire de supposer, sans aller jusqu'à la certitude, que ce roi a très bien pu être atteint d'une
maladie qui exerçait alors ses ravages et qui commençait à être bien connue (2), au moins dans sa
symptomatologie, sinon dans sa thérapeutique (3).

Cette maladie doit-elle être étiquetée *variole*? Le
mot n'existait pas encore dans la langue médicale (4).
Cependant, quelle autre affection lui substituer?

Quoi qu'il en soit, le problème est désormais posé,
et, à ce seul point de vue, l'étude critique à laquelle
nous venons de nous livrer n'aura pas été superflue.

(1) Fauchet, *Antiquités françaises*, liv. XII, cité par Ozanam,
III, 320.

(2) Du moins les Arabes, et entre autres Rhazès, l'avaient-ils
parfaitement décrite. (V. le *Traité de la variole et de la rougeole*,
de Rhazès, traduction Lucien Leclerc et Lenoir, 1866, in-8, et
Levillain, *thèse citée*, pp. 38 et suiv.)

(3) Faut-il s'arrêter à gloser sur la phrase citée au début, et
en tirer cette conclusion : que Hugues Capet a été victime des
Juifs, et peut-être de ses médecins, c'est-à-dire apparemment
d'un traitement mal conduit (*Judæis, medicis fortasse, exstinctus
est*)? Cette dernière conjecture (nous écartons, faute d'autres
preuves, la première), n'est peut-être pas trop risquée, mais
cela n'impliquerait pas qu'il n'ait pas été victime de son mal,
au moins autant que de ceux appelés à le traiter.

(4) Constantin l'Africain (1020-1087) est le premier médecin
latin qui ait baptisé cette maladie *variola*, avec le sens actuel.
Le mot *variolæ*, employé au pluriel, s'est longtemps appliqué
aux pustules varioliques (Ozanam, III, 320).

4

HENRI Ier

Mort, le 29 août 1060, d'une *médication intempestive*.

Le deuxième roi de la branche capétienne est ROBERT dit *le Pïeux*, né à Orléans vers 970 (1).

Robert succède à son père en 996 et meurt à Melun le 20 juillet 1031.

Son deuxième fils, *Henri*, lui succède sous le nom de HENRI Ier.

La question de la mort de Henri Ier a été trop magistralement traitée par Littré pour que nous ayons rien à ajouter à cette argumentation si lumineuse, si solide. Comme c'est une note presque perdue dans un livre trop rarement consulté, nous ne jugeons pas inutile de mettre en pleine lumière ce parfait modèle de pathologie ou, plus exactement, de médecine légale rétrospective (2).

(1) V. sur ce prince, *l'Histoire des Ducs de Bourgogne de la race capétienne*, par PETIT, p. 165.

(2) Cf. *Médecine et Médecins*, pp. 472 et suiv.

Pour poser les données du problème, Littré cite tout d'abord le texte qu'il se propose de commenter. Orderic Vital raconte ainsi la mort de Henri Ier :

Anno ab incarnationis Domini MLX, indict. XIII, Henricus, rex Francorum, post multas probitates, quibus in regno gloriose viguit, potionem a Johanne medico Carnotensi qui ex eventu surdus cognominabatur, spe longioris et sanioris vitæ accepit. Sed quia voto suo magis quam præcepto archiatri obsecundavit, et aquam, dum veneno rimante interiora nimis angeretur, clam a cubiculario sitiens proposcit, medicoque ignorante ante purgationem bibit, proh dolor ! in crastinum cum magno multorum mærore obiit.

Voilà, commente Littré, une purgation de précaution qui tourne d'une manière bien funeste ! Et voilà un archiâtre qui s'absente bien mal à propos !

Ce Jean de Chartres fut, dit l'annaliste, surnommé le sourd après l'événement, sans doute parce qu'il n'entendit pas les plaintes de son royal patient et qu'il ne vint pas à son secours.

L'annaliste attribue la mort du roi à une imprudence : tourmenté par la soif avant que le médicament eût commencé son action, il aurait bu secrètement, à l'insu de son médecin, de l'eau que lui donna son chambellan. Cette infraction, dans l'opinion de l'annaliste, met complètement à couvert la responsabilité de l'archiâtre ; et il est probable qu'il ne l'a pas inventée, mais que l'archiâtre la mit en avant, aussitôt qu'il vit les accidents mortels se déclarer.

Mais pouvons-nous accepter l'opinion d'Orderic Vital?

Pour que le purgatif, étant ingéré dans l'estomac et avant le commencement de l'évacuation de l'eau bue, déterminât des accidents graves, au point de devenir promptement mortels, il faudrait que la substance purgative fût telle que, mise en contact avec de l'eau, elle se décomposât et laissât libre un agent rapidement toxique. Or, il n'est aucun purgatif, salin ou autre, simple ou composé, qui soit tel. Et dans un cas pareil, de la soif étant survenue, l'eau que l'on boira sera inoffensive. Soit ignorance, soit mauvaise foi, l'archiatre a couvert d'une fausse excuse l'imprudence qu'il avait commise et dont le roi fut si promptement la victime.

Bien que l'observation, qui n'est pas médicale, soit fort incomplète, on y reconnaît cependant un trait qui indique une meilleure explication que celle de cet archiâtre à la fois imprudent et négligent.

Le malade, quand il eut pris le purgatif, en ressentit très vivement l'action immédiate (*veneno* (1) *rimente interiora*) et fut rapidement en proie à une extrême angoisse (*nimis angeretur*). Avec cela et

____

(1) Le bruit courut que le roi avait succombé au poison : « Malè fuit potionatus » (*Chron. Alberici Trium-Fontium monachi*, H. F., XI, 357 ; et William de MALMESBURY, H. F., XI, 175). Par HF nous désignons le *Recueil des Historiens de la France*, qu'on peut consulter à la Bibliothèque nationale, dans la salle de travail des imprimés.

l'issue prompte et fatale, il est possible de compléter
l'observation : le purgatif était drastique, la soif et
l'anxiété devinrent très fortes ; soit qu'il survînt des
évacuations, dont il est vrai, l'annaliste ne dit rien,
soit qu'il n'en survînt pas, une inflammation interne
s'alluma, et le roi succomba à l'action du purgatif
administré.

Il serait mort, quand bien même il n'aurait pas
bu cette eau qui lui fut reprochée. Il est heureux
pour l'archiàtre que le patient lui ait fourni cette
excuse, fausse, mais acceptée pour le disculper.

Mais quelle fut la nature du médicament administré ? Y eut-il erreur dans la dose, ou le roi se
trouva-t-il susceptible d'une manière excessive à
l'effet du médicament? C'est ce qu'il est impossible
de dire.

On lit, dans la Collection hippocratique, des cas qui
par leur similitude, éclaircissent celui de Henri Ier.

Une femme en santé, est-il dit dans le livre des *Épi-
démies*, t. V, p. 233, fut prise, à la suite d'un purgatif administré pour conception, de douleurs dans le ventre, tortil-
lements dans l'intestin : elle gonfla ; la respiration devint
gênée; anxiété avec douleur ; elle n'avait guère vomi ; elle
resta morte cinq fois au point de paraître avoir passé. Le
vomissement par l'eau froide ne lui procura aucun relâche,
pas même quand la douleur était pressante, pour la dyspnée.
On lui fit des affusions d'eau froide sur le corps, environ
reate amphores ; et cela seul parut la soulager... Elle réchappa.

Elle réchappa, oui; mais combien près fut-elle de la mort! Un autre n'eut pas la même chance.

Antandre, à la suite d'un purgatif, n'éprouvant rien, du reste, parut avoir de la douleur à la vessie; aussitôt il rendit rapidement beaucoup d'urine ; à partir du milieu du jour, une très forte douleur se fit sentir dans le ventre : étouffement, anxiété, jactitation ; il vomissait, ne rendait rien par le bas ; il souffrit la nuit, et le sommeil ne vint pas. Le lendemain, il rendit beaucoup par le bas, le sang en dernier lieu, et il mourut (t. V, *ibid.*).

Un auteur hippocratique (t. VI, p. 241) dit qu'avec les évacuants cholagogues et phlegmagogues, commencent les dangers et les accusations contre les médecins. Le fait est que, dans l'antiquité et sans doute aussi dans le moyen âge, la pharmacie ne savait pas doser suffisamment les substances énergiques qu'elle faisait entrer dans ses médicaments composés (1).

Il ressort de la dissertation de Littré que le roi Henri Ier ne serait pas mort (2) à la suite de manœuvres criminelles, mais plutôt à la suite d'un purgatif violent administré peut-être à haute dose, peut-être aussi hors de propos. Nous acceptons cette solution, faute d'éléments pour la réfuter.

(1) *Journal des Savants*, 1869, p. 272.
(2) Il était âgé de cinquante-cinq ans.

PHILIPPE Ier

Mort, le 29 juillet 1108 ; cause inconnue.

Force nous est de passer rapidement, faute d'information suffisante, sur les rois de la septième et de la huitième génération, PHILIPPE Ier et LOUIS VI, dit *le Gros*.

Philippe Ier nous apparaît, d'après les chroniqueurs (1), paresseux, obèse, glouton, débauché.

Il a des somnolences (2) : serait-ce de la narcolepsie ou du diabète ? N'aventurons pas d'hypothèses.

Nous savons, en outre, qu'il eut des maladies *longues* et *fréquentes*. C'était un « ralenti de la nutrition » : l'attestent des dermatoses et des douleurs de dents si violentes qu'on les attribuait à une vengeance de la Divinité.

(1) Orderic Vital, Henri de Huntington, Guill. de Malmesbury, etc.

(2) *Miracula S. Benedicti* (éd. Certain, p. 314).

Dès l'âge de quarante-quatre ans, et ceci prouve son état valétudinaire, il se déchargeait du poids et du souci des affaires sur son fils, Louis le Gros, et succombait à soixante ans, à une affection de cause restée inconnue (1).

Il était « moult affaibli » : c'est tout ce que nous apprennent les historiens, ce qui ne saurait suffire à établir un diagnostic.

Philippe Ier avait épousé Berthe, fille de Florent Ier, comte de Hollande et de Gertrude de Saxe. Comme son auguste époux, la reine était d'une corpulence excessive, et pendant près de dix ans, le mariage resta stérile, ce qui n'a pas lieu d'étonner. Les époux durent avoir recours à l'intercession du pieux Armand, abbé de Saint-Médard de Soissons, pour faire cesser leur stérilité.

Un enfant leur naquit alors, qui devait occuper le trône de France sous le nom de Louis VI.

(1) *Grandes Chroniques*, traduction Suger, dans le *Recueil des Historiens de la France*, t. XII, p. 152.

LOUIS VI

Mort, le 1er août 1137, de *dysenterie*.

Louis VI était ce qu'on est convenu d'appeler un
bel homme (1), bien que d'un embonpoint excessif.

« Son embonpoint, écrit un de ses biographes (2),
lui interdisait l'usage du cheval, mais il mettait une
énergie incroyable à vouloir conduire en personne
les expéditions les plus fatigantes. Vainement, ses
amis l'engageaient à rester tranquille, à faire simplement son devoir de chef d'État. Il ne pouvait s'y
résigner et affrontait, au grand préjudice de sa
santé, des intempéries et des obstacles qui faisaient
reculer les jeunes gens. Envahi par l'obésité,
presque incapable de se mouvoir, désespéré de ne
plus satisfaire au besoin d'activité qui le dévorait, il
disait en gémissant à ses intimes : « Ah ! quelle

(1) ORDERIC VITAL, *Historia Ecclesiastica*, éd. Le Prevost, t. IV,
p. 377.

(2) LUCHAIRE, *Louis le Gros*, p. xxxix.

misérable condition que la nôtre ! ne pouvoir jamais jouir en même temps de l'expérience et de la force ! Si j'avais su, étant jeune, si je pouvais, maintenant que je suis vieux, j'aurais dompté bien des empires... »

A l'inverse de son père, qui dormait tout le temps, le fils était sujet aux insomnies, à ce point qu'on l'avait surnommé l'*Éveillé* (1). Mais, comme Philippe, Louis VI était très porté aux excès sexuels (2).

Comment est mort Louis VI ? Il semble à peu près certain que ce roi *a succombé à une série d'attaques de diarrhée chronique, probablement de dysenterie* (3). Son biographe Suger parle bien d'une blessure qu'il aurait reçue à la cuisse, et dont il souffrait encore sept ans après, peu de temps avant sa mort ; mais rien ne permet d'affirmer qu'un traumatisme remontant aussi loin ait pu avancer en quelque manière le dénouement fatal (4).

(1) H. F., XII, 430.
(2) Luchaire, *Annales*, p. xxxvi.
(3) Suger, *Vie de Louis le Gros*, édition Molinier.
(4) On le vit au siège du château de Mouchi, emporté par l'ardeur de la lutte, pénétrer dans le donjon qui brûlait, au risque de périr dans le brasier, et en revenir, comme par miracle, avec une extinction de voix, dont il ne guérit que longtemps après. (Luchaire, *op. cit.*, p. xl.)

LOUIS VII

Mort, le 18 septembre 1180, d'une *lésion cérébrale.*

Le dossier pathologique de ce roi a été dressé
par Brachet (1) avec le soin qu'il apportait dans ces
reconstitutions médico-historiques. Nous nous réfé-
rerons à son travail, au moins dans ses lignes es-
sentielles.

Vers l'âge de trente ans, Louis VII fut atteint
d'une première maladie, à forme aiguë, mal définie.

Pas de renseignements sur son état de santé
pendant une période de plus d'un quart de siècle.

Au commencement de l'année 1179 (sûrement
avant la fin d'avril, précise notre guide), le roi a
une deuxième attaque de paralysie, et sans doute
une monoplégie brachiale, puisque le membre inférieur conserva ses mouvements normaux.

Quelques mois plus tard, au retour d'un voyage
en Angleterre, nouvelle attaque : cette fois, tout le

(1) T. I, p. 65.

côté droit est pris (hémiplégie droite, avec aphasie motrice concomitante).

L'invasion du mal fut subite ; il apparaît nettement dans les récits du temps que le froid a été la cause initiale de la paralysie (1).

Est-ce une apoplexie ou du ramollissement, il est malaisé de se prononcer. Les troubles paralytiques prémonitoires indiquent le ramollissement ; l'attaque *a frigore* ressortit plutôt à l'hémorragie cérébrale. Quoi qu'il en soit, tout le corps était paralysé et principalement la langue ; et son état était tel qu'il ne put assister au couronnement, à Reims, de son fils, Philippe-Auguste (2).

L'année suivante, l'héritier présomptif enlevait à son père le sceau royal, afin, dit un chroniqueur anglais, « que Louis ne pût, à l'insu de son fils, décréter quoi que ce fût dans le royaume ».

La mort de Louis VII survint le 18 septembre 1180, après un règne de 43 ans : elle était le résultat prévu de sa lésion cérébrale (3), et de l'épuisement consécutif à une maladie de longue durée.

---

(1) H. F., XVII, 438 ; Brachet, II, p. 27, n. 3.

(2) H. F., XII, 286, et *Chronique de Nangis*, éd. Geraud, novembre 1179.

(3) On ne saurait dire que les excès y aient été pour quelque chose, car il paraît établi que, à l'opposé de son père et de son grand'père, Louis VII fut plutôt un chaste.

« Vous ne valez pas une pomme pourrie », lui disait un jour la reine, qui était, raconte-t-on, « belle et plaisante, très bien

faite de corps » et de complexion amoureuse. Les médecins,
venus de partout pour la circonstance, furent tous d'accord
pour attribuer certains troubles morbides à la continence du
roi ; la phrase est à citer dans son texte primitif :
« Cujus cùm medici, tam proprii quàm undique confluentes,
« causas œgritudinis subtiliùs inquisiissent, tandem in hoc
« omnes convenerunt, quod ex longa continentia e defectu
« coïtus incommodum ei illud acciderat... »

PHILIPPE II, DIT PHILIPPE-AUGUSTE

Mort, le 14 juillet 1223, de *cachexie palustre*.

Les chroniqueurs nous présentent ce prince comme un roi de belle prestance, mais légèrement chauve, et d'un teint fortement coloré (1).

Très porté sur les plaisirs de la bouche et les autres (2), quoiqu'en dise Rigord (3), historien trop officieux pour ne point être suspect, il eut, dit-on, des maîtresses et un bâtard (4), ce qui expliquerait

(1) « Forma venustus, corpore decens, facie lœtus, capite calvus, colore rubens. » Cf. *Chr. Turonens.*, p. xviii (H. F., XVIII, 304) ; *in* BRACHET, *op. cit.*, t. III, p. 10.

(2) « Erat luxuriæ pronus », écrit le chanoine Péan Gatineau.

(3) « RIGORD, t. II, édition Delaborde. C'est à l'historien Rigord que Philippe II doit le surnom d'*Auguste* : c'est Rigord lui-même qui s'en flatte et il motive l'épithète sur ce que Philippe était né dans le mois d'août (ou d'Auguste) et qu'il augmenta ses états (*augere*, augmenter). La postérité a donné une interprétation plus honorable au surnom dont Philippe est resté paré. (VAUBLANC, *la France au temps des Croisades*, t. I, p. 117.)

(4) V. la *Chronique* de Philippe MOUSKET et DAVIDSOHN, *Philipp II August und Ingeborg*, p. 212, note 1.

la réserve excessive qu'il observa vis-à-vis de sa propre épouse (1).

C'était un véritable type de névropathe, un « neurasthénique (2) distingué », comme a dit le confrère Helme, en parlant de Louis XIII.

Très émotif, redoutant la mort, d'une irritabilité maladive, sujet aux impatiences et aux brusques colères, que son petit-fils, saint Louis, ne se rappelait longtemps après qu'avec terreur.

« Prince à la fois dévot et fourbe, écrit de lui son biographe le plus accrédité, emporté, dur jusqu'à la cruauté, jovial et sensuel... (3). » Ses fonctions sensorielles étaient perverties : il avait des hallucinations de la vue. Son chapelain rapporte qu'assistant à la messe à Saint-Léger en Yveline, dans la forêt de Rambouillet, il vit un enfant à la place de l'hostie (4) !

Son odorat était particulièrement sensible (5). Quoiqu'il restât dans la limite des réactions normales, « cette délicatesse d'odorat, chez un homme

(1) Continentiam conjugalem pre omnibus aliis regibus in domum suam transtulit. » RIGORD, édition Delaborde, *loc. cit.*

(2) A qui voudra étudier Philippe-Auguste à ce point de vue spécial, nous conseillons la lecture du remarquable travail de Brachet, *op. cit.*, t. I, pp. 84-95. C'est un beau sujet à reprendre, sur les données de la science actuelle.

(3) PETIT-DUTAILLIS, *Louis VIII*, p. 14.

(4) Guill. LE BRETON, *Philippide* (éd. Delaborde, II, 26).

(5) RIGORD, *Gesta Philippi*, éd. Delaborde, I, 53.

de 1186, est pour étonner, si on la rapproche de la tolérance bien connue du nerf olfactif chez les primitifs — et sous ce rapport, l'homme du douzième siècle était aussi *hypo-osmique* que peut l'être le paysan russe d'aujourd'hui (1) ».

La première maladie de Philippe-Auguste qui nous soit signalée date de 1179. Cette maladie offrit quelque gravité mais fut de courte durée : elle ne se prolongea pas au delà d'une dizaine de jours.

En 1190, à Gênes, nouvelle atteinte morbide, sur laquelle on n'est qu'imparfaitement renseigné. En juin 1191, le roi éprouve, devant Acre, les symptômes d'une affection épidémique, fébrile, infectieuse, qui régnait dans le camp des Croisés et qui l'atteignit en même temps que le roi Richard Cœur de Lion. Il s'agit probablement d'une scarlatine (2). L'affection avait duré trois semaines : il n'en était pas encore tout à fait remis sept mois plus tard.

En juillet de la même année, seconde maladie infectieuse : à peine guéri de sa scarlatine, Philippe était attaqué par la dysenterie.

(1) Brachet, *op. cil.*, t. I, p. 75.

(2) Voici les symptômes enregistrés par les annalistes du temps : Fièvre intense, frisson violent, chute des ongles et des cheveux, desquamation épidermique presque totale, sueurs profuses. S'agit-il de fièvre typhoïde, de rougeole ou de scarlatine? Brachet, qui discute ces différentes hypothèses, arrive, par exclusion, à conclure en faveur de cette dernière affection et nous ne trouvons rien à y reprendre.

En 1108, Philippe-Auguste a une maladie assez grave pour l'arrêter dans sa campagne de Guyenne et le forcer à rentrer en France.

En septembre 1222, premier accès de fièvre quarte, et persistance de l'infection paludique jusqu'à l'année suivante. Saigné après un accès, Philippe meurt, au dire des chroniqueurs (1), des suites d'une imprudence diététique (2), mais plus vraisemblablement, de *l'épuisement causé par la cachexie palustre* (3). Il était âgé de cinquante-huit ans.

La femme de Philippe-Auguste mourut en couches, après avoir mis au monde deux jumeaux (1190).

(1) H. F., XVIII, pp. 116, 303.

(2) Il n'avait pas observé la diète après la saignée, comme le lui avaient prescrit ses médecins.

(3) Peut-être s'agit-il, en l'espèce, *d'albuminurie* coexistant avec le paludisme.

LOUIS VIII

Mort le 8 novembre 1226, de *dysenterie aiguë*.

C'est au retour de la troisième croisade contre les Albigeois que mourut Louis VIII. L'expédition avait été très meurtrière. Un grand nombre de soldats avaient péri, décimés par la maladie plus encore que par les armes. Pendant les trois mois de l'été de 1226, 22.000 Français (1) succombèrent à l'épidémie de dysenterie et de fièvre palustre qui sévissait dans le camp.

Ce fut bientôt au tour du roi d'être frappé par le fléau. Il sentit les premières atteintes du mal le 29 octobre et s'alita le 3 du mois suivant. Cinq jours plus tard, il succombait à une dysenterie accom_pagnée de symptômes fébriles, sans que rien eût pu faire prévoir un dénouement aussi brusque (2).

(1) Roger de Wendover, édition Luard, III, 118.
(2) Comme antécédents physiologiques, on ne trouve à noter

Il était âgé de trente-neuf ans (1).

Cette fin subite d'un souverain qui, quelques semaines auparavant, chevauchait à la tête de son armée, donna lieu aux rumeurs les plus étranges. Le bruit courut qu'il avait été empoisonné (2).

Quelle valeur faut-il attacher à ce bruit, c'est ce que nous allons examiner.

En faveur de l'hypothèse d'une mort naturelle nous avons les antécédents pathologiques, qui nous révèlent une dysenterie grave au mois de juillet 1191 (3), et une autre maladie indéterminée, mais que la petitesse de la taille, la pâleur du teint, une constitution frêle et maladive ; son père, Philippe-Auguste, le qualifiait à l'âge de trente-cinq ans d'*homo delicatus et debilis*. Un chroniqueur contemporain fait observer que Louis VIII avait hérité du teint blond, flamand, de sa mère, Isabelle de Hainaut. On ne doit pas oublier que celle-ci n'avait que seize ans et son époux vingt et un, quand vint au monde le futur roi de France.

(1) Louis VIII naquit un samedi, le lendemain d'une éclipse de soleil, du 4 au 5 septembre 1187. Guillaume le Breton rapporte « que la reine, enceinte de lui, le sentit mouvoir pour la première fois, dans l'église de Notre-Dame de Chartres, où elle se recommandait à la Vierge, et qu'en même temps, les quatre lampes qui se trouvaient sur l'autel s'allumèrent d'elles-mêmes. »

(2) « On a cru qu'il avait été empoisonné. Richard de Saint-Germain semble en faire tomber le soupçon sur les Albigeois. Il est certain qu'on en accusa Thibaud, comte de Champagne, et l'on a même dit qu'il l'avait fait par une passion criminelle pour Blanche. Et il se peut faire qu'il estoit coupable et Blanche innocente. » LENAIN de TILLEMONT, *Vie de saint Louis*, t. I, p. 415.

(3) Il fut, dit-on, guéri par l'attouchement des reliques appor-

probablement de même nature (?), en juin 1206, à Orléans (1).

C'est là tout ce que mentionnent les annalistes (2).

N'y voit-on pas au moins l'indice que l'intestin était, chez ce roi, la partie vulnérable ? Nous ne tirerons pas, d'ailleurs, des conséquences qui seraient prématurées, et nous arriverons de suite à la dernière maladie, celle qui s'est terminée par la mort.

Nous avons dit que le roi avait eu une dysenterie aiguë (3), à forme fébrile ; il aurait même eu du délire (4) (*frenesis*).

tées de Saint-Denis. Le même jour, son père se trouva guéri, en Orient, de la même maladie. (*Vie de saint Louis*, par LENAIN de TILLEMONT, t. I, édition de Gaulle, 1847, p. 5 : cf. RIGORD, *Vie de Philippe-Auguste*, collection Guizot, t. II, p. 101.)

(1) BRACHET, I, 100.

(2) Notamment Rigord, édit. Delaborde.

(3) « Licet alii assuerant, ipsum non veneno, sed morbo dissinterico exspirasse. » ROGER DE WENDOVER, éd. Luard, III, 116.

(4) V. VINCENT de BEAUVAIS, *Spec. hist.* (Histor. Franc., XXI. 71). Brachet fait à ce propos des remarques très justes : « *La frenesis* ou délire aigu, se présentant rarement dans la dysenterie pure, écrit Brachet, les médecins rapprochèrent ce trouble cérébral de l'excessive continence du roi. En posant ce diagnostic étiologique de troubles nerveux d'origine génésique, ils cédaient à l'idée préconçue du moyen âge (chaque siècle médical a la sienne), qui voyait dans la fonction sexuelle le facteur essentiel de la neuropathologie. La conception médiévale du rapport entre l'acte génésique et les neuropathies était d'ailleurs l'inverse de la nôtre. Dans le trouble nerveux, c'est l'*excès* sexuel que nous incriminons aujourd'hui comme cause provocatrice ; c'était, au contraire, la *continence* qu'incriminait

Les médecins, qui y perdaient leur latin, eurent une inspiration peu banale. Attribuant la maladie de leur auguste client à une trop grande continence, ils lui prescrivirent le singulier régime que rapporte le chapelain de Raymond VII de Toulouse, Guillaume de Puilaurent (1), dans son *Histoire des Albigeois*, et que Voltaire, avec sa causticité habituelle, a traduit de la plaisante façon qui suit :

C'est ici le lieu de relever un étrange conte que font tous

la pathologie du moyen âge. Préoccupée d'accorder les prescriptions religieuses sur la chasteté avec l'équilibre psychophysiologique (cf. la locution *minuere monachum*), elle ne pouvait s'empêcher de retrouver partout cette action morbide de l'abstinence sexuelle. L'indication thérapeutique *contraria contrariis* ressortait ici du diagnostic. » BRACHET, *op. cit.*, I, 102.

(1) Sur la confiance que l'on doit avoir dans l'histoire de Puilaurent, cf. P. MEYER, *Introd. à la charte des Albigeois*, pp. XIII-XVI. C'est l'évêque de Toulouse, Folquet, qui en avait fait la confidence à Puilaurent. Voici, au surplus, le récit de Guillaume de Puilaurent : « Au retour de la croisade en Albigeois, le roi tomba malade en Auvergne ; on disait qu'il pourrait guérir s'il voyait une femme ; son fidèle compagnon, Archambaud de Bourbon, choisit une belle jeune fille et la fit entrer dans le lit du roi pendant son sommeil ; à son réveil, le roi lui demanda pourquoi elle se trouvait là ; elle répondit qu'elle venait l'aider à le guérir. Le roi la remercia et refusa le remède, pour ne point commettre de péché mortel. » Selon Giraud de Barri, Louis aurait montré la même chasteté en Angleterre en 1216. (*De Princip. instruct.*, p. 133.) Il est bon d'ajouter que le même auteur raconte une anecdote exactement semblable à l'honneur de Louis VIII (*ibid.*, t. III, 132). Cf. PETIT-DUTAILLIS, *Étude sur la vie et le règne de Louis VIII*, p. 15.

nos historiens. Ils disent que Louis VIII étant au lit de la
mort, les médecins jugèrent qu'il n'y avait d'autre remède
pour lui que l'usage des femmes ; qu'ils mirent dans son lit
une jeune fille, mais le roi la chassa, aimant mieux mourir,
disait-il, que de commettre un péché mortel. Le P. Daniel,
dans son Histoire de France, a fait graver cette aventure à
la tête de la vie de Louis VIII, comme le plus bel exploit de
ce prince.

Cette fable n'est, comme tous les autres contes de c
temps-là, que le fruit de l'ignorance. Mais on devrait savoir
aujourd'hui que la jouissance d'une fille n'est point un remède pour un malade ; et, après tout, si Louis VIII n'avait
pu réchapper que par cet expédient, il avait Blanche, sa
femme, qui était fort belle (1) et en état de lui sauver la
vie (2).

Ce nous est une occasion de réfuter une calomnie
soigneusement entretenue par la légende, qui présente Thibaut de Champagne comme épris de Blanche
de Castille, au point d'avoir empoisonné le roi, dont
il était jaloux. La mort de Louis VIII serait dès lors
le résultat d'un crime passionnel (3).

La critique historique (4) a réduit à néant cette

(1) « Eleganter composita in corpore, in aspectu, in pulchritu-
dine. » MATHIEU de PARIS, II, 128.

(2) *Essai sur les Mœurs*, III, 252.

(3) Tunc comes, ut fama refert, procuravit regi venenum
propinari ob ancorem reginæ ejus, quam carnaliter illicité
adamavit ; undé libidinis impulsu stimulatus moras ulterius
nectere non volebat. » ROGER de WENDOVER, III, 316.

(4) V. aux Pièces justificatives la note A.

fable (1), injurieuse pour la mémoire de la mère de saint Louis. Le chroniqueur contemporain Péan Gatineau, chanoine de Saint-Martin de Tours, est très affirmatif sur ce point. Le roi, assure-t-il, « ne s'adonnait ni à la bonne chère, ni à la boisson, ni à la débauche : sa femme lui suffisait ».

Plusieurs historiens ont parlé de l'amour que Louis VIII avait pour sa femme : « Ils étaient si attachés l'un à l'autre, que toujours on les voyait d'accord, et jamais reine n'aima tant son seigneur. » L'auteur de la chronique rimée, à laquelle sont empruntées ces expressions, rappelle, en plus d'un endroit, l'affection que Louis VIII et la reine Blanche avaient pour leurs enfants (2).

Si les soupçons se sont portés sur Thibaut de Champagne, c'est que le comte s'était mal conduit avec son suzerain et pouvait tout redouter de sa colère.

Il s'était montré sujet peu fidèle et parent peu dévoué : la crédulité des uns, la malveillance des autres, lui firent une réputation d'assassin. Ce n'était là qu'une invention détestable, et pourtant elle trouva crédit, surtout à l'époque où Thibaud, devenu à la fois le défenseur et le protégé de Blanche de Castille, se vit exposé à la haine violente de

____

(1) Michelet est de ceux qui ont le plus contribué à l'accréditer (*Histoire de France*, t. VI).

(2) Elie BERGER, *Blanche de Castille*.

presque tous les grands vassaux (1). Alors on fit courir le bruit qu'il avait été, du vivant de Louis VIII, l'amant de la reine, et que cette passion, à laquelle ses poésies permettaient de croire, l'avait poussé au crime. Les Anglais eurent soin de répandre cette misérable légende, pensant nuire à la réputation d'une ennemie qui leur faisait peur ; mais toute la boue qu'on lui a jetée n'a jamais pu la salir. Quant au comte de Champagne, on a fort judicieusement fait observer que l'effet de ses poisons aurait été bien lent, si administrés devant Avignon à la fin de juillet, ils n'avaient pas tué leur homme avant le 7 ou le 8 novembre (2).

Cette dernière remarque est très judicieuse. Nous ne sachions pas qu'on fît usage à l'époque de poisons intermittents, que l'ingéniosité perverse des crimi-

(1) Ligués contre la reine régente pendant la minorité de saint Louis, les grands vassaux accusèrent Blanche de Castille, tour à tour, d'avoir été la maîtresse du comte Thibaut, puis celle du légat du pape, Romano Frangipani. Nous avons dit ce qu'il fallait penser de la liaison avec Thibaut. Nous renvoyons pour le surplus à l'*Histoire des comtes de Champagne*, de M. d'Arbois de Jubainville (t. IV, pp. 215 et 280). Sur les relations avec le légat, on n'a que des racontars ou des épigrammes (V. Mathieu de Paris, édition Luard, t. III et IV et le *Ménestrel de Reims*). Ce que l'on peut dire de plus positif, de plus *scientifique*, c'est que Blanche de Castille avait, au point de vue sexuel, une hérédité un peu lourde : sa grand'mère, Éléonore de Guyenne, son grand'père, Henri II, n'étaient pas, à cet égard, à l'abri de tout reproche ; pas plus, du reste, que son père, dont la liaison avec une belle juive de Tolède a défrayé la chronique espagnole (*Cronica general*, éd. Docampos ; Amador de los Rios, *Hist. de los Judeos de Espana*, t. I, etc.).

(2) Berger, *op. cit.*, pp. 43-44.

nels ne devait imaginer que beaucoup plus tard. Louis VIII n'offrit, d'ailleurs, aucun des symptômes d'une intoxication lente et continue (1). Nous nous en tenons donc, après examen détaillé des arguments pour et contre, à la version la plus acceptable, celle de la mort naturelle.

PIÈCES JUSTIFICATIVES

A

Nous extrayons de la savante *Étude sur la vie et le règne de Louis VIII*, par Petit-Dutaillis, les deux passages suivants, qui se rapportent l'un, à l'accusation d'empoisonnement portée contre Thibaut, comte de Champagne ; l'autre, à l'exhumation du corps de Louis VIII.

Le 3 novembre, comme il était arrivé dans la petite ville de Montpensier en Auvergne, le mal s'aggrava. Louis mourut le 8 novembre, *emporté sans doute par la dysenterie*. C'était cette même maladie qui avait failli le conduire au tombeau pendant son enfance, et qui en 1216 avait terrassé son rival Jean sans Terre (2).

(1) Cf. *Histoire de saint Louis*, par le marquis de Villeneuve-Trans, t. I, pp. 350-353.

(2) Vinc. de Beauvais, 1276-1277, *Chron. de Tours*, 317; G. de Puilaurent, 217. Vincent de Beauvais dit que Louis « tomba en frénésie », le 3 novembre, mais il ne se prononce pas sur la

Partout se répandit le bruit que *Louis VIII* avait été empoisonné (1). On accusa Thibaut de Champagne.

Nicolas de Brai, qui cultive les parterres fleuris de la rhétorique mythologique, raconte comment les Furies, prenant d'abord de l'écume sortie de la bouche de Cerbère, puis du venin de vipère, ont confectionné avec ces ingrédients un poison atroce et en ont confié l'emploi à « leur nourrisson (2) ». Ce nourrisson des Furies, que la « Muse » de Nicolas croit devoir ne point nommer, c'est évidemment le comte de Champagne.

On a trouvé une allusion non moins claire dans le second sirventois de Hue de la Ferté (3). L'accusation est d'ailleurs ouvertement énoncée dans les *Abbreviationes gestorum Franciæ regum*, ouvrage du temps de saint Louis et dans la chronique de Roger de Wendover. Celui-ci déclare sans plus de circonlocutions que le comte de Champagne convoitait Blanche de Castille et qu'il était pressé de pouvoir satisfaire sa passion (4).

En 1230, ce soupçon pesait encore si fortement sur Thibaut, que Philippe Hurepel put en profiter : avant d'entrer en Champagne, il fit provoquer le comte, l'accusant d'avoir empoisonné Louis VIII (5).

nature du mal qui l'emporta; selon quelques-uns, déclare Roger de Vendover (III, 106), ce fut la dysenterie.

(1) Voyez Wendover, III, 116, et la chronique de l'Italien Richard de Saint-Germain, p. 316.

(2) Nicolas de Brai, 331 et 334.

(3) D'Arbois de Jubainville, *Comtes de Champagne*, IV, 209, note.

(4) *Abbrev. gest. Franc. regum*, 433. — Wendover, III, 116. — Paulin Paris, article paru dans le *Cabinet Historique*, IV, 1re partie, 129.

(5) D'Arbois de Jubainville, *Comtes de Champagne*, IV, 241.

Étant donné que Thibaut avait quitté Avignon avant
mi-août et qu'il était dès le mois de septembre en Champagne (1) ; étant donné surtout qu'on ne pouvait alléguer
aucune preuve précise contre lui, et qu'une épidémie sévissait au moment de la mort du roi, il était infiniment plus
vraisemblable d'attribuer tout simplement le décès de
Louis VIII à la *dysenterie*. Mais on aima mieux fabriquer
une mélo-dramatique histoire d'empoisonnement, comme on
le fit aussi pour Jean sans Terre.

B

EXHUMATION DU CORPS DE LOUIS VIII, EN 1793

Alexandre Lenoir raconte ainsi, dans ses *Notes
historiques sur les exhumations faites en 1793 dans
l'abbaye de Saint-Denis* (Musée des Monuments
français, II, cxxiv-cxxv), la découverte des restes
de Louis VIII, faite le 19 octobre 1793 :

Le corps de Louis VIII, père de saint Louis, mort le 8 novembre 1226, âgé de quarante ans, s'est trouvé aussi presque
consumé : sur la pierre qui couvrait son cercueil, était
sculptée une croix en demi-relief. On n'a trouvé qu'un reste
de sceptre de bois pourri, et son diadème, composé d'une
bande d'étoffe tissue en or, avec une grande calotte d'une
étoffe satinée assez bien conservée : le corps avait été enveloppé dans un drap ou suaire tissu en or ; il s'en trouva

(1) D'ARBOIS DE JUBAINVILLE, *Comtes de Champagne*, t. V,
Catal., n° 1727. — Note de Brial, II. F., XVII, 433.

encore des morceaux intacts. Son corps ainsi enseveli avait
été recouvert et cousu dans un cuir fort épais, qui avait
encore toute son élasticité. Ce fut le seul corps, parmi ceux
exhumés à Saint-Denis, qui fut trouvé enveloppé de cuir...
Il est probable qu'on a ainsi enveloppé le corps de Louis VIII,
pour le préserver de la putréfaction, dans le transport qu'on
en fit de Montpensier, en Auvergne, où il mourut, à son
retour de la guerre contre les Albigeois.

M. de Guilhermy, dans sa *Monographie de l'Église
royale de Saint-Denis,* transcrit un procès-verbal
des exhumations, qu'il attribue à Dom Poirier et qui
est la copie à peu près textuelle des *Notes historiques* de Lenoir. Il ajoute (p. 73, note 1) :

M. Albert Lenoir possède un dessin colorié qui a été fait
par son père, au moment de l'exhumation, et qui représente
le squelette entier de Louis VIII, enveloppé d'une étoffe
blanche brochée d'or.

M. de Guilhermy aurait pu ajouter qu'Alexandre
Lenoir avait fait aussi sur place des aquarelles,
d'après les restes de Henri IV, de Turenne et de
Louis XV. Grâce à l'obligeance de M. Alfred Lenoir
et de M. Boitte, M. Petit-Dutaillis a pu voir ces
aquarelles. Celle qui nous occupe ici n'est malheureusement pas la plus intéressante. Elle représente
un squelette absolument décharné. La tête est coiffée
d'une calotte blanche et d'un bandeau en or ; le corps
est enveloppé presque complètement d'un suaire
grisâtre, orné de bandes d'or. D'après la position

du squelette sur la pierre tombale, qui était sans doute de la dimension ordinaire, il semble bien que Louis VIII était de petite taille, comme le dit le Chroniqueur de Tours.

Les aquarelles faites d'après les cadavres remarquablement conservés de Henri IV, de Turenne et de Louis XV, offrent un grand intérêt et il est à souhaiter qu'elles soient un jour reproduites.

Al. Lenoir a donné, dans ses *Monuments des arts libéraux*, pl. 27, un dessin exécuté d'après la plaque de cuivre qui recouvrait le tombeau de Louis VIII, et qui a été fondue en 1793. Louis VIII y est représenté sous la forme d'un homme maigre, à la figure émaciée et glabre (1).

(1) *Étude sur la vie et le règne de Louis VIII*, par PETIT-DUTAILLIS, pp. 435-437.

LOUIS IX (SAINT LOUIS)

Mort, en 1270, de *cachexie palustre*.

Sur les douze enfants de Louis VIII et de
Blanche de Castille (1), sept sont morts en bas
âge ; une fille, Isabelle (2), a dépassé l'âge adulte ;
quatre fils ont joué un rôle plus ou moins considérable : *Alphonse de Poitiers* (3), *Charles*

(1) En février 1251, la reine fit une maladie grave, sur laquelle
on manque de renseignements. (Elie BERGER, *Saint Louis et
Innocent IV*, et du même, *Hist. de Blanche de Castille*). On croit
qu'elle a succombé à des troubles cardiaques. (Cf. *Grandes
Chroniques*, H. F., XXI, 116 ; *Vie de saint Louis*, par le confesseur de la reine Marguerite, H. F, XX, 64, etc.

(2) V. la *Vie d'Isabelle, sœur de saint Louis*, par Agnès de HAR-
COURT (Joinville, édition Ducange, 1688, in-fol).

(3) Alphonse de Poitiers eut plusieurs maladies, dont une
s'accompagna de troubles paralytiques assez graves. Parallèle-
ment à ces troubles paralytiques, apparurent, au début de
l'année 1253, des troubles oculaires, qui nécessitèrent l'intervention d'un oculiste en renom de l'époque. Le diagnostic de
l'affection dont était atteint Alphonse a été très minutieuse-

d'Anjou (1), *Robert d'Artois* et *Louis IX.*

Les chroniqueurs (2) nous représentent le futur roi saint Louis « frêle, mince, assez maigre, de haute stature (3) » ; blond et rappelant par son teint plutôt son père, d'origine flamande, que sa mère (4). S'il fut de constitution maladive, il ne semble pas avoir eu de maladies caractérisées jusqu'à l'âge de vingt-sept ans. On trouve bien, avant cette date, dans les comptes du roi, une indication de saignée (5), mais on sait que la phlébotomie était, au moyen âge, une mesure de prophylaxie saisonnière, autant qu'une arme thérapeutique : on ne saurait donc rien induire de cette particularité.

La biographie pathologique de saint Louis, Bra-

ment discuté par Brachet (*op. cit.*, t. I, pp. 123-143). Il s'agirait, selon Brachet, d'un « cas très net de névrite optique ». Cette névrite était due, d'après le même auteur, à la diphtérie. Alphonse de Poitiers aurait succombé à un accès de paludisme. le 21 août 1271.

(1) La mort de Charles d'Anjou serait, d'après l'auteur de la *Pathologie mentale des rois de France*, consécutive à une « maladie fébrile non définie » (*op. cit.*, I, 145). Il avait eu des accès paludéens, en Égypte, pendant la septième croisade, et en 1259 et 1260, des maladies d'une nature indéterminée.

(2) Chronique de Salimbene, Parme, 1857; et Chronique de Philippe Mousket.

(3) H. F., XXIII, 173 ; cité par BRACHET, *op. cit.*, t. III, p. 42.

(4) Disons, en passant, que contrairement à la légende, saint Louis ne fut pas allaité par Blanche de Castille (Cf. Élie BERGER, *Blanche de Castille*, p. 21).

(5) H. F., XXII, 606.

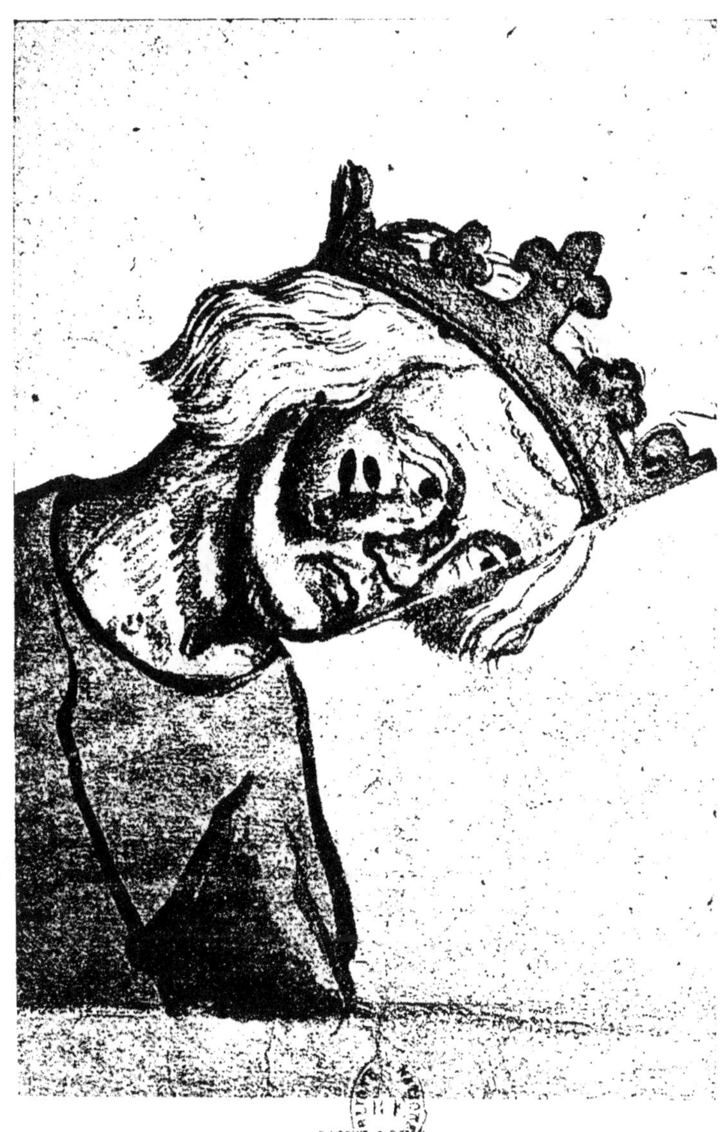

(D'après une peinture de la Sainte-Chapelle, datant des vingt premières
années du XIVe siècle.)

[Collection Boinet].

chet (1) la résume comme il convient, en disant qu'elle n'est que la longue histoire de deux maladies chroniques, dont nous aurons à établir l'origine infectieuse.

La première (2) était une *inflammation chronique des téguments*, caractérisée par l'enflure subite et douloureuse de la partie de la jambe droite comprise entre le mollet et la cheville, partie qui « devenoit rouge comme sanc ».

Cette inflammation succédait à une période prodromique d'environ trois jours, marquée par des phénomènes généraux, *adynamie, prostration* : il ne pouvait de lui-même sortir du lit; par des troubles sensoriels : il n'entendait pas; par une insomnie persistante et douloureuse; par de l'anorexie : il ne pouvait manger. Vers le cinquième jour, la défervescence commençait; au septième ou au huitième jour, la guérison était complète.

La netteté de la symptomatologie indique une *maladie infectieuse, assez analogue à l'érysipèle à répétition*.

---

(1) *Op. cit.*, t. I, 150.

(2) La première maladie aurait éclaté en 1242. Le roi se trouvait alors à une lieue de Blaye. Il n'était pas encore tout à fait remis en 1244. Cette année-là, il eut une rechute si grave qu'il passa pour mort et qu'on avait déjà commencé les préparatifs de ses funérailles. (LENAIN de TILLEMONT, t. I, *loc. cit.*)

Combien de fois cette affection reparut-elle chez saint Louis, mort à cinquante-six ans (1) ?

Si l'on accepte comme chiffre annuel le chiffre donné par le confesseur du roi (2), et si l'on prend

(1) Saint Louis est né en 1215 ; du moins c'est la date qu'on adopte généralement, car on s'est livré, à ce sujet, à des controverses interminables ; on en trouvera l'écho dans la *Vie de saint Louis*, par LENAIN de TILLEMONT, t. I, pp. 422-4. Le lieu de naissance du saint roi a également donné lieu à des discussions sans fin. (LENAIN, *op. cit.*, t. I, p. 425.) Sur le lieu de naissance de saint Louis, on pourra lire une très curieuse et très substantielle brochure, parue à Clermont (Oise), chez l'imprimeur Daix, sous le titre de : *Trois naissances illustres, saint Louis, Charles IV, Fernel.* L'auteur conclut en faveur de Poissy.

(2) « Li benoicz Rois avoit une maladie qui chascun an le prenoit deux fois ou trois ou quatre, et aucune foiz elle le tourmentoit une foiz plus que autre ; laquele maladie estoit tele, que quand elle prenoit le benoict Roy, il n'entendoit pas bien ne n'ooit endementieres que ladite maladie le tenoit, et ne pooit mengier ne dormir, et se compleignoit en gemissant ; et ainsi ladite maladie le tenoit trois jours, aucune foiz plus aucune foiz moins, si que il ne pooit issir par soi du lit : et quand il commençoit à alegier de cette maladie, sa destre jambe, entre le gros de la jambe et la cheville, devenoit rouge comme sanc tout entour et estoit ladite jambe un jour jusques au soir ; et après cele enfle et cele rougeur s'en departoit petit et petit, si que au tiers jour ou au quart ladite jambe estoit aussi comme l'autre char, et adoncques estoit li benoicz Roi pleinnement gueriz. » *Vie de saint Louis*, par le confesseur de la reine Marguerite (H. F., XX, 105). Nous avons reproduit le passage en entier, la symptomatologie de l'affection dont était atteint le Roi s'y trouvant parfaitement et complètement exposée. Nos cliniciens d'aujourd'hui, à part les expressions techniques, ne sauraient rédiger une observation plus précise.

comme base une période de trente années, on voit que le roi n'a pu contracter l'infection *moins de cent fois*.

Comment expliquer, chez le royal patient, la genèse de cet érysipèle ? Et d'abord, quelle est la nature de cette affection ?

Avant Pasteur, on ne considérait pas l'érysipèle comme une maladie infectieuse. C'était, croyait-on, un stigmate de scrofule. On est revenu à une conception plus scientifique et la démonstration de la nature infectieuse de cette affection n'est plus à faire (1).

On sait moins bien pour quelle raison, après une première atteinte d'érysipèle, loin d'être immunisé, on est prédisposé à une ou plusieurs récidives (2).

Peut-on établir un lien entre l'érysipèle à répétition et une maladie concomitante ?

Un médecin russe a fait à cet égard une remarque qui nous intéresse tout particulièrement, dans le cas qui nous occupe, celui de saint Louis. Ce distingué confrère (3) a cru pouvoir affirmer la réapparition régulière, chez certains paludiques,

---

(1) Cf. *Archives générales de médecine*, janvier 1892.

(2) Verneuil (*Bulletins de la Société de Chirurgie*, t. XI, p. 660 et suiv.) a cité le cas d'un malade qui n'avait pas eu moins de 115 fois une poussée d'érysipèle. Ce cas se rapproche de celui de saint Louis.

(3) Walther de Kiew, in *Casstall's Fahresber.*, 1857, t. III, 107.

de l'érysipèle, *consécutivement à l'accès malarien.*
Il a même baptisé cette variété d'érysipèle, *érysipèle
malarique.* Nous ne savons ce qu'en pensent les spécialistes ; nous tenons, en tout cas, cette hypothèse
pour très acceptable et, sans plus tarder, nous en
ferons l'application au personnage dont nous dres-
sons le bilan pathologique.

Dès le mois de juillet 1242, le roi avait présenté
les premiers symptômes de cette infection paludéenne,
qui aboutira finalement à la cachexie palustre, et,
comme ultime conséquence, à la mort. Au cours de
cette année 1242, les troupes du saint roi guerroyè-
rent, en Poitou et en Saintonge, contre les Anglais ;
elles furent décimées par les exhalaisons miasmati-
ques des marais (1) ; le roi fut atteint à son tour.

Rentré à Paris le 28 septembre 1242, Louis éprouve
d'abord une amélioration passagère ; mais l'anémie,
consécutive à l'infection, fait de tels progrès que le
roi est obligé de recourir aux prières des moines de
Citeaux (2).

Au mois de décembre de l'année suivante (1243),
le roi subit une rechute de paludisme, et pendant
près de trois semaines il resta entre la vie et la mort.

(1) Bémont, *la Campagne de Poitiers* de 1242-1243 (*Annales du
Midi,* t. V) ; *Chronique de Mathieu de Paris,* édition Luard, t. IV,
p. 224.

(2) *Chronique de Mathieu de Paris, loc. cit.,* 257.

Il fut si fortement malade que l'on désespéra de sa vie, écrit le confesseur de la reine Marguerite. Il eut de la *fièvre double tierce* (1) et de la *dysenterie* (2). Il tomba même un moment dans le *coma* (3).

Le roi présenta, au résumé, un cas-type de ce que les anciens auteurs ont décrit sous le nom de *fièvre malarienne à coma* ou *fièvre comitée palustre* (4), une des manifestations les plus dangereuses du paludisme.

Ces prémisses posées, on déterminera mieux la véritable cause de la mort du roi. Étant donné ses maladies antérieures, il était à prévoir que, sous la moindre influence nocive, la malaria allait de nouveau reparaître.

A peine débarqué à Damiette (1249), c'est Joinville (5) qui nous renseigne avec son habituelle précision. le roi a des accès de sa fièvre double tierce et plusieurs fois il tombe en syncope. Puis il est repris de son flux de ventre (6) et maigrit à ce point,

(1) *Vie de saint Louis*, H. F., t. XX, p. 66.

(2) H. F., t. XXII, p. 185.

(3) Mathieu de Paris, *op. cit.*, IV, 397.

(4) Cette forme de fièvre malarienne se rapprocherait assez de ces fièvres typho-paludéennes, dont on trouvera une bonne description dans le *Lyon médical*, t. LXX, 1892, p. 257.

(5) Édition Wailly.

(6) En 1250, il a de la dysenterie et « diverses incommoditez », écrit Lenain de Tillemont, son biographe, t. III, 320. Cette même année, meurt le second fils de saint Louis, le comte

« que les os de l'échine de son dos estoient merveil-
leusement aguz (1) ».

Mais le roi n'était pas au bout de ses peines. Une
épidémie de scorbut sévit sur le camp des Croisés (2).
Saint Louis ne tarda pas à présenter les symptômes de cette affection : le déchaussement des genci-
ves ; l'ébranlement et la chute de toutes les dents, à
part une seule ; *des hémorragies cutanées ; des
ecchymoses* livides des membres inférieurs (3).

Il en resta très meurtri, mais une amélioration
survint et pendant sept ans, c'est-à-dire jusqu'en
1256, le roi n'éprouva pas de rechute.

En 1256, Louis tombe malade à Senlis : on ne sait
pas au juste de quelle maladie il fut affecté (4).
Même insuffisance de renseignements sur les étapes
morbides de Fontainebleau (1259), Creil (1260) et
Pont-de-l'Arche (1264).

Le roi part pour la huitième croisade, le 16 mars 1270 ;
à ce moment il a grand'peine à monter à cheval, tant
il est affaibli. Sa faiblesse est telle que Joinville doit

de Nevers. « On fit bouillir sa chair, pour la séparer des os,
qu'on mit dans un cercueil après les avoir embaumés. »
Lenain, t. V, 163.

(1) *Vie de saint Louis*, par le confesseur de la reine Marguerite (H. F., XX, 104).

(2) Ch. Laveran, *Traité des maladies des armées*, 1875, p. 478.

(3) *Histoire de saint Louis*, par le marquis de Villeneuve-
Trans, t. II, p. 286.

(4) H. F., XXI, 578.

le transporter, dans ses bras, de l'hôtel du comte
d'Auxerre aux Cordeliers (1).

Le 17 juillet, il arrivait devant Tunis; le 3 août,
il était repris de dysenterie et de fièvre (2).

Un moment on le croit mieux (3); mais bientôt
les symptômes de la cachexie palustre réappa-
raissent, la fièvre redouble d'intensité et le roi succombe, le lundi 25 août (4), âgé de cinquante-cinq ans.

Après la mort du roi, ses entrailles furent inhumées en l'abbaye de Montréal (5), près de Palerme,
et ses os transportés à Saint-Denis (6). Lors des
exhumations, faites en 1793 dans la célèbre abbaye,
on trouva, à côté du tombeau de Louis VIII, celui
dans lequel on avait déposé les ossements de saint
Louis; il était plus court et moins large que les
autres (7).

(1) Joinville, édition citée, p. 262.

(2) Léopold DELISLE, *Litt. lat.*, 1890, p. 73.

(3) H. F., XXIII, pp. 52 et 60.

(4) Cf. *Bibliothèque de l'École des Chartes*, A, V, 107; et surtout
PRIMAT, *Chronique*, in H. F., t. XXIII, p. 58.

(5) « Le lendemain, dit la chronique d'Anjou, fist (Charles)
appareiller le corps de son frère et fist mettre en ung cercueil
de plomb ; et les entrailles envoya comme précieuses reliques,
en son royaulme de Cécile, et les fist honorablement ensépul-
turer à l'abbaye de Mont-Royal, près Palerme, bâtie par les
Normands. » *Histoire de saint Louis*, par le marquis de
VILLENEUVE-TRANS, t. III, p. 645.

(6) *Intermédiaire*, loc. cit., p. 553.

(7) Cf. *Notes historiques sur les exhumations faites en 1793 dans
l'abbaye de Saint-Denis*, par LENOIR, et surtout le livre de

Sous le règne de Louis-Philippe, on a érigé une chapelle à l'endroit où l'on présume que saint Louis est mort (1).

Après là conquête d'Alger, un des articles du traité avec le bey de Tunis stipulait qu'il protégerait les prêtres catholiques nommés pour desservir une chapelle dédiée à saint Louis et bâtie sur les lieux témoins de sa mort ; voici la teneur de cet acte :

TRAITÉ AVEC LE BEY DE TUNIS POUR LA CESSION DU CORPS DE SAINT LOUIS (2).

Louanges à Dieu, l'unique auquel retournent toutes choses ! Nous cédons à perpétuité à S. M. le roi de France un emplacement dans la Maalka, suffisant pour ériger un monument religieux en l'honneur de Louis IX, à l'endroit où ce prince est mort. Nous nous engageons à respecter ce monument consacré par l'empereur de France, à la mémoire d'un de ses plus illustres aïeux.

Salut de la part du serviteur de Dieu.

Le 7 de sefer, de l'année 1246 de l'hégire (juillet 1830).

HUSSEIN, Pacha-Bey.

Que le Très-Haut lui soit favorable !

Le consul général des affaires du roi,

LESSEPS.

G. d'HEILLY, *Extraction des cercueils royaux à Saint-Denis en 1793*; Paris, 1868, pp. 38 et suiv.

(1) *Interméd. des Chercheurs et Curieux*, 20 mai 1893, pp. 552-553.

(2) Marquis de VILLENEUVE-TRANS, *Histoire de saint Louis, roi de France*, t. I, p. XLVII.

PIÈCES JUSTIFICATIVES

A

Le 15 mai 1843, tandis qu'on s'occupait de la restauration de la Sainte-Chapelle, des ouvriers, en levant une dalle au centre de l'abside de la chapelle haute, trouvèrent une boîte d'étain renfermant un cœur. Ce monument funéraire ne portant aucune inscription, une longue et confuse discussion s'engagea parmi les archéologues au sujet de ce viscère, que les uns prétendaient être celui du roi saint Louis, ce que d'autres niaient non moins énergiquement. Il est assez généralement admis, à l'heure actuelle, que le cœur du saint roi repose, comme nous l'avons indiqué plus haut, à Montréal, près Palerme; et, par suite, que le cœur trouvé dans la Sainte-Chapelle ne saurait être attribué au roi Louis IX; mais le champ des controverses reste toujours ouvert, car tous ne s'avouent pas vaincus (1).

(1) Cf. sur cette question, en faveur de la thèse de la non-authenticité: *Examen critique de la découverte du prétendu cœur de saint Louis*, faite à la Sainte-Chapelle, le 15 mai 1843, par LETRONNE, Paris, 1844; pour l'authenticité : *Preuves de la découverte du cœur de saint Louis*, rassemblées par MM. BERGER de XIVREY, DEVILLE, Ch. LENORMAND, LE PRÉVOST, P. PARIS et le baron TAYLOR. Paris, 1846.

B

Le monastère royal de Saint-Louis de Poissy (1) fut fondé par Philippe le Bel, qui ordonna en mourant de déposer son cœur dans l'église de l'endroit, laquelle possédait également dans son trésor la partie supérieure de la tête de saint Louis. Le trésor royal de Saint-Denis conservait aussi un reliquaire de vermeil doré, où était enchâssée la mâchoire inférieure ou menton de saint Louis. Deux petites statues, représentant Philippe III et Philippe le Bel, supportaient la relique.

La tête de saint Louis a longtemps été conservée au Palais de justice, et l'on y gardait aussi, dit-on, le dais sous lequel le monarque avait siégé en là chambre du Châtelet. L'abbaye de Saint-Victor possédait une de ses côtes.

En 1298, Philippe le Bel fit exhumer de Saint-Denis

(1) Dès le temps du roi Robert, et bâti peut-être par lui, il existait à Poissy un manoir ou maison royale, et trois anciens monastères, dédiés, dit Helgand, historien contemporain, à la Vierge, à saint Jean et à saint Martin. Nos rois passaient souvent la belle saison en cette résidence, où Blanche accoucha plusieurs fois. La tradition porte que le lit où elle mit au monde saint Louis se trouvait placé au lieu même où fut bâti, dans la suite, le grand autel des religieuses dominicaines. On explique même, par cette circonstance, comment cette église ne se trouve pas orientée comme les autres. (*Hist. de saint Louis*, par le marquis de VLLENEUVE, t. I, p. 342.)

le corps de son saint aïeul, pour le transférer dans la Sainte-Chapelle de Paris. A cette époque, plusieurs de ses ossements durent être distribués à diverses églises, monastères, corporations et personnages marquants ; d'autres en possédaient déjà. Ainsi, une côte de saint Louis existait à l'abbaye de Saint-Victor, dont l'abbé, Raoul (mort le 8 novembre 1247), avait été l'ami du monarque. Ce prince, ayant été gravement malade à Saint-Germain-en-Laye, Marguerite s'engagea sur les Évangiles, en présence d'Adam de Chambly, évêque de Senlis, d'Eudes, abbé de Saint-Denis, et de Raoul, abbé de Saint-Victor, qu'elle mettrait à exécution de point en point le testament du roi son époux.

On trouve dans le Trésor des Chartres, cote 13, ce petit roole de la distribution des reliques de sainct Loys :

« La Sainte-Chapelle du roi, à Paris, le chief (tête).

« L'emperiez (l'empereur) aura une jointe (articulation), d'ung des doigts de saint Loys.

« Les professeurs de Paris, ung des os de sa main.

« Les frères du Val-des-Escholiers-les-Compiègne, une joincte.

« L'abbesse de Pontoise, une des costes.

« L'abbé de Reaumont (Royaumont), une pièce de l'épaule.

« L'abbesse du Lys, ung des os de la main. »

Le cœur et les entrailles de saint Louis furent, comme nous l'avons dit plus haut, déposés dans la cathédrale de Montréal, la plus belle église de la Sicile. Un monument sépulcral, situé dans une des chapelles du chœur de l'église, renferme cette précieuse relique.

Une statue d'or, érigée à saint Louis par ordre de Philippe le Bel, était conservée dans la Sainte-Chapelle. Cette statue, où le monarque était représenté les yeux fermés, a servi de type à celle qu'on exécuta pour l'église des Carmes de la place Maubert. Le chœur renfermait des peintures ordonnées par Philippe le Long et par Jeanne, sa femme, fondateurs de cette maison, en 1317; et l'on y retrouvait saint Louis et sa famille, en habits de cour.

Une autre statue de ce monarque, très estimée des connaisseurs, figura longtemps sur le portail des Cordeliers de Paris. Elle provenait de l'ancien portail de l'hôtel des Quinze-Vingts, rue Saint-Honoré, fondé par saint Louis au retour de la croisade. Après la démolition de l'hôpital des Quinze-Vingts, les statues de saint Louis et de Marguerite, qui se trouvaient placées sur ce portail, furent déposées, en 1781, dans la salle des antiques du Louvre (1).

En 1306, on fit la translation de la tête de saint Louis à la Sainte-Chapelle de Paris.

____

(1) *Histoire de saint Louis*, auct. cit., I, pp. 406 et 431.

Il semblerait que les ossements de saint Louis auraient été rapportés à Saint-Denis, car une seconde translation eut lieu en 1392, sous le règne de Charles VI, qui arriva au Moustier royal avec une châsse d'or de 252 marcs. Elle avait été commencée par Charles V. Les principaux personnages du royaume furent appelés à cette cérémonie. Le roi, en manteau royal, porta lui-même les os sur l'autel. Il en donna une côte à Pierre d'Ailly, pour le pape Clément VII; deux autres os, au duc de Berry et à Jean sans Peur, duc de Bourgogne, et un ossement à partager entre les prélats; après quoi, il mit le reste dans la nouvelle châsse (1).

C

L'EMBAUMEMENT AU TEMPS DE SAINT LOUIS

Au moyen âge, tout l'art des embaumements consistait dans le mélange d'aromates avec du sel, dont on remplissait les cadavres. En 1135, Henri Ier, roi d'Angleterre, fut embaumé de cette manière. On fit de grandes incisions sur toutes les parties du corps. On saupoudra de sel (2) et on y mêla du baume;

(1) *Histoire de saint Louis, roi de France*, par le marquis de Villeneuve-Trans, t. III, pp. 536 et suiv.

(2) Cet emploi du sel se retrouve encore en 1422 : « Le corps de Henri V, roi d'Angleterre, dit Juvénal des Ursins, fut mis

ensuite le corps fut cousu et renfermé dans une peau de bœuf, puis mis dans un cercueil ; l'odeur du cadavre fut fatale à l'opérateur : il en mourut sur-le-champ.

Après la mort de saint Louis, on fit de même bouillir son corps dans l'eau salée, afin de séparer les os de la chair. Cette opération était commandée par les circonstances, peut-être même par le manque de matières d'embaumement. Les ossements ainsi dépouillés furent mis dans une châsse.

Louis VIII est le premier de nos rois pour lequel avait été employé ce mode d'inhumation partielle ; car son cœur et ses entrailles demeurèrent à Montpensier, et son corps fut porté à Saint-Denis. Ce procédé n'avait rien de trop révoltant et n'exigeait que l'ouverture du cadavre ; au lieu que l'opération pratiquée à Tunis et à Perpignan, quinze ans après, pour le fils et le petit-fils de Louis VIII, demandait un appareil dont l'idée soulève, par l'apparence de barbarie et de cruauté qu'elle présente.

Aussi les papes ne manquèrent-ils pas de la pros-

dans un chaudron avec du sel, et tellement bouilli, que la chair se sépara des os. L'eau fut jetée en un cimetière et les os et la chair mis dans un coffre avec épices et herbes sentant bon. » On voit à la statue de Louis XII, ainsi qu'à celle d'Anne de Bretagne, son épouse, l'incision faite au côté gauche, et qui avait servi à l'extraction des viscères, et à l'introduction des aromates (*Derniers Jours des rois de France*, par BERTHEVIN, (pp. 71-72.

crire. Boniface VIII la défendit sous peine d'excom-
munication. Cependant, Benoit XI, son successeur,
permit à Philippe le Bel de l'employer pour les princes
et les princesses de la famille royale, dont les corps
ne pourraient que difficilement être transportés au lieu
de leur sépulture. Ce même procédé (la cuisson) eut
lieu pour Philippe le Hardi, mort à Perpignan, au
retour de sa croisade en Aragon. On le fit bouillir
dans de l'eau et du vin, après quoi ses chairs et ses
entrailles furent inhumées à Narbonne, et ses ossements avec son cœur transportés à Saint-Denis (1).

(1) Marquis DE VILLENEUVE-TRANS, *loc. cit.*

PHILIPPE III, DIT LE HARDI

Mort, le 5 octobre 1285, de *paludisme*.

Les historiens ont noté la nullité intellectuelle du fils de saint Louis, l'absence chez ce prince de tout sens politique, de toute suite dans les idées (1). Les cliniciens doivent relever de leur côté chez ce souverain certaines tares psychiques, qui compléteront son portrait psycho-pathologique.

C'est d'abord un *infantilisme* prolongé : du vivant même de saint Louis, et à son insu, la reine Marguerite de Provence fit secrètement signer à son fils Philippe, *alors âgé de dix-huit ans*, l'engagement écrit de rester sous sa tutelle et de ne rien décider par lui-même *jusqu'à l'âge de trente ans*. Il ne fallut rien moins qu'une bulle papale pour relever le jeune prince de ses imprudents engagements (2).

(1) Cf. Ch.-V. Langlois, *Philippe III;* Pfister, *Revue critique,* 1887, etc.

(2) Langlois, *op. cit.*, et *Revue des questions historiques,* 1867, t. III.

Même parvenu à l'âge d'homme, Philippe fit preuve d'une émotivité excessive : à la mort de son père, et un peu plus tard à celle de sa femme, il tomba dans un abattement qui fit craindre pour ses jours. « Il manqua de perdre l'esprit », selon l'expression d'un chroniqueur, à la nouvelle de la défaite de sa flotte (1).

Ce qui nous autoriserait, si la preuve en était faite, à le ranger dans les anormaux, ou, pour mieux dire, dans les dégénérés, c'est son inversion sexuelle. Mais, sur ce point, nous n'avons qu'un seul témoignage (2), et cela ne saurait suffire. Nous pouvons toutefois remarquer, à ce propos, qu'il observa jusqu'à sa mort une continence tout à fait singulière, chez un homme de son âge et de son rang (3).

En 1285, Philippe III succombait aux atteintes du mal qui avait emporté saint Louis.

Au mois d'août 1270, devant Tunis, il avait été attaqué de fièvre quarte et de dysenterie, en même temps que le roi son père (4). Une épidémie, qui fut très meurtrière, sévissait sur le camp des Croisés (5).

(1) Lecoy de la Marche, *le Royaume de Majorque*, t. I.
(2) Langlois, *op. cit.*, p. 8, *in* Brachet, t. II, p. 47.
(3) *Grandes Chroniques de Saint-Denis*, édit. Paulin, Paris, V, 31.
(4) Joinville, édit. Wailly, p. 262 ; *Chronique* de Primat (H. F. t. XXII, p. 51).
(5) Guillaume de Nangis, *Gesta S. Ludovici* (H. F., t. XX, p. 457).

Quinze ans plus tard, pendant la retraite d'Aragon, les fièvres paludéennes enlèvent la moitié de l'armée. Philippe est pris à son tour, et ne pouvant plus se tenir à cheval, est contraint de se faire transporter en litière (1). Poursuivi par l'ennemi, il arrive jusqu'à Perpignan, assez à temps pour dicter ses dernières volontés. Peu après, il cessait de vivre.

Il était âgé de quarante ans seulement.

L'abattement moral qui avait succédé à ses défaites hâta certainement le dénouement, que laissait prévoir le dépérissement physique, consécutif à des accès répétés de paludisme.

(1) G. DE NANGIS, H. F., XX, 537.

PHILIPPE LE BEL

Mort, le 29 novembre 1314, d'une maladie indéterminée.

Au mois de novembre 1314, dans la résidence royale de Fontainebleau, gisait sur son lit de mort Philippe IV, dit *le Bel*, ayant à peine atteint sa quarante-sixième année.

Que s'était-il donc passé pour que, dans la force de l'âge et lorsque de longs jours paraissaient lui être encore réservés, il lui fallut abandonner le pouvoir souverain dont il s'était montré si jaloux ? Succombait-il à une de ces affections graves que la science médicale n'avait pu jusqu'alors combattre par des remèdes efficaces ? Hélas ! non : le pouls était bon et sans fièvre ; aucun mal visible ne se manifestait dans l'état du monarque, et cependant ses forces avaient insensiblement disparu et il touchait à la dernière heure.

Une morne stupeur régnait parmi les médecins et tous les témoins de cette scène extraordinaire. Aussi ne faut-il pas s'étonner qu'à défaut de cause apparente, on cherchât à expliquer par toutes sortes de conjectures un événement si inattendu (1). »

Ces quelques lignes posent très nettement le problème.

Philippe le Bel, dont la santé avait toujours été florissante, dont la vigueur physique faisait l'admiration de ses sujets (2), tombe subitement malade le lundi 4 novembre 1314 : le roi se plaint d'une douleur gastrique aiguë, suivie de vomissements et de diarrhée. Surviennent consécutivement de la sécheresse de la bouche, de l'anorexie et une soif que rien ne pouvait apaiser (3).

(1) *Bibl. de l'Éc. des Chartes*, 1841-42, t. III, p. 1.

(2) Philippe le Bel était de grande stature et blond roux, écrit M. Funck-Brentano, qui l'a étudié à fond dans des publications successives. « Ce Philippe... est le plus bel homme qu'on puisse voir », disait Bernard Saisset, un contemporain qui n'est pourtant rien moins que tendre dans ses appréciations sur le roi « sombre et muet ».

(3) H. F., t. XXI, p. 205 (Chronique de Guillaume l'Écossais). M. Léop. Delisle a signalé, dans un article du *Correspondant* (25 juillet 1855), l'importance de la chronique du moine de Saint-Denis : « Guillaume l'Écossais, dit M. Delisle, moine de Saint-Denis, a dès à présent sa place marquée parmi les historiens de Philippe le Bel dont le témoignage doit être pris en considération... il assiste aux derniers moments du roi et le tableau qu'il en a tracé mérite d'être connu. » M. Funck-Brentano a produit, de son côté, un grand nombre d'arguments à l'appui de la véracité du narrateur et de l'authenticité de ses récits. (V. *la Mort de Philippe le Bel*, Paris, 1884, pp. 7 et suivantes ; et *Revue du Gâtinais*, 1884, pp. 89 et suiv.)

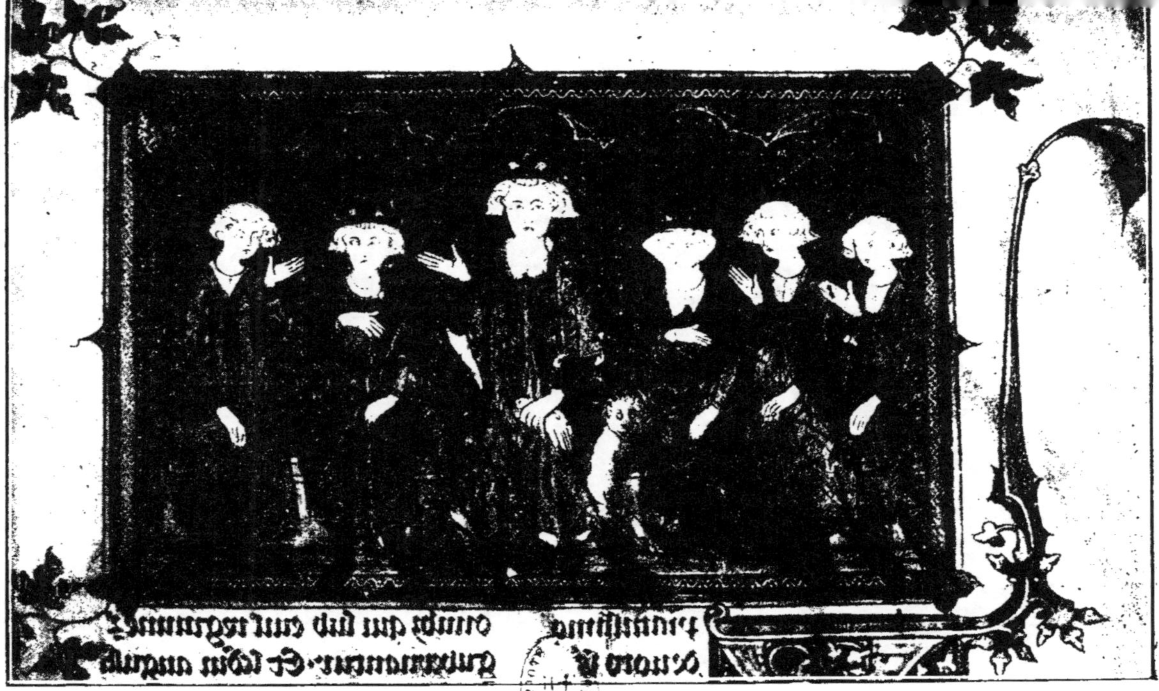

PHILIPPE LE BEL, SES QUATRE ENFANTS ET CHARLES DE VALOIS

(Bibliothèque nationale, manuscrit latin 8504, f° 1 v°.)

La maladie dura quatre semaines. Les médecins du roi n'y entendaient goutte, mais ils ne le voyaient pas néanmoins en danger de mort, car *il n'existait pas de fièvre* (le pouls et l'urine étant normaux) (1).

Cette maladie avait-elle eu des prodromes?

Si l'on s'en rapporte au témoignage du frère du roi, la mort de Philippe le Bel avait été précédée d'une période de dépression mélancolique, dont la durée est restée indéterminée. Charles de Valois allait même jusqu'à faire retomber la responsabilité de la mort de son frère sur Enguerrand de Marigny, dont les malversations avaient causé à Philippe un si profond chagrin. C'est en se basant sur la déclaration de Charles à son neveu, Louis le Hutin, précisant cette accusation, que certains historiens contemporains, entre autres Lacabane (2), ont cru pouvoir affirmer que *la mort de Philippe le Bel devait être attribuée au chagrin.*

Nous ne nous arrêterons pas à un argument plus politique que scientifique et nous aborderons une autre version, qui semble jouir d'une plus grande créance, bien que sa base soit presque aussi fragile.

On enseigne encore aujourd'hui, dans nombre d'histoires officielles (3), que *Philippe le Bel aurait*

(1) *Continuateur de Nangis*, édition Géraud, t. I, p. 413.
(2) Bib. de l'Éc. des Chartes, *loc. cit.*
(3) LAVISSE et RAMBAUD, *Histoire générale*, t. III.

été victime d'un accident de chasse. Le roi était, en effet, grand chasseur devant l'Éternel (1). On apprend qu'il est tombé malade au cours d'une de ses chasses, et aussitôt la légende de s'établir qu'il a été blessé par un sanglier (2); d'autres disent qu'il s'est fracturé la jambe en tombant de cheval (3).

Même incertitude sur le lieu où se serait passé l'événement. Le roi chassait en forêt près de Pont-Sainte-Maxence, chef-lieu de canton de l'Oise, arrondissement de Senlis, probablement dans la forêt d'Halatte, — à moins que ce ne fût dans la forêt de Bière (4) (Fontainebleau), ou encore à Corbeil (5), d'où il aurait été transporté à Fontainebleau.

(1) Philippe le Bel était très passionné pour la chasse. Il entretenait à Fontainebleau une meute de quarante-cinq lévriers. (Bibliot. Nat., fonds français, 23256, fol. 38, cité dans la *Chronographia regum francorum*, t. I, 218, note.)

(2) DE SISMONDI, *Hist. des Français*, t. VI; GUIZOT, *Hist. de France*, t. I et note B, aux Pièces justificatives.

(3) *Biographie Didot*; H. MARTIN, *Hist. de France*, t. IV, etc.

(4) *Chronique normande*, p. 30. « Après avint en ce temps, au mois de septembre, que le beau roy Philippe ala chacé en la forest de Bierc et eurent sa gent eslevé un sanglier grant et merveilleux, le roi le chaça tant que il passa ses gens par force de cheval, etc. »

(5) Selon Jean de Nouelles, ce serait la forêt de Fontainebleau (de Byère), mais cela ne peut s'accorder avec les mots *vers Senlitz*, ni avec les vers suivants (V. *note suivante*) où il est dit que le roi se fit transporter par eau à Paris. Jean de Saint-Victor dit, avec plus de probabilité, que Philippe le Bel tomba malade à Pontoise (*Rec. des Hist. de Fr.*, t. XXII, p. 151, note 4).

Geffroi, Geoffroi ou Godefroi de Paris est le seul, parmi les historiens français contemporains, qui ait fait allusion à cet accident de chasse ; encore ne semble-t-il être que l'écho (1) des bruits qui circulèrent alors dans le public (2).

S'il faut en croire M. Funck-Brentano, on ne saurait accorder qu'une confiance médiocre à la chronique rimée de Godefroi de Paris. Voici ce qu'il nous en dit, dans une des érudites annotations de son opuscule sur *la Mort de Philippe le Bel* :

Elle (cette chronique) est, à vrai dire, *bourrée d'erreurs*

---

(1)
El d'autre part fu raconté
Que le roy en chaçant, monté
Estoit sur un corcier cheval ;
Si couroit amont et aval,
Et en courant à fort bruncha,
Que le roi jus en trébucha,
Et en sa jambe fut quassé,
Où il avoit, grant temps passé,
Grant mal eu et maladie,
Qui lors fu com recommancie,
Et i ot' plus mal que devant.
Ses gens qui l'aloient suiant,
De là où il s'estoit blécié.
L'ont ensemble pris et drécié.
A nostre roi, à nostre chief
Avint vers Senliz cest meschief
En une forest renommée
Qui est... * appelée.

Le nom est, paraît-il, resté en blanc dans le manuscrit

(2) Cf. la note A aux Pièces justificatives.

grossières ; elle traduit, dans le langage d'un bourgeois de l'époque, bonhomme et gouailleur, les racontars qui couraient la ville sur les événements du jour.

« Godefroi de Paris, dit de son côté Léon Lacabane, qui fait cependant grand cas de ce chroniqueur, est, je crois, le seul (1) de nos historiens français contemporains qui ait parlé de cet accident. Mais on s'aperçoit aisément que *c'est un simple bruit qu'il tient à constater, plutôt qu'un fait qu'il ait l'intention de garantir* (2). »

M. Lacabane opine que l'on fit courir le bruit d'un

(1) Ce n'est pas, à vrai dire, le seul qui ait signalé le fait, mais il n'en est pas un, de tous ceux qui en ont parlé, qui soit plul digne de foi que Geffroi.

« Outre Geffroi de Paris, Ferreti de Vicence, la chronique de Flandre, la chronique normande du quatorzième siècle, et Jean de Noyal, font mourir Philippe d'un accident de chasse. Leurs récits se contredisent entre eux. Aucune, mais aucune de ces quatre chroniques n'a quelque autorité sur les événements de France à cette date. Elles sont rédigées vers le milieu ou la fin du quatorzième siècle, à l'étranger, ou à l'extrême nord de la France. Les auteurs rapportent ce qu'on racontait de leur temps, dans leur pays, sur la mort de Philippe, ou puisent à des sources troublées. Leurs narrations, d'autant plus longues, d'autant plus détaillées, qu'elles sont de meilleure imagination, ne peuvent un seul instant être placées en regard du récit simple et naturel du moine Guillaume, assistant Philippe dans ses derniers moments, et tenant du confesseur du roi les circonstances de la maladie. » Funck-Brentano, *op. cit.*, pp. 39-40 et notes.

(2) *Dissertations sur l'Histoire de France au quatorzième siècle*, in *Bibliothèque de l'École des Chartes*, t. III, p. 6.

accident de chasse dont aurait été victime Philippe
le Bel, dans le but d'atténuer, surtout à l'étranger,
la mauvaise impression qu'aurait produite l'annonce
d'une fin causée par les remords et le chagrin. Il
remarque, à cet effet, que les chroniques françaises
les plus sûres (1) ne tiennent pas compte de cette
rumeur ; alors que celle-ci était facilement acceptée
par les historiens italiens (2) à la solde ou à la dévotion de la papauté.

Sans nous embarrasser d'une explication pour le
moins superflue, au point de vue spécial où nous
nous plaçons, nous pouvons conclure, sans trop de
présomption, que *ce n'est pas à un accident de
chasse qu'il faut attribuer la mort de Philippe le
Bel.*

Nous avons fait justice, peut-être un peu sommai-
rement, de l'opinion qui attribue la fin du roi au
chagrin (3). Nousy revenons pour dire que l'état de

---

(1) Les Chroniques de Saint-Denis, les Continuateurs de Nau-
gis, J. de Saint-Victor, etc., ne parlent pas de la prétendue
chute de cheval de Philippe le Bel.

(2) Tels que Villani et d'autres.

(3) « Dans ce temps de crédulité et de superstition, sa terreur
n'aurait eu rien de surprenant, surtout au moment où le pape
Clément, compris dans le même anathème, venait de succomber
à une maladie de langueur, dont les médecins n'avaient pu
reconnaître la cause. Philippe ne dut-il pas croire qu'un semblable sort lui était réservé et cette crainte, jointe à tous ses
autres sujets de douleur, n'a-t-elle pas contribué à le conduire
au tombeau ? » LACABANE, *art. cit.*, p. 2.

dépression très réelle qui a précédé l'explosion du mal a bien pu être une cause occasionnelle de celui-ci : les travaux des neurologues modernes sont tous concordants sur l'importance qu'il convient d'attribuer aux traumatismes émotionnels (1).

Mais ce mal qui aurait provoqué la mort du roi, quel est-il ? Nous comprenons l'embarras des médecins de Philippe, et nous sommes loin d'avoir l'assurance de ceux qui tranchent d'autant plus dogmatiquement les problèmes les plus controversés de la pathologie historique, qu'ils sont moins compétents pour en décider (2).

Quels symptômes objectifs avons-nous, qui nous permettent de poser un diagnostic plausible ? Aucun. Et comme signes subjectifs ? de l'anorexie et de la polydipsie.

Par contre, nous apprenons, d'une source qu'on

---

(1) Cf. notamment la *Pathologie des émotions*, de Féré.

(2) « Les chroniqueurs français contemporains de Philippe IV, autres que Guillaume l'Écossais, se contentent d'enregistrer la mort du roi de France, sans ajouter le moindre mot : ce qui est très naturel si Philippe mourut de maladie et ne l'est pas s'il périt de mort violente. Seul, le continuateur de Guillaume de Nangis ajoute que les médecins ne comprirent rien à la maladie du roi. « Ce fut pour eux matière d'étonnement et de « stupeur ». Continuateur de Guillaume de Nangis, tranquillisez-vous : les médecins de Philippe le Bel ne furent ni les premiers ni les derniers qui ne virent goutte à l'état de leur malade. » (Funck-Brentano, *la Mort de Philippe le Bel*, p. 41.) La critique est aisée...

ne suspectera pas (1), que le royal patient n'a pas
éprouvé la moindre sensation douloureuse, ni à
la tête, ni au cœur, ni aux poumons, ni dans les
flancs, ni aucune autre part (2). Au reste, il ne s'alite
que trois jours avant sa mort ; et il meurt dans la
plénitude de sa connaissance.

Deux jours auparavant, il avait mandé auprès de
lui son fils, « qu'il entretint en tête-à-tête pendant
longtemps (3) : » ce qui exclut définitivement l'hypothèse d'une aphasie consécutive à un traumatisme crâ-
nien, à la suite d'une chute de cheval. Pour qui connaît la taciturnité habituelle du roi, un mutisme (4)
durant quelques jours n'a rien, au surplus, qui doive
surprendre.

Que conclure maintenant ?

Philippe le Bel n'est certainement pas mort empoisonné (5) ; il n'a pas davantage succombé à un accident de chasse : il est mort d'une maladie qui reste
à déterminer.

« La maladie qui tua Philippe le Bel, écrit
M. Funck-Brentano, semble être la *fièvre typhoïde.* »
Et il ajoute aussitôt, pour se couvrir : « Tel a, du

(1) Chronique de Guillaume l'Écossais (H. F., XXI, 205).
(2) « Licet, ut ipse dicebat, nullum in capite, corde, visceri-
bus, lateribus, dolorem sentiret, vel alia parte sui... » Chronique citée, note 1.
(3) *Biblioth. de l'Ec. des Chartes*, janvier 1897.
(4) Cf. *Revue du Gâtinais*, 1884, p. 99 et notes.
(5) H. F., t. XXI, p. 537.

moins, été le sentiment des personnes compétentes que nous avons consultées à ce sujet. »

Ces conclusions sont discutables. Nous ne constatons, en effet, chez Philippe le Bel, ni céphalalgie, ni douleur iliaque, ni troubles urinaires, ni élévation de température.

« Au quatorzième siècle, dit encore M. F. Brentano, la médecine ne connaissait pas encore le typhus ; elle ne le connaissait pas davantage au dix-septième. »

Sans doute, il faut attendre jusqu'au médecin Louis, pour que la fièvre typhoïde ait sa place reconnue dans le cadre nosologique ; mais, au moyen âge et peut-être même bien avant l'époque médiévale, on connaissait les symptômes des « fièvres continues », qu'on désignait sous différents noms. Dans son traité de médecine, classique au temps de Philippe le Bel, le *Lilium medicinæ*, Bernard de Gordon notait déjà... le gargouillement iliaque ! Il lui donnait, il est vrai, une valeur pronostique que nous ne lui reconnaissons plus (1).

Si ce n'est pas de fièvre typhoïde que Philippe le Bel était atteint, ce n'est pas davantage d'une pyrexie infectieuse, quelle qu'elle soit, puisque, pendant tout son cours, sa maladie est restée apyrétique.

(1) « Si in ventre audiatur sonus, sicut tonitruum, *mortem significat.* »

Alors ? Tout ce que nous pouvons dire, c'est qu'avec les renseignements imparfaits que nous possédons, nous entendons parler des renseignements d'ordre médical, tel, par exemple, qu'une observation clinique bien prise, il nous est impossible d'étiqueter l'affection à laquelle a succombé le roi Philippe IV. Et nous serions bien près d'être d'accord avec M. Funck-Brentano (1), quand il écrit que « le texte de Guillaume l'Écossais (2) — le seul sérieux, en l'espèce — montre clairement que *Philippe le Bel ne mourut ni de consomption, ni de langueur, ni de remords, ni de chagrin, comme le veulent ceux de nos historiens qui ne le font pas mourir d'un accident de chasse* (3).

(1) *Revue historique*, t. XXVI, p. 456 ; *Revue du Gâtinais*, 1884, et *la Mort de Philippe le Bel*, précitée.

(2) Ceux qui voudront se référer à ce texte, le trouveront, en latin, dans BRACHET. *Pathologie mentale des rois de France*, t. II, pp. 55-58 ; en français, dans FUNCK-BRENTANO (*Revue du Gâtinais, loc. cit.*, pp. 100-114).

(3) M. Ch. Baudon de Mony a publié, dans la *Bibliothèque de l'École des Chartes* (janvier 1897), une lettre missive (provenant des archives d'Aragon), qui n'est autre que le récit circonstancié de la mort et des funérailles de Philippe le Bel, récit fait à Guillaume de Canet, lieutenant de Majorque, par un personnage du nom de G. Baldrich. Celui-ci avait été probablement chargé d'une mission auprès de Philippe IV. Sa relation, concordant avec le texte des meilleurs annalistes, et ayant été écrite sous l'impression même des événements, suffit à en garantir l'authenticité. Il est dit dans ce récit que, le 3 décembre, on plaça le monarque à Saint-Denis, à

Il ne nous paraît pas possible d'arriver à plus de précision dans l'état actuel de nos connaissances historiques.

Le problème reste à l'étude.

PIÈCES JUSTIFICATIVES

A

Dans une *Chronique anonyme*, intitulée *Ancienne Chronique de Flandre*, nous trouvons confirmé le récit de Geoffroi de Paris, ce qui nous ferait accorder à celui-ci tout de même une certaine créance (bien que l'annotateur de ces *Chroniques* déclare que « le récit se retrouve dans d'autres chroniques, notamment dans celle de Geoffroi de Paris », mais « qu'il n'est pas suffisamment justifié). »

Quoi qu'il en soit, voici la version du chroniqueur de Flandre, extraite du *Recueil des historiens de la France*, t. XXII, p. 401 :

côté de son aïeul saint Louis. *Les entrailles et le cœur furent déposés* (4 décembre) *au monastère des sœurs de Poissy*, ainsi que le roi l'avait expressément recommandé. G. Baldrich donne à ce sujet ce détail : au dire de témoins oculaires, *le cœur de Philippe IV était de si petite dimension qu'on pouvait le comparer à celui d'un enfant nouveau-né ou bien à celui d'un oiseau.* » Cf. le Père ANSELME, *Hist. généalogique de la maison de France*, t. 1, p. 90.

Après ce que le roy Phelippe, a la priere de l'evesque d'Albanye, cardinal et légat du Saint-Père, eust accordé les trefves aux Flamens, luy estant à Corbueil, ung jour lui prinst voulenté de aler chacier le chierf; et en ce point qu'il avoit levé ung grand cerf, ainsi que il vey venir acourant le serf vers luy, il tira son espée et fery son cheval des esperons très aigrement. Il cuida tantost férir le chierf de son espée, mais son cheval ainsi point print le frain à bons dens et s'eslancha, et porta le roy encontre un gros arbre par si grant randon que le noble roy, en luy deffaillant sens et povoir, se laissa verser jus du cheval par terre, et fut moult durement bléchié jusques au cœur. Ses gens y accoururent, qu'y moult doucement le prindrent et le relevèrent, et sur une littière, qu'ilz envoièrent hastivement quérir, le portèrent souefvement droit à Corbueil. Il eut plusieurs bons médechins et chirurgiens, mais en la fin ce fut pour néant; car sa douleur agravoit de jour en jour, et enfin fut de tous médichins habandonné. Et quand il fut fort affoibli et il congneu que la mort l'approchoit, il fist ses ordonnances et prist ces derniers sacremens; si voulu mourir à Fontainebliaut. Dieu en aist l'ame. Si tost que le roy Phelippe le Bel fut trespassé, son corps fut richement embalsmé, et puis fut porté à Paris en l'église Saint-Bernard. Et illeg fut fait ung moult riche lit où il fut couchié dessus, tout vestu de roiaulz vestemens, une moult riche couronne sur le chief et le ceptre en la main; et ainsi fut porté en l'église Notre-Dame. Si partirent l'endemain toutes les pourcessions de Paris, et fut porté le corps moult honnourablement parmi la grant rue Saint-Denys; et les plus grands bourgeois de Paris tenoient chascun une torche en leurs mains, jusques au nombre de quatre cens et plus.

Ainsi fut porté le corps ensevelir moult dévotement en l'abbaie de Saint-Denis emprès Paris.

B

Après avint en ce temps, au mois de septembre, que ie beau roy Phelippe ala chacier en la forest de Biere, et eurent sa gent eslevé un sanglier grant et merveilleux, le roy chaça tant que il passa ses gens par force de cheval. Quand le sanglier fut eschauffez, il retourna et courut sur le roy, et le roy le failli périr de l'espie. Le sanglier le ferie de ses dens en la jambe du cheval, dont il se desroia pour la bleceure et geta le roy à terre et demoura un de ses piez en l'estrier, si que le cheval traina moult longuement le roy par les bois, si que il fut moult mehaignez. Et sa gent qui le trouverent le porterent à la Fontaine Bliaut et mourut en l'an de grâce mil CCC et XIV, et fut enterrez en l'abbaie de Barbel, et fut le cinquantiesme roy en France (1).

(1) *Chronique normande*, éd. Molinier, p. 30.

CHARLES LE BEL

Mort, le 1ᵉʳ février 1328, d'un mal de nature inconnue.

———

On n'a aucun renseignement sur la nature de la maladie à laquelle succomba Charles le Bel (1), troisième fils de Philippe le Bel. Tout ce que les annalistes nous apprennent, c'est qu'il s'alita le jour de Noël, et que le dénouement fatal se produisit le 1ᵉʳ février suivant.

Le jour de Noël environ minuit accoucha au lit malade le roy Charles, et la veille de la Chandeleur mourut au bois de Vincennes. Si fu son corps enterré emprès son frère à Saint-Denis, et son cuer (cœur) aux frères prescheurs à Paris. Et ainsi toute la lignée du roy Phelippe le Bel en moins de

(1) Après une discussion très serrée, l'auteur de l'opuscule que nous avons déjà cité, sur *saint Louis, Charles VI, Fernel*, place la naissance de *Charles le Bel* en 1294, au mois de juin. Le lieu de naissance du roi Charles n'est désormais plus contestable : c'est *Creil*, et non *Clermont-de-l'Oise*, comme d'aucuns l'ont à tort prétendu.

treize ans fu deffaillie et amortie, dont ce fut très grand domage (1).

Des sept enfants issus du mariage de Jeanne de Navarre avec Philippe le Bel, trois seulement méritent d'être signalés au point de vue pathologique :

1° Louis X, *le Hutin* (1289-1316), mort à vingt-sept ans, probablement d'une *affection aiguë des voies respiratoires*, contractée à la suite d'un refroidissement, bien que le bruit ait couru qu'il avait été *empoisonné*. Après s'être fort échauffé au jeu de paume, il descendit dans une cave et eut l'imprudence d'y boire du vin très frais :

> . . . . Il avoit
> Joué à un jeu qu'il savoit,
> A la paume. Si s'eschauffa.
> Et son conseil, qui le biffa,
> L'en là mené en une cave.

Il eut donc, vraisemblablement, une fluxion de

(1) *Chronique de Saint-Denis* (éd. Paulin Paris), t. V, p. 303. Le même fait est relaté en ces termes dans *le Continuateur de Nangis* (éd. Géraud, II, 82) : « Hoc eodem anno, in die natalis Domini, circa mediam noctem, regem Franciæ Karolum gravis ægritudo arripuit. Qua diu laborans, in vigilia Purificationis beatæ Mariæ apud nemus Vicenarum prope Parisius exspiravit, relicta regina uxore sua desolata, vidua et pregnante. Cujus corpus, juxta Philippum fratrem suum, more patrum suorum, sepulcris regum Franciæ apud sanctum Dionysium honorifice sepelitur. » Cf. la *Chron. paris. anon.*, éd. Hellot, p. 112, et *Chronographia regum francorum*, éd. Moranvillé, I, 291.

poitrine ou une pneumonie. Mais il aurait succombé à une fièvre violente, d'après Guillaume de Nangis (1), ou à un « flux de ventre », s'il faut s'en rapporter à Robert Gaguin. A qui entendre ?

2° PHILIPPE V, *le Long* (1294-1322), dit encore *le Saige* ou *le Borgne* (2), fut atteint de dysenterie et de fièvre quarte, que ne parvinrent pas à soulager ses médecins (3), et qui le tint pendant près de six mois dans un état de langueur continuel : il était arrivé à ne plus avoir que la peau et les os. Il s'agit, peut-on présumer, d'une entérite tuberculeuse, ayant à la longue déterminé cette cachexie dont parlent les chroniqueurs du temps (4).

3° CHARLES IV, *le Bel*, dont nous venons de parler.

(1) *Chronique latine* de G. de NANGIS, t. I, p. 426, éd. Géraud.
(2) *Chronographia*, éd. Moranvillé, I, 255.
(3) Il avait pour médecins Pierre de Capiscaine, Geoffroy de Courvot, etc. Il mourut à vingt-huit ans, bien qu'on lui eût apporté à baiser le bois de la vraie croix, un clou provenant de la crucifixion du Christ et un bras de saint Simon. L'hagiothérapie est une méthode thérapeutique qui compte des insuccès, comme les autres.
(4) *Chronographia cit.* et aussi *Continuateur de Nangis*, éd. Géraud, II, 37.

CHARLES DE VALOIS

Mort, le 16 décembre 1325, d'une *lésion cérébrale*.

———

Charles, comte de Valois, frère de Philippe le
Bel et père de Philippe de Valois, peut être consi-
déré comme la tige de la *branche des Valois*, qui a
fourni plusieurs rois à la France.

On a peu de renseignements sur l'état pathologique de *Charles de Valois*. Les historiens signa-
lent qu'en 1305, à Lyon, lors des fêtes données à
l'occasion du couronnement du pape Clément V, il
fut « grièvement mais non mortellement » blessé (1)
par l'écroulement d'une muraille.

Quelques années après cet accident, il éprouve
un premier accès de goutte (2) ; il dirige néanmoins
l'expédition de Guyenne et s'empare de la ville de
la Réole, en 1324.

(1) H. F., XXI, 26 (*Continuatio chronici Girardi de Frachelo*).
(2) H. F., XXI, 686 (*Cont. de Jean de S.-Victor*).

Le 26 mai 1325 (1), à l'âge de cinquante-cinq ans, survient une paralysie des membres inférieurs, à la suite d'un épanchement dans le cerveau, et Charles de Valois succombe à cette lésion cérébrale (2), ou à une maladie intercurrente, fébrile (3), impossible à caractériser, dans l'état actuel de nos connaissances sur la symptomatologie de cette affection, au mois de décembre de la même année (1325), la semaine avant Noël (4).

Particularité à signaler, et qui a échappé à la plupart des historiens : quand la maladie de Charles de Valois s'aggrave, il revient tout à fait sur le compte d'Enguerrand de Marigny, qu'il avait fait mettre à mort contre toute justice. On a voulu voir dans l'acte de repentir de Charles de Valois « la marque d'une humilité tardive ». Si on avait observé (comme l'a remarqué, avec son sens critique si avisé, un des hommes les plus attentifs aux problèmes de psychologie morbide) que les scrupules de Charles de Valois n'ont apparu que *postérieurement à l'explosion de son affection céré-*

----

(1) Hellot, *Chronique anonyme*, p. 101 (année 1325).

(2) *Continuateur de Nangis*, éd. Géraud, t. II, p. 65.

(3) En faveur de cette hypothèse, nous n'avons que ce passage de la *Chronographia regum Francorum*, éd. Moranvillé, I, 175 : « Et post modicum tempus, Karolus, comes Valesii, avunculus regis, *quadam febre* ipsum arripiente, mortuus est ac sepultus in collegio Predicatorum Parisius... »

(4) Hellot, *Chron. an., loc. cit.*

brale (1), on aurait vu que cette manifestation inexplicable de sympathie du persécuteur pour sa victime était liée à un état morbide. L'inversion du caractère est, en effet, un signe clinique banal et l'un des stigmates psychiques des lésions cérébrales en foyer (2).

Ainsi la médecine vient au secours de l'histoire, dans un cas dont l'explication ne laisse pas d'avoir donné quelque embarras aux profanes.

(1) *Continuateur de Nangis* et *C. de Jean de Saint-Victor*, loc. cit.

(2) Cf. la thèse du docteur FERRIÈRE, *De l'État mental des apoplectiques*, 1889 ; LWOF, *Troubles intellectuels dans les lésions circonscrites du cerveau*, 1890, etc.

PHILIPPE VI, DE VALOIS

Mort, le 22 août 1350, d'une maladie indéterminée.

Des historiens modernes, entre autres Michelet et
Henri Martin, ont attribué la mort de ce roi à des
excès génésiques. Cette opinion prend appui sur tel
passage d'un chroniqueur italien (1), qui, mal ou
plutôt incomplètement lu et traduit, a pu donner lieu
à cette fausse interprétation. Si Philippe VI a abusé
des plaisirs (2), il n'est pas autrement prouvé que cet
abus ait déterminé chez lui un épuisement qui ait
été la cause directe de sa perte.

(1) Matteo Villani, éd. Dragomani, t. I, cité par Brachet, *op.
cit.*, II, pp. 68 et suiv.

(2) Le roi jouissait d'une excellente santé, et il est probable
qu'il eût fait attendre longtemps son successeur, s'il ne se fût
avisé d'épouser, à cinquante-sept ans, sa cousine Blanche
d'Évreux, qui n'en avait que dix-sept, et qui passait (au dire de
Brantôme) pour la plus belle princesse de son temps. Il l'aima
tellement que, moins d'un an après, il reposait dans les caveaux de Saint-Denis (Alf. Franklin, *les Médecins*, pp. 56-57.)

A s'en rapporter à l'auteur qui nous a fait connaître ses débordements, Philippe de Valois aurait succombé à une maladie dont la nature exacte reste à connaître.

Il était âgé de cinquante-sept ans au moment de sa mort.

Si l'on peut soutenir que l'incontinence ait pu préparer le terrain à ce mal inconnu, on ne saurait admettre, comme certains n'ont pas craint de l'affirmer, que le roi, qui fit à ses deux fils à son lit de mort de si lucides recommandations (1), se soit éteint dans le ramollissement cérébral ou dans le gâtisme. Il y a là une contradiction qu'il suffit de signaler, pour montrer combien peu acceptable est une pareille hypothèse (2).

(1) *Continuateur de Nangis*, éd. Géraud, t. II, p. 221.

(2) Philippe VI était mort à l'abbaye de Coulombes, près de Dreux, le 22 août 1350. Le « cirurgien » Remon du Noc procéda à l'embaumement du roi (Bibl. Nat., ms latin 9015, n° 43, publié par M. Maurice JUSSELIN, archiviste paléographe) entre le 22 et le 26 ; car, à cette dernière date, le corps du monarque fut apporté à Notre-Dame de Paris. Ses obsèques eurent lieu le samedi 28. Philippe VI fut inhumé à Saint-Denis ; ses entrailles furent portées aux Jacobins, à Paris, et son cœur à Bourgfontaine-en-Valois (V. la *Chronique de Jean le Bel*, éd. Jules VIARD et Eug. DEPREZ, Société de l'Hist. de France, t. II ; Paris, 1905, in-8, p. 185 note 3).

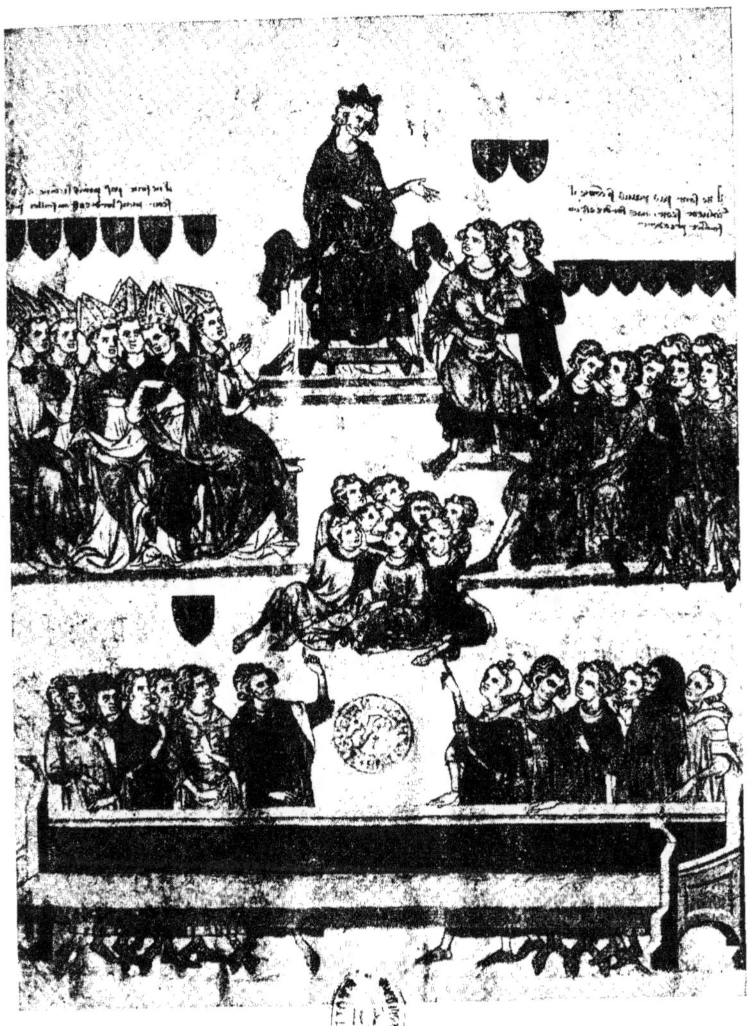

PHILIPPE VI, DE VALOIS, PRÉSIDANT UNE SÉANCE DE LA COUR DE PARIS

(Bibliothèque nationale, manuscrits français, 18437, f. 2.)

JEANNE DE BOURGOGNE

Morte, le 12 décembre 1349, de la *peste* (1).

———

La femme de Philippe VI serait un beau sujet d'étude pour un médecin aliéniste.

Son ascendance suffirait à donner la clé de son état morbide. N'est-elle pas la petite-fille de cet Hugues IV, un faible d'esprit (2), dont le grand-père avait eu, lui aussi, une fin misérable, « mente alienatus », au dire du chroniqueur Mathieu de Paris (3) ? N'est-elle pas la fille de cette Agnès de France, qui eut un frère fou ?

Elle est aussi la sœur de cette fameuse Marguerite de Bourgogne, femme de Louis le Hutin, qui n'a pas

(1) C'est également à cette épidémie que succomba Bonne de Luxembourg, la première femme de Jean le Bon.

(2) E. Petit, *Hist. des ducs de Bourgogne de la race capélienne*, 1894, t. V.

(3) Matthoei Parisiensis, *Chronica majora*, éd. Luard, t. II, p. 387.

usurpé, tant s'en faut, sa réputation de salacité sexuelle (1).

Elle-même n'est pas à l'abri de tout reproche (2) sous ce rapport. Signalons, à ce propos, une particularité qui permettra de tirer certaines inductions : cette reine passionnée était boiteuse de naissance.

Jeanne de Bourgogne fut une des victimes de la terrible épidémie de peste à bubons (3), qui sévit sur l'Europe vers la fin de la première moitié du quatorzième siècle (4).

(1) *Continuateur de Nangis*, éd. Géraud, I, 404 ; et *Chroniq. de Saint-Denys*, éd. P. Paris, t. V, p. 220. (Cf. *Recherches historiques sur l'origine du pape Jean XXII*, par BERTRANDY, p. 13.)

(2) P. COCHON, *Chronique normande*, éd. Beaurepaire.

(3) Cf. *Chronographia regum francorum*, éd. Moranvillé, t. II ; *Chronique des quatre premiers Valois*, éd. S. Luce ; PIERRE COCHON, *op. cit.*, etc.

(4) V. sur cette épidémie : NICAISE, *Guy de Chauliac*, p. 167 ; LITTRÉ, *Médecine et Médecins* ; OZANAM, ANGLADA, etc.

JEAN II, DIT LE BON

Mort, le 8 avril 1364, de *traumatisme*.

———

Tous les enfants de Philippe VI et de Jeanne de
Bourgogne, à l'exception de Jean le Bon, étant morts
en bas âge ou sans descendance légitime, Jean continua seul la postérité de son père.

A seize ans, il fut atteint d'une affection bizarre,
qui mit ses jours en danger (1). Cette maladie, à
marche aiguë, dura deux semaines et fut caractérisée par l'apparition quotidienne sur les membres
de grosseurs ou saillies dures, de couleur brunâtre
ou livide, se terminant par résolution, par conséquent
n'aboutissant ni à la suppuration, ni à la chronicité,
ce qui exclut l'idée d'une adénite ou d'une tumeur
squirrheuse (cancer, par exemple).

Brachet (2) croit qu'il s'agissait de ce qu'on nomme

(1) Cf. *Continuateur de Nangis*.
(2) *Op. cit.*, t. I, p. 236.

aujourd'hui *l'érythème noueux des rhumatisants*, qui est le lot des arthritiques strumeux. C'est ce que Bazin nommait *l'érythème induré scrofuleux* (1).

Les médecins, mandés par le duc, jugèrent l'affection grave ; elle avait un aspect inquiétant, et le royal patient était déjà épuisé par des excès précoces (marié dès l'âge de treize ans, il avait eu un premier enfant à quinze ans !). A ce sujet, nous ne devons pas omettre de noter que, d'après des recherches relativement récentes (2), la blennorrhagie, qu'on sait être aujourd'hui une maladie générale à manifestations locales, entre en ligne de compte dans la pathogénie de l'érythème noueux. La précocité sexuelle du jeune roi autorise bien des soupçons.

En dépit de l'opposition de ses conseillers, qui l'engageaient à veiller un peu plus sur sa santé, Jean le Bon se rendit à Londres, fidèle, disait-il, à la foi jurée, mais, au dire de maints chroniqueurs (3), pour y jouer, *causa joci* : un jeu dangereux, puisque, après deux mois d'une vie de dissipation et de « récréations... en diners, en soupers, *et en aultres manières* (4) », il tombait cette fois sérieusement malade.

(1) BAZIN, *Affections cutanées d'origine arthritique et dartreuse*, p. 137.

(2) *Société de médecine interne de Berlin*, séance du 10 décembre 1894 : communication du professeur Litten.

(3) *Continuateur de Nangis*, éd. Géraud, t. II, p. 333.

(4) FROISSART, éd. S. Luce, t. VI, p. 392.

Sa mort fut-elle la terminaison de cette maladie, il est malaisé de l'affirmer. Plusieurs opinions ont, en effet, été émises à cet égard.

Tandis que les uns (1) se prononcent en faveur d'une affection grave (*gravi morbo correptus*), d'autres parlent de mort subite par apoplexie (2) ; d'autres enfin, et ceci mérite de nous arrêter davantage, prétendent que Jean le Bon aurait succombé à un coup de dague, que lui aurait porté un seigneur, après une partie d'échecs (3).

De toutes, cette version est la plus probable.

(1) WALSINGHAM, *Hist. Anglicana*, éd. Riley ; Londres, 1863 t. I, p. 299.

(2) MARTÈNE, *Amplissima collectio*, t. V, p. 287 (Chronique de Zantfliet).

(3) ZANTFLIET, *op. cit.*, et P. COCHON, *Chronique normande*, p. 107.

CHARLES V

Mort, le 16 septembre 1380, d'une *lésion aortique*,
d'origine goutteuse.

———

De sa première femme, Bonne de Luxembourg,
Jean le Bon a eu neuf enfants :

1° *Louis, duc d'Anjou*, qui mourra d'une *angine
phlegmoneuse* (1), le 3 octobre 1384 ;

2° *Jean, duc de Berry*, goutteux (2), dont on
ignore la cause de mort ;

3° *Philippe, duc de Bourgogne*, mort le 27 avril
1404 (3);

4° *Jeanne de Navarre*, qu'on dit, à tort, avoir été
empoisonnée et qui mourut subitement dans son bain,
à la suite d'une syncope, « faiblesse de cœur (4) »,
en 1416 ;

(1) BRACHET, II, 117.
(2) *Religieux de Saint-Denis*, t. V, p. 68.
(3) PETIT DE VAUSSE, *Itinéraire des ducs de Bourgogne*.
(4) SECOUSSE, *Mém. sur Charles le Mauvais*, 1755, t. II, p. 388.
(Cf. la pièce justificative A.)

5° *Isabelle de France*, qui épousa le duc de Milan, Galéas Visconti (1) ;

6° *Charles V* (2), qui continua sur le trône de France la dynastie des Valois. Marié à treize ans, il ne devint roi que quatorze ans plus tard.

Nous avons discuté ailleurs (3) l'hypothèse de l'empoisonnement de ce roi par ses frères, et notamment par Charles le Mauvais. Disons seulement, à cette place, que Charles V présentait une fistule au bras gauche, probablement consécutive à une *ostéopériostite de l'humérus*, de nature typhoïdique. Il eut de la chute des cheveux et des ongles qui nous semblent confirmer ce diagnostic.

Cet état du bras gauche (4) a été attribué, par des

(1) Durieu, *Gascons en Italie*, p. 64.

(2) Les trois autres enfants issus du premier mariage de Jean le Bon sont trois filles : une, morte en bas âge, *Agnès* ; une autre, morte en religion, à Poissy, *Marguerite* ; et enfin, *Marie de France*, morte en 1404, épouse de Robert Ier, duc de Bar.

(3) *Poisons et Sortilèges*, t. I.

(4) Le roi présentait, en outre, une déformation articulaire et une impotence chronique de la main droite ; des incisions furent pratiquées entre les doigts pour diminuer l'œdème. Il éprouvait une sensation chronique de froid dans la même main, quelle que fût la saison. La motilité était abolie pour les actes qui exigent un notable effort musculaire ; elle était conservée pour les actes à faible effort : écriture, port d'objets légers. On a encore noté, chez Charles V, de la dyspepsie flatulente, qui s'observe fréquemment chez les goutteux, de la gravelle, un état fébrile chronique. Les médications antigoutteuses, analgésiques et hypnotiques, ordonnées au roi par ses médecins, confirment

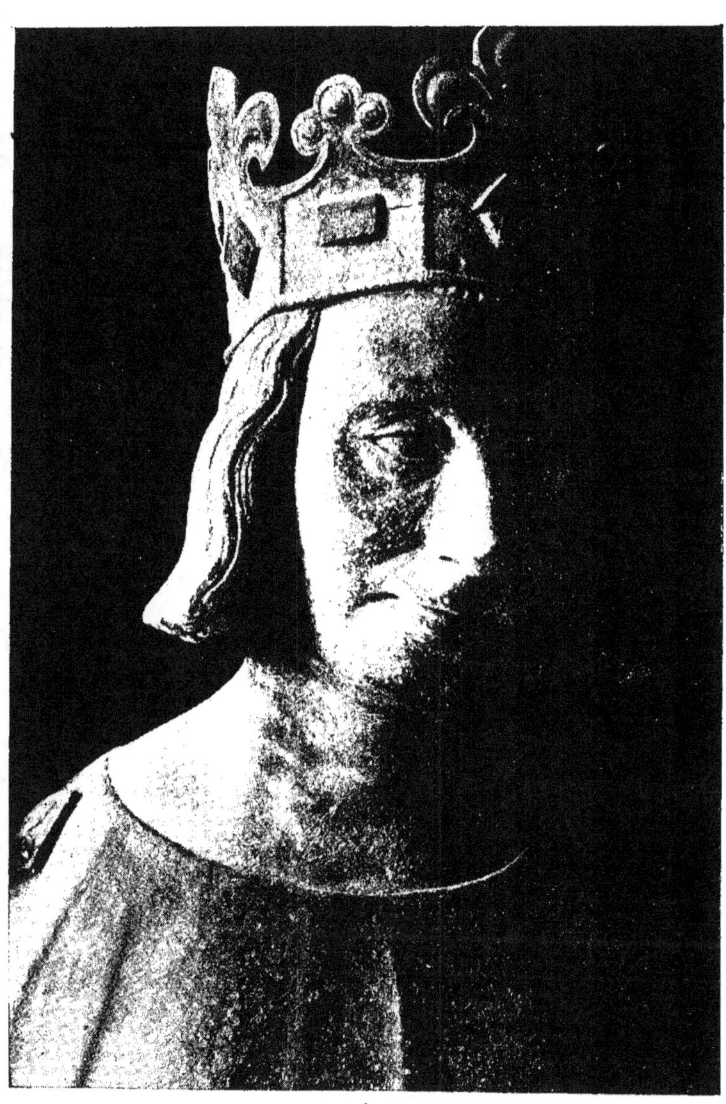

CHARLES V

(Détail d'un monument en pierre provenant de l'église des Célestins: art
français du XIVᵉ siècle, *Musée du Louvre*.)

critiques étrangers aux méthodes de la médecine, soit à un cautère — c'était prendre, comme on l'a dit, une lésion pour une arme thérapeutique — soit à une intoxication par l'arsenic (1).

N'oublions pas que Charles V était fils de rhumatisant, arrière-petit-fils de goutteux ; que son oncle était mort de cachexie goutteuse ; que l'un de ses frères, sinon deux, avait également subi les atteintes de la même diathèse.

Le dimanche 16 septembre 1380, à la suite d'une série d'attaques de goutte, le roi succombait, après

le diagnostic de goutte, qui est indiscutable. (Cf. BRACHET, *op. cit.*)

(1) « Ce prince (Charles V) avait, dans sa jeunesse, été empoisonné par Charles le Mauvais. L'activité du poison lui avait fait tomber les ongles et les cheveux ; longtemps ses jours avaient été menacés ; il n'avait dû sa guérison qu'aux soins assidus d'un médecin de l'empereur Charles IV, qui avait conseillé un cautère au bras et prescrit le régime à suivre, en annonçant que, quand le cautère cesserait de couler, sa vie serait en danger, et qu'il mourrait peu de temps après. Ce fut en 1380 que Charles s'aperçut de cette suppression, triste présage de sa fin. » BERTHEVIN, *Recherches historiques sur les derniers jours des rois de France* ; Paris, 1825, p. 29. Henri Martin, Sismondi, etc., ont réédité l'erreur commune. Déjà, au quinzième siècle, le chroniqueur Zantfliet attribuait à un empoisonnement, commis par les frères de Charles V, l'état du bras gauche du roi, celui de sa main droite, son hydropisie, ainsi que son état cachectique. Froissart ne craint pas, lui aussi, d'attribuer l'ostéo-périostite du bras gauche à un empoisonnement du roi, en 1357, par Charles le Mauvais. Moreau (de Tours) et Bird, en Allemagne, ont suivi cette fausse piste.

une crise de 60 heures, marquée par un état persis-
tant d'orthopnée ; des phénomènes asphyxiques ; de
l'hydropisie, pour laquelle il fut ait au malade une
double ponction latérale ; du délire ; *des douleurs
terribles, avec angoisse cardiaque* (le malade poussait des cris dont toute la maison retentissait) ; le
facies hippocratique et de l'hyperesthésie des téguments (1).

On a sous les yeux le tableau symptomatique de
l'angine de poitrine coronarienne, telle qu'on l'observe dans une lésion de l'aorte — et ce diagnostic
n'est pas en désaccord avec ce que nous venons de
faire connaître des antécédents goutteux du père de
Charles VI (2).

(1) V. la *Relation anonyme de la mort de Charles V*, par HAU-
RÉAU (*Notices et Extraits des Mss de la Bibliothèque Nationale*,
1886, t. XXXI, 2ᵉ partie, p. 5). Cf. la *Revue des questions historiques*, t. XXV (1879), pp. 433 et suiv.

(2) Aux funérailles de Charles V, les écoliers de l'Université
causèrent du trouble, parce que le recteur voulait marcher à
côté de l'évêque de Paris qui conduisait son clergé. Pour éviter
à l'avenir un pareil scandale, le recteur de l'Université se tient
à la gauche du doyen de l'église de Paris. Le grand aumônier
et le maître de l'oratoire ont également leurs places et vont
devant les aumôniers ordinaires ; ces derniers vont suivant
leur rang, avec les évêques, s'ils sont prélats, avec les abbés,
s'ils sont pourvus de quelque abbaye. (LEGRAND D'AUSSY, *loc.,
cit.*)

PIÈCES JUSTIFICATIVES

A

MORT DE JEANNE DE NAVARRE

Quant est de la mort de madame la royne de Navarre (que Dieu absoille) dont le dit Pierre a été interrogié par MM. du conseil disans que elle fu empoissonnée, dist ledit Pierre que quant elle mouru il étoit à Bernay, et ne fut onques si troublé, si esmerveillié ne si dolent de mort de personne, comme il fu de la siene et ne tient pas qu'elle mourust de poisons : car on tenoit à Evreux où elle mouru, que ce avoit esté parce que elle avoit estée mal gardée en son baing auquelle elle mourut ; et le scevent Madame de Foix, la dame de Saquainville, et Katherine de Bautellu, Margot de Germonville, et autres femmes estant pour lors avecques lui ; et si peut être sceu par Simon le Lombart, apothicaire d'Evreux qui l'eviscera et vit tout ce qu'elle avoit dedans le corps. Et aussi est-il tout certain que tantost après la mort d'elle, furent assemblez au chastel d'Evreux l'evesque d'Avranches, madame de Foix, madame de Saquainville, et plusieurs du conseil du dit roi de Navarre, toutes les damoiselles et femmes de chambre, et furent prises les femmes par serment que elles diroient la vérité. Si fu récité tout au long par la bouche de Margot de Germonville tout le procès et la manière de la mort, et par ce fut trouvé qu'elle étoit morte de faiblesse de cuer et à ce s'accordèrent toutes les autres femmes (1).

(1) Secousse, *loc. cit.*

CHARLES VI

Mort, le 21 octobre 1422, d'accès répétés de *manie aiguë*.

Charles VI succède à son père le 16 septembre 1380. Il est sacré et couronné à Reims le 4 novembre (et non le 25 octobre) (1). Il meurt le 21 octobre 1422.

Sa première maladie date de 1392 ; au mois d'avril de cette année (1392), avait eu lieu une entrevue entre Charles VI et le roi d'Angleterre à Amiens. C'est là que Charles fut pris, selon l'expression de Froissart, de « fièvre et chaulde maladie (2) ».

Qu'entendait-on par *chaude maladie* au quinzième siècle ? Dans l'*Histoire* de Robert Gaguin (3) se lit ce passage :

« Nam comitialis morbo cùm interdum premeretur », qui est ainsi traduit (dans une traduction

(1) PEIGNOT, *Abrégé de l'Hist. de France*, p. 112.
(2) FROISSART, édition Kervyn, XIV, 389.
(3) Cité par BRACHET, II, 214.

française de 1498); « Car comme auculnes foys il fut persécuté de *chaulde malladie...* »

La « chaude maladie » ne serait-elle pas, dans ce cas, ce que nous nommons aujourd'hui le *mal comitial, l'épilepsie* ? Voici la confirmation de notre hypothèse. Dans le *De Proprietatibus rerum*, au chapitre qui traite des vertus de la pierre d'aigle (*aétite*), nous relevons cette phrase :

« Hic etiam lapis (aetites) *caducorum* prohibet casum » ; ce qu'en 1375 le médecin Corbichon traduisait : « L'ethice vault moult contre le chaud mal », et ce que nous interpréterions actuellement de la sorte : la pierre d'aigle est souveraine contre le *mal caduc*. Or, le *mal caduc*, qu'est-ce autre chose que l'épilepsie ? Donc, la « chaulde maladie » de Froissart ne saurait être que le *morbus sacer*, le *mal sacré*, le *haut mal*.

On nous objectera que cette première maladie du roi fut « tant angoisseuse qu'il en perdit les ongles et les cheveux (1) », et on en tirera l'induction que ce pouvait être une fièvre typhoïde à forme convulsive, une fièvre ataxo-adynamique (2).

L'alopécie et l'onyxis s'observent, en effet, dans les fièvres éruptives, et non pas seulement dans la

---

(1) Plaidoyer de Jean Petit (MONSTRELET, I, 227, édition Doüet d'Arcq), cité par BRACHET, II, 215.

(2) C'est l'opinion de Brachet, que nous ne croyons pas devoir adopter.

fièvre typhoïde, mais dans la rougeole et la scarlatine ; or, si le roi avait présenté une éruption, les
historiens du temps n'auraient pas manqué de la
signaler.

D'autre part, nous écartons l'idée d'une fièvre
typhoïde, parce que le roi fut très rapidement sur
pied, et se remit bientôt à chasser comme auparavant.

Au surplus, le voyage d'Amiens avait eu lieu en
avril ; à l'Ascension, « retourna le roy de France à
Paris en bon point et en bon estat » : la convalescence d'une fièvre continue aurait été beaucoup plus
longue.

Reste à expliquer la chute des ongles et des cheveux.

Mais ce symptôme implique-t-il autre chose qu'un
trouble de la nutrition ; et chez une personne de
souche arthritique, comme l'était Charles VI, est-ce
un phénomène si exceptionnel ? Dans l'épilepsie
même, ce signe ne s'observe-t-il pas ?

Nous nous appesantirons moins sur les autres
maladies de Charles VI, puisqu'elles se résument
toutes dans une seule, la folie, dont nous parlerons
plus longuement ailleurs (1).

La première manifestation des troubles psychi-

(1) Disons, en attendant, que le sujet a été étudié par CHEREAU
(*Union médicale*, 1er juin 1862) et, plus récemment, par SALTEL,
la Folie du roi Charles VI : thèse de Toulouse, 1907.

ques chez le roi doit être cependant précisée : elle eut lieu du 1ᵉʳ au 5 août 1392 (1). Le 5, éclatait le premier accès de manie aiguë. L'affection dura trente ans et se termina par la mort, le 21 octobre 1422 (2).

On ne possède pas le rapport d'autopsie, ce qui eut peut-être permis de diagnostiquer la maladie finale ; tout ce que nous apprend un chroniqueur de l'époque (3), c'est qu' « il avoit le cuer (cœur) et le foye net », notion, en vérité, bien insuffisante pour asseoir une opinion ferme.

PIÈCES JUSTIFICATIVES

A

COMMENT CHARLES VI, ROI DE FRANCE, FUT PORTÉ A SAINT-DENIS

... Et étoit le corps sur une litière moult notablement,

(1) *Religieux de Saint-Denis*, t. II, 19 ; et MONSTRELET, I, 227, édition Doüet d'Arcq.

(2) « Item, le XXIᵉ jour du moys d'octobre, vigille de XIᵐ Vierges, trespassa de ce siècle le bon roy Charles, qui plus longuement regna que nul roy chrestien dont on eust memoire, car il regna roy de France XLIII ans... » *Journal d'un bourgeois de Paris*, édition Tuetey ; Paris, Champion, 1881, p. 177. Il s'éteignit dans le plus triste abandon (note 1, *loc. cit.*). Pour la cérémonie des obsèques cf. LEBER, *Collection des meilleurs Dissertations et Traités relatifs à l'Histoire de France*, t. XIX, pp. 209 et 238.)

(3) *Chronique de Monstrelet*, édition Doüet, t. VI, 324.

par dessus laquelle avoit un pavillon de drap d'or à un champ
vermeil d'azur semé de fleurs de lys d'or ; et par-dessus le
corps avoit une pourtraicture faite à la semblance du roi,
portant couronne d'or et de pierres précieuses moult riches,
tenant en ses mains deux écus, l'un d'or et l'autre d'argent ;
et avoit en ses gands blancs et anneaux moult bien garnis
de pierres, et étoit icelle figure vêtue d'un drap d'or à un
champ vermeil, à justes manches et un mantel pareil fourré
d'hermine ; et si avoit unes chausses noires et un solers de
velour-d'azur semés de fleurs de lys d'or.

Et en tel état, comme dit est, fut porté en grand'révérence
jusque dans l'église Notre-Dame de Paris, dedans laquelle
chanta la messe pour ledit défunt le patriarche de Constan-
tinople. Après laquelle et l'office achevé moult honorablement, fut le dit roi porté à Saint-Denis ; et le portèrent les
gens de son écuyerie jusqu'à une croix qui est en mi-chemin
de Paris et Saint-Denis. A laquelle croix le chargèrent les
mesureurs et porteurs de sel à Paris, chacun une fleur de
de lys à la poitrine ; et le portèrent jusqu'à une croix auprès
Saint-Denis, jusqu'à laquelle vinrent à l'encontre de lui
l'abbé du dit lieu de Saint-Denis et ses religieux, et tout le
clergé de la ville en procession, avec les bourgeois et le
peuple, qui avoient grand'foison de torches et luminaires.
Et de là, en chantant et recommandant son âme à Dieu, fut
porté jusqu'à l'église Saint-Denis (1).

(1) Chroniques d'Enguerrand de Monstrelet (*Panthéon littéraire*,
édition J.-A.C. Buchon ; Paris, 1836), livr. I, p. 534.

CHARLES VII

Mort, le 22 juillet 1461, de *cachexie tuberculeuse*.

Des douze enfants (1) que Charles VI eut, de son
union avec Isabeau de Bavière, quatre succombèrent en bas âge : un, le jour où il vint au monde
(Philippe) (2); un autre, l'année de sa naissance

(1) Voici la descendance de Charles VI et d'Isabeau : 1° *Charles*,
né le 25 septembre 1386, mort le 28 décembre suivant; 2° *Jeanne*,
née le 14 juin 1388, morte en 1390; 3° *Isabelle*, née le 9 novembre 1389, morte le 13 septembre 1409; 4° *Jeanne*, née le 24 janvier 1391; 5° Charles, né le 6 février 1392, mort le 13 janvier 1401;
6° *Marie*, née en juillet ou août 1393; 7° *Michelle*, née le 12 janvier 1395; 8° *Louis*, né le 22 janvier 1397; 9° *Jean*, né le 31 août 1398;
10° *Catherine*, née le 22 octobre 1401; 11° *Charles*; 12° *Philippe*, né
le 10 novembre 1407, mort le même jour. (V. *Notes sur l'état
civil des princes et princesses, nés de Charles VI et d'Isabeau de
Bavière*, par M. Vallet de Viriville, in *Bibliothèque de l'École
des Chartes*, t. XIX, pp. 473-482.)

(2) « La naissance de cet enfant marqua, pour Isabeau de
Bavière, le terme de la période maternelle. Pour elle, la saison
des passions galantes ne tarda point à se clore également, par
un arrêt de la nature ou de la Providence. » Vallet de Viriville,
Hist. de Charles VII, I, 34.

(Charles de France, dauphin de Vincennes) ; un troisième enfant, une fille (Jeanne), à l'âge de deux ans ; un garçon (Charles de France, duc de Guienne), âgé de huit ans. Le futur Charles VII était né le cinquième (le 22 février 1403).

On a élevé des doutes sur la légitimité de la naissance (1) de Charles VII. On n'a pas oublié la scène de l'entrevue de Jeanne d'Arc avec le prince, où la vierge lorraine lui dit ces paroles, dont le sens a pu paraître mystérieux : « Je te dis de la part de Messire que tu es vray héritier de France et *fils du roy* (2). »

Si, d'autre part, on se reporte au mois de la conception du cinquième enfant d'Isabeau de Bavière, c'est-à-dire au mois de mai 1402, on ne peut se défendre de certaines réflexions.

En ce mois de mai (1402), quelques jours avant la

---

(1) « Le XXV° jour du moys de septembre audit an MCCCC XXXV mourut en l'hostel du Roy près Sainct Pol à Paris Mme Ysabeau de Bavière reyne de France. Le corps de la quelle dame fut mis en une nacelle sur la rivière de Seine en petite solennité... Ce fut une grande honte aux Angloys qui l'avoient en leurs mains de laisser en cest estat conduyre le corps de ladicte dame... Et qui plus est disoient à ladicte Royne que ledit Roy Charles son filz *estoit illégitime* et n'estoit point filz dudit Roy Charles. » Nicolle GILLES, *op. cit.*, f° XCII.

(2) « ... Carolum regem ejus filium incesto (Louis, duc d'Orléans) concubitu natum, Anglus diffamabat. » R. GAGUIN, *Annales*, lib. X, sub. ann. 1435.

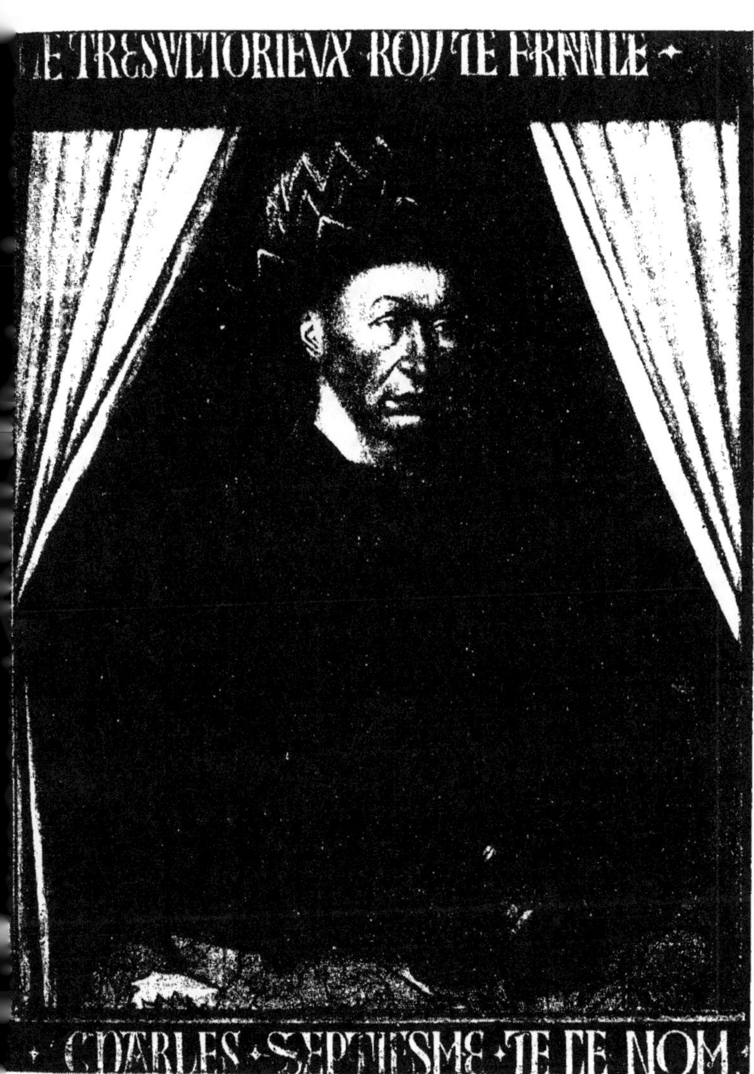

CHARLES VII

(D'après la peinture de Jean Fouquet, *Musée du Louvre*.)

Pentecôte (qui tomba cette année-là le 14 mai), Charles VI éprouvait un accès de folie (1). Le samedi après la Pentecôte (20 mai), Charles était encore dans sa crise, quand parut un édit du duc d'Orléans pour la levée d'une imposition générale.

Ce n'est que dans les premiers jours de juin que le roi recouvra la raison (2). Il éprouva une rechute au milieu du mois de juillet, se remit le 1ᵉʳ octobre, pour retomber le 3. Au commencement de février, il était rétabli.

Si nous ouvrons les comptes de l'année 1402, nous voyons que la reine séjourne au mois de mai à l'hôtel Saint-Paul, résidence de Charles VI. Le 14, elle dîne au palais, soupe et *couche à Saint-Ouen* ; les 21 et 28 mai, elle est de nouveau à l'hôtel Saint-Paul, où elle reste pendant la plus grande partie de l'année, sauf quelques séjours à la Porte-Barbette. Ces dates peuvent jeter quelque lumière sur la question (3).

Dans les cours étrangères, on était fixé, d'ailleurs, à cet égard (4). Il y a telle dépêche, dans les archi-

(1) *Religieux de Saint-Denis*, t. I, p. 28 ; JOUVENEL des URSINS, p. 417, cités dans la *Revue des questions historiques*, t. IX, 1870, p. 350.

(2) *Religieux de Saint-Denis, loc. cit.*, pp. 28 et 34 ; JOUVENEL DES URSINS, p. 147.

(3) *Revue des quest. hist., loc. cit.*

(4) *Annales mediolanenses*, MURATORI, XVI, col. 799, *in* BRACHET, *op. cit.*, III, 158.

ves de Milan (1), qui est suffisamment explicite.

Charles VI, faisant le plus souvent lit à part (2), ne prenait guère souci des infidélités de sa peu chaste épouse, la superstitieuse (3) Isabeau.

(1) BRACHET, *op. cit.*, I, 309.

(2) « Comme on craignait fort qu'en raison de sa maladie il ne se portât à quelque violence contre la personne de la reine, on ne le laissait point coucher avec elle. Mais on lui avait donné pour concubine une jeune personne, belle, gracieuse et charmante, qui était fille d'un marchand de chevaux. Cela s'était fait du consentement de la reine : ce qui semblait fort étrange. Mais quand elle songeait aux maux qui la menaçaient, ainsi qu'aux violences et aux mauvais traitements qu'elle avait déjà endurés avec le roi, la pensée qu'entre deux inconvénients il vaut mieux choisir le moindre, faisait qu'elle se résignait à ce sacrifice. La jeune fille fut amplement dédommagée de son dévouement. On lui donna deux beaux manoirs avec toutes leurs dépendances, situés l'un à Créteil et l'autre à Bagnolet. Elle était généralement et publiquement désignée sous le nom de *la petite reine*. Elle resta longtemps avec le roi et eut de lui une fille. » *Religieux de Saint-Denis*, traduction Bellaguet, t. VI, p. 487. Le roi déserta pendant des mois, peut-être même pendant des années, le lit conjugal. Jouvenel des Ursins, à la date du 9 mars 1408, signale comme un événement que « cette nuit, le roy alla coucher avec la reyne, et disoit-on qu'à cause de ce il avoit esté plus malade qu'il n'avoit esté dix ans auparavant... » JOUVENEL DES URSINS, édition Buchon, p. 438, col. I.

(3) Cf. *Comptes d'Isabeau de Bavière*, éditions Doüet, Le Roux de Lincy et Vallet de Viriville. Ce n'était pas seulement la superstitieuse, mais aussi la très raffinée Isabeau : au dire de son historien, V. de Viriville, la reine, en hiver, se gantait de gants fourrés, brodés, parfumés, de gants tannés ou préparés avec du sain ou graisse de chapon. Elle passait dans sa main

Cette découverte n'infirmerait, hâtons-nous de le dire, aucune des conclusions qu'on pourrait tirer de l'hérédité paternelle de Charles VII, même s'il était avéré qu'Isabeau de Bavière ait eu pour amant, en 1402, Louis d'Orléans, le propre frère de Charles VI (1).

Charles VII ne pourrait, en tout cas, renier le legs maternel. Et s'il se présente au médecin psychologue comme un neurasthénique, sujet à des phobies multiples, il n'est pas téméraire d'affirmer que sa mère en est quelque peu responsable.

Isabeau (2) passe, en effet, sa vie dans des appré-

des boules d'or ou d'argent évidées, s'ouvrant en boîtes, et remplies de charbon en ignition. Au temps chaud, la reine se faisait éventer à l'aide de chasse-mouches assez vastes, qui se nommaient *émouchoirs* ou *bannières*.

(1) Ce fut Louis, duc d'Orléans, frère de Charles VI, qui ramena Isabelle en France. Il devint à la cour son instituteur en toutes choses, son conseiller politique, et, d'après la commune renommée, son amant. Louis, duc d'Orléans, était le vice aimable. Pour cette fille d'Ève, si prête à faillir et trop aisée à charmer, il eut la séduction du Tentateur. Depuis quel jour et jusqu'à quel degré s'étendit cette séduction ? Isabelle trahit-elle à ce point ses devoirs qu'elle ait souillé de fruits adultères la dynastie, la couche royale dont l'honneur lui était confié ? Louis, duc d'Orléans, fut-il le complice de cet adultère ? Tout le dit, mais rien ne le prouve... Un fait qui n'est point douteux, c'est que le duc d'Orléans exerça une influence absolue sur la conduite et l'esprit d'Isabelle. (*Isabeau de Bavière*, par V. de VIRIVILLE.)

(2) Isabeau de Bavière mourut hydropique ; elle jouissait d'un embonpoint excessif, pour lequel elle usa sans succès de plu-

hensions continuelles, effrayée par le bruit du tonnerre (1), craignant Dieu et le diable, ne se trouvant nulle part en sécurité, n'osant rester longtemps sur un plancher, de peur qu'il ne s'écroulât, ni passer à cheval sur un pont de bois pour le même motif.

Les antécédents collatéraux de Charles VII sont tout aussi utiles à connaître, pour expliquer certaines particularités du dossier pathologique de ce prince.

Trois de ses frères au moins paraissent être morts tuberculeux :

sieurs remèdes, tous plus bizarres les uns que les autres : grains d'écarlate, c'est-à-dire du kermès animal ; électuaire de pierres précieuses (rubis, hyacinthes, émeraudes) ; électuaire de perles, rubans de soie, sans préjudice de nombreuses neuvaines, oraisons et pèlerinages. Atteinte par l'âge (46 à 47 ans), par l'obésité, valétudinaire, la reine avait fait son testament dès 1411. Les comptes nous la montrent, vers cette époque (1416-1417), souffrante, retirée, podagre, et ne se mouvant qu'en chaise roulante. Dès 1415, en novembre ou décembre, malade à Melun, elle se fait porter à Paris par des hommes à pied. Dans les comptes d'Isabeau, nous relevons une « chaise roulante, sur quatre roues, pour voiturer la reine malade » (20 avril 1416, KK. 49, f° 7 v°). Voyez, sur ce point, les extraits publiés à la suite de la nouvelle édition de J. Chartier ; Paris, Janet, 1858, in-16, t. III, pp. 269-280.)

(1) Elle possédait un chariot spécial « servant pour le tonnerre », c'est-à-dire contre le tonnerre. Elle se servait également de chariots de fer, remplis de charbons ardents, qu'on promenait, en guise de calorifères, dans les galeries de ses palais. (V. nos *Mœurs intimes du passé*, première série.)

1° *Charles de France, duc de Guyenne*, mort le 11 janvier 1400, d'une « grave maladie qui l'avait réduit à un état de maigreur effrayante : son corps n'avait plus que les os et la peau (1) ».

2° *Louis de France, duc de Guyenne*, mort le 18 décembre (2) 1415, également tuberculeux, à la suite d'excès de toute sorte (3).

Dans les derniers jours de sa vie, il eut de la fièvre (4) et de la diarrhée (5), qui hâtèrent sa fin. Cette mort fit naître des soupçons d'empoisonnement, d'autant plus qu'on l'avait tenue cachée pendant quatre jours (6).

3° *Jean de France, duc de Touraine et de Berry*, que l'on dit avoir été empoisonné par Louis II d'Anjou, roi de Naples, mourut, en réalité, le 5 avril 1416, « jour de Pasques fleuries », d'un « apostume emprés une oreille, lequel se creva par dedans son col et l'estrangla (7) » : nous dirions aujourd'hui otite

(1) *Religieux de Saint-Denis*, traduction Bellaguet, t. II, p. 770.

(2) *Journal d'un bourgeois de Paris*, édition Tuetey, p. 66. « Assez brief ensuivant, le duc d'Aquitaine accoucha malade de fiebvres, dont il mourut le dix huitiesme jour de décembre en l'ostel de Bourbon. » *Chronique de Monstrelet*, l. I, ch. 159.

(3) *Religieux de Saint-Denis*, traduction Bellaguet, t. VI, p. 29 ; Nicolas de BAYE, II, p. 231.

(4) *Chronique anonyme*, de MONSTRELET, *loc. cit.*

(5) WALSINGHAM, *Historia Anglicana*, édit. Riley, t. I, pp. 285 et 343.

(6) *Chronique anonyme*, de MONSTRELET, t. VI, p. 230.

(7) MONSTRELET, *Chronique*, l. I, ch. 170.

moyenne suppurée, propagée au tissu cellulaire
du cou, et qui le fit succomber par asphyxie, en
comprimant le larynx ou la trachée. Ces otites
suppurées sont presque toujours de nature tuberculeuse. On ne manqua pas de dire qu'il avait succombé au poison (1), parce que les médecins n'avaient
rien connu à son mal.

Donc, au résumé, Charles VII avait pour mère
une dégénérée, panophobe ; d'où ses tares psychiques : érotomanie, neurasthénie, etc. ; en outre, trois
de ses frères étaient tuberculeux.

Étant connus ses ascendants et ses collatéraux,
il nous reste à étudier ses maladies acquises.

Au début de l'année 1454, la santé du roi com-

(1) *Manifeste de Jean Sans Peur contre les Armagnacs* (25 avril
1417), envoyé aux bonnes villes du Royaume (PANNIER, *Louis,
duc de Guyenne*, p. 19) : « Et (de Paris) nostre dit très redoubté
seigneur et neveu arriva audit lieu de Compiègne le jour de
son partement de haute heure, combien qu'il y ait vingt lieues
de distance dudit lieu de Paris jusques audit lieu de Compiègne, lequel inconvenient n'a pas esté seul. Car le soir dudit
jour, nostre dit tres redoubté seigneur et neveu fut tres grief-
vement malade, et sans longtemps après est allé de vie à tre-
passement, tout enflé parmi les joues, la langue, les boulevres
et la gorge, et les yeux eslevez et saillants hors, laquelle
chose est grant pitié à voir, vu qu'icelle fourme de mourir est
une des manières dont gens empoisonnés ont accoustumé de
mourir, et l'ont empoisonné les dessus dits rapineurs pour
pareille raison qu'ils empoisonnèrent nostre dit très redoubté
seigneur son frère. »

mence à s'altérer. Ses indispositions sont, à partir de cette date, assez fréquentes, et l'année suivante, il doit écrire à un de ses fidèles (1), pour le rassurer sur son état.

Mentionnons, sans y attacher plus d'importance qu'il ne convient, un accident dont il avait failli être victime (le 11 octobre 1422), étant à la Rochelle, où il tenait conseil avec ses barons : le plancher de la chambre où l'assemblée se trouvait réunie s'écroula soudain, et plusieurs des assistants furent grièvement blessés ; Jean de Bourbon y trouva la mort. Le dauphin (futur Charles VII) resta dans sa « chaire » et ne fut que légèrement contusionné (2).

Il garda longtemps le souvenir de cet accident, qui avait vivement frappé son imagination malade ; il lui

(1) Le 26 septembre (1455) il écrivait à Chabannes : « Et à ce que nous escrivez que avez envoié maistre Pierre Burdelot par deça pour sçavoir au certain de l'estat et disposition de nostre personne, pour ce que nouvelles ont esté par delà que avons aucunement esté mal disposez... nous avons deux ou trois jours estez ung peu mal disposez d'ung costé, mais, grâces à Nostre Seigneur, nous sommes très bien gueris, et aussi en bonne santé et disposicion que feumes longtemps a... » FRESNE de BEAUCOURT, cité par BRACHET, *op. cit.*, III, p. 226.

(2) MONSTRELET, édition Doüet, t. IV, p. 122, oct. 1422, et p. 142; *Chronique d'Alençon*, édition F. de Beaucourt, t. I, p. 240, n. 2; *Gestes des nobles*, édition Vallet de Viriville, p. 187, chap. 196; JOUVENEL DES URSINS, dans F. de BEAUCOURT, t. I, p. 240, n. 2; RAYNAL, *Histoire du Berry*, t. III, 1re partie, p. 9 ; etc., etc.

en resta des terreurs, des défiances continuelles (1), et une mobilité de caractère (2) et d'humeur, qui nous autorisent à le classer parmi ces névropathes qu'on nomme, plus précisément, des neurasthéniques, dans notre langue médicale actuelle.

Cette neurasthénie peut-elle être rattachée au précédent traumatisme ? Nous venons de voir qu'il n'avait reçu qu'une contusion légère ; encore sommes-nous peut-être allé un peu loin dans l'interprétation des textes, nous aurions dû plutôt dire une commotion.

Quoi qu'il en soit de l'étiologie de cette neurasthénie, nous ne devions pas omettre de la signaler.

A-t-elle lieu de nous surprendre chez le fils de cette Isabeau, dont nous avons révélé les tares psychiques ? Et serons-nous davantage étonné, que Charles VII ait manifesté un goût, que l'on peut dire assez vif, pour les « damoiselles folles de leur corps » et les « grandes, belles et honnestes dames », qui devaient rechercher à l'envi les faveurs de ce roi, de physionomie agréable et de maintien gracieux (3) ?

Pendant quelque temps, il avait été sobre et chaste, ce qui contribua beaucoup à le maintenir en bon état de santé ; il fut rarement malade, tant qu'il observa fidèlement le régime que les médecins lui

(1) CHASTELLAIN, t. II, pp. 181 et 185.
(2) IDEM, *ibid.*, pp. 178 et suiv.
(3) Thomas BASIN, édition Quicherat, t. I, p. 312, etc.

avaient prescrit. La vie licencieuse (1) qu'il mènera
plus tard, ne sera pas sans avoir son contre-coup sur
la santé : celle-ci qui, jusqu'alors, avait été assez
florissante, s'altéra et déclina rapidement.

Dès l'automne de 1455, Charles VII avait été
« un peu mal disposé d'un côté (2). » Cette indisposition n'eut pas de suite, mais, au mois de juin 1460,
le roi tomba malade à nouveau et cette fois assez
gravement pour que l'on ait pu craindre qu'il n'en
reviendrait pas (3).

Il avait une plaie à une jambe, qui lui causait de
grandes souffrances (4). Cette plaie était-elle un ulcère
variqueux, ou tuberculeux — ou bien un épithélioma ?
Il est malaisé de le déterminer, avec les rares et

(1) De Beaucourt, t. VI, pp. 27, 422, etc.; Chastellain, t. IV,
p. 367; J. du Clercq, etc.

(2) Lettre du roi à Chabannes, citée plus haut.

(3) Dépêches de l'ambassadeur milanais Camulio, *in* Fresne
de Beaucourt, t. VI, p. 283.

(4) Il avait les jambes courtes et les genoux cagneux, si l'on
s'en rapporte au portrait qu'en trace l'évêque de Lisieux, Thomas Basin, confirmé par le témoignage de G. Chastellain, historiographe de la cour de Bourgogne. Avant sa rentrée à Paris,
Charles VII était si pauvre qu'un cordonnier de Bourges refusa
de lui vendre une paire de bottes à crédit. « Le roy Charles sep-
tièsme estant à Bourges et y essayant une paire de bottes neufves,
en ayant ja chaussé une, il fut contraint de se la faire tirer,
pour ce que le cordouanier, ayant appris de luy qu'il n'avait
lors argent..., ne les voulut laisser aller. » *Discours des choses
advenues en Lorraine, depuis le duc Nicolas jusqu'à René*, in
Mascurat, de G. Naudé, p. 547.

peu significatifs documents que nous possédons (1). Nous pencherions plutôt vers la première hypothèse, nous référant à une fourniture portée dans le compte de l'argenterie, à la date d'avril 1459. Il y est question de « chausses à laceure (2) », qui ressemblent fort aux bas élastiques, si souvent prescrits de nos jours, dans les cas d'ulcères consécutifs aux varices.

Il est, toutefois, permis de mettre en doute ce diagnostic, si l'on se rappelle que le roi était de souche tuberculeuse. Celui-ci avait la conviction qu'il avait « le mal de son père », et on avait grand' peine à le détourner de cette idée (3).

(1) Chastellain (t. III, p. 444) dit à ce propos : « Vous peut assez souvenir qu'en l'hiver passé le roi avoit esté malade durement, et lui attribuait-on mal incurable en une jambe qui tous dis couloit et rendoit matières incessamment qui le mettoit à fin. »

(2) « Pour IIII aulnes toile bourgeoise délivrée à Jehan Mareschal, chaussetier et varlet de chambre du Roy nostre sire, pour fere IX chausses à laceure par derrière et une faulse porte pour servir audit seigneur à une jambe qu'il avoit malade. » (*Archives*, KK 51, f° 36 v°.). Le 3 mars 1459, on achète un quartier de tin blanchet, « pour faire audit seigneur ung chaussons jusques à my jambe. » Idem, f° 16. (Cité par FRESNE de BEAUCOURT, *Hist. de Charles VII*, t. VI, note I de la p. 437.)

(3) « Comme de long temps il avoit eu desir de regner et d'avoir couronne en teste, et encore plus maintenant pour cause que son père lui tenoit la main roide, quan ce vint que le mal de la jambe lui estoit pris et duquel on le jugeoit en péril, fit à tout lez calculer sur le mal de son père pour savoir s'il en pourroit eschapper sans mort. En quoy plusieurs laborans rapportèrent par jugement et certifièrent que non, et

Il se rétablit, mais ne tarda pas à retomber dans son état maladif. A la fin de l'année 1463 et au commencement de 1464, sa santé donna des inquiétudes constantes. Un agent de Sforza écrivait de Saint-Omer, le 8 mai, à son maître : « Les astrologues ont fait savoir au duc de Bourgogne que le roi est en péril de mort : il ne peut échapper que par miracle, et sa vie ne saurait se prolonger au delà du mois d'août. »

En dépit de ce fâcheux pronostic, au mois de mai Charles VII recevait en audience solennelle les ambassadeurs des princes d'Orient et, à la fin de juin, il présidait encore les séances du Conseil (1). Il résidait à ce moment au château de Mehun-sur-Yèvre, résidence qu'il affectionnait particulièrement : c'est là qu'il avait été proclamé roi en 1422, c'est là qu'il devait terminer sa carrière.

Voyant son mal s'aggraver, le roi perdit confiance dans ses archiâtres. Grâce aux bruits malignement répandus par le Dauphin, son fils, il s'imagina bientôt que ses médecins (2) ne cherchaient qu'à hâter sa

mirent terme prefix dedens lequel les influences de là sus demonstroient sa fin. Sy le certifièrent si très à l'estroit, et tant et tellement y adjousta foy le Dauphin qu'à peine lui sembloit la chose estre de nécesité qu'ensi ce fist. » CHASTELLAIN, III, 446.

(1) FRESNE de BEAUCOURT, t. VI, p. 437.

(2) Dix de ces médecins sont connus, sans compter les astrologues ; tout médecin était, il est vrai, en ce temps-là, peu ou

mort, en lui administrant du poison au lieu de remèdes Il fit enfermer l'un d'eux, Adam Fumée, dans la grosse tour de Bourges. Un de ses chirurgiens aurait eu le même sort, s'il n'avait pris la fuite : il se réfugia à Valenciennes, dans le voisinage du Dauphin, semblant par là confirmer les soupçons portés contre lui (1).

Au commencement de juillet, l'état du roi empira. L'inquiétude fut grande à la Cour. On crut que la mort était proche, et le vide commença à se faire autour du souverain. Au bout de quelques jours, une amélioration survint : le roi put assister à la messe, et l'on se rassura.

Comment s'était manifestée la maladie du roi ? Quelle en était la nature ?

Le mal avait commencé (2) par la douleur d'une dent ; la joue et une partie du visage avaient enflé, et il s'était écoulé, peu après, « une grande quantité de matière. C'était un abcès (une fluxion dentaire, en apparence), qui s'était résolu. La dent avait été arrachée, et la plaie « curée ».

prou astrologue. M. Alf. FRANKLIN (*Les Médecins*, p. 60), cite comme archiâtres du roi Charles VII : Jean Cadart, Jean Sanglar, Robert Poitevin, Jean Loisel, Alain Blanchet et Adam Fumée.

(1) C'est ce qu'affirme Thomas BASIN, t. I, p. 313, cité par BEAUCOURT, VI, p. 439.

(2) V. aux *Pièces justificatives* la note A.

La maladie avait débuté le 9 juillet (1); elle devait avoir une évolution rapide.

Dès les premiers jours, nous l'avons dit, le roi s'était mis en tête qu'on voulait l'empoisonner, et, au dire du chroniqueur officiel Chartier (2), il « ficha tellement ledit empoisonnement en son cœur que oncques puis n'eult joye ne santé; il se des conforta tellement qu'il *delaissa le mengier par l'espace de huit jours ou environ*, pour ce qu'il n'osoit se fier à nul de ses gens (3) ».

Le 21 juillet, ou le lendemain de grand matin, le roi consentit à ce qu'on lui servît un coulis (4) : « et

(1) C'est ce qui paraît résulter d'une dépêche de Camulio au duc de Milan, datée du 20 juillet. (Archives de Milan, citées par BEAUCOURT, VI, 440, n. 6.)

(2) J. CHARTIER, *Chronique*, t. III, p. 113.

(3) L'historien du comte de Foix confirme cette défiance du roi à l'égard de son entourage : « Et veullent dire aucuns et c'est l'oppinion de plusieurs, que, parce que on l'avoit adverti que s'il se prenist garde quelz gens le serviroient en son menger, il entra dès lors en une si grande seuspicion et deffiance, que à la plus grant paine du monde le povoit-on faire menger; et si petit qu'il voullust manger en sa maladye, jamais il ne voullut prendre par mains de nul serviteur qu'il eust ne d'aultre fois que monseigneur le comte de Foix luy mesme, de sa propre main, le lui baillast et administrast... Et est à penser que sa maladie le destreignoit et luy estoit si dure et tant oppressive que le manger lui estoit en ce point fastidieux. » Ms. fr. 4992, f° 101. (*Histoire du comte de Foix*, citée par BEAUCOURT, t. VI, p. 442.)

(4) Voici la formule d'un *coulis pour malade*, tiré d'un livre de cuisine du temps : « prenez ung chapon et soit bouilly tant qu'il

sur ce point, ayant une cuillier d'argent pour cuider prendre dudit coulise, *n'en put avaller* (1) ».

Malgré une faiblesse croissante, Charles VII avait gardé toute sa connaissance (2). Une des paroles qu'il prononça doit être recueillie ; comme on l'exhortait à prendre quelque nourriture, disant que s'il se défiait de quelqu'un, il lui fît faire son procès et le fît tirer à quatre chevaux, le roi répondit : « Je remets la vengeance de ma mort à Dieu (3). »

Charles VII expira le mercredi 22 juillet 1461, entre midi et 1 heure ; il avait cinquante-huit ans, cinq mois et un jour (4). On prétend qu'il ne dit pas

soit fort cuit et prenez le blanc; broyez en mortier, coulez en une étamine; salez ou sucrez et servez froid ou chaut. » TAILLEVENT, *le Viandier du roy*.

(1) Sources citées par VALLET de VIRIVILLE, *Hist. de Charles VII* (Paris, 1865), t. III, p. 457, n. : Alain BOUCHARD, *Annales de Bretagne*, 1541; COMYNES, édition Dupont, t. III, pp. 215 et 542.

(2) « Quel jour est-ce ? », demanda-t-il aux religieux qui l'entouraient. — « Sire, lui répondirent-ils, il est le jour de la glorieuse Magdeleine. » — « Ah ! reprit-il, je loue mon Dieu et le remercie de ce qu'il lui plaît que le plus grand pécheur du monde meure le jour de la pécheresse. » Il se confessa, reçut le saint viatique et l'extrême onction, et prit ses dernières dispositions. Il demanda à être enterré à Saint-Denis, dans la chapelle où reposaient son père et son grand-père; il recommanda à Chabannes de servir fidèlement le *petit seigneur* son fils.

(3) *Chronique martinienne*, dans de BEAUCOURT, t. VI, p. 443.

(4) Le corps du roi fut ouvert par Jehan Rousteau, barbier, « sur l'ordonnance des médecins et cirurgiens dudit feu seigneur. » Rousteau se fit adjoindre un autre barbier et un apothi-

autre chose en mourant que ces mots : « Par saint Jean, nous ne mangerons plus (1) ! » Cette exclamation n'indique-t-elle pas que, jusqu'au bout, l'idée du poison (2) hanta cet esprit troublé ? Cette obstination à refuser tout aliment, ce délire de persécution ne sont-ils pas des symptômes sinon de démence, au moins de ramollissement cérébral (3) ?

Il s'est trouvé, néanmoins, des historiens contemporains (4) de Charles VII pour laisser entendre

caire. Pour les frais de l'embaumement, cf. GRAVE, *État de la pharmacie en France*, p. 96. Le compte dressé par Tanneguy du Châtel, premier écuyer du corps du Roi, des dépenses faites à l'occasion de la mort et des funérailles de Charles VII, a été publié par le marquis de BELLEVAL, dans son curieux ouvrage *Nos Pères*, mœurs et coutumes du temps passé; Paris, 1879, pp. 57 et suiv. Pour le détail des obsèques, v. l'*Hist. du roi Charles VII*, par Jean CHARTIER, pp. 732 et suiv.

(1) Additions d'Adrien de But à la *Chronique* de Jean BRANDON, édition Kervyn de Lettenhove, Bruxelles, 1870, t. I, p. 157.

(2) J. CHARTIER, t. III, p. 112 ; Robert GAGUIN, fol. 276 ; ZANTFLIET, dans MARTNE, *Amplissima collectio*, t. V, p. 501 ; Thomas BASIN, t. I, p. 311.

(3) « On sait que cette crainte d'empoisonnement, et le refus de nourriture qui est le résultat de cette idée délirante, sont les symptômes pathognomoniques d'une certaine forme de la folie. » JACOBY, *Études sur la sélection*, p. 391.

(4) La croyance à l'empoisonnement se rencontre chez deux auteurs contemporains : « eodem anno (1460), prædictus rex Franciæ, sumto veneno, pene desperatus est de vita sua; sed suffragante sibi divina clementia, post modicum tempus conva-

que le roi avait été réellement empoisonné. C'est
une assertion, qui n'est fondée que sur de vagues
conjectures ; il faut chercher ailleurs, croyons-nous,
la cause de cette mort royale.

En réalité, le problème est des plus complexes.

Notre confrère et ami le docteur Potiquet, qui a
étudié avec une conscience rare le *cas* d'un des derniers Valois, celui de François II, était particulièrement qualifié pour donner une opinion autorisée.

« Il n'y a pas (nous écrivait-il, après examen des
pièces que nous lui avions soumises), à envisager
que l'hypothèse du *noma* (1), mais celle d'une *suppuration du sinus maxillaire*, d'un *cancer*, ou
même de l'*actinomycose* ; mais il est, à mon avis,
impossible de tirer du récit des contemporains
autre chose qu'un *diagnostic des plus hasardés*. En

luit. » Zantfliet, dans *Amplissima collectio*, t. V. col. 501. —
« Nec sine veneni suspicione mors ipsa continget : quod ipse
adhuc aeger decumbens, saepissime questus fuisse dicitur. Sed
et hanc suspicionem non modicum adauxit, quod nullum aut
minimum de ejus obitu dictus Delphinus luctum duxit, sed ei,
qui primo ad se de hoc nuntium attulit, tanquam sibi jucundis-
sima portasset nova dedit non contemnenda. » Thomas Basin,
t. I, p. 311. (Rapporté par Beaucourt, t. VI, p. 440, n. I. Pour la
créance qu'il faut ajouter aux propos de Thomas Basin,
v. Ed. Fournier, *l'Esprit dans l'Histoire* (4ᵉ édition, Paris, 1882),
ch. XVIII, p. 128.

(1) Stomatite gangréneuse, consécutive le plus souvent à une
maladie infectieuse.

tout cas, il paraît à peu près certain que *ce n'est pas de bon gré que Charles VII est mort de faim* (1), *comme on l'enseigne dans nos lycées...* »

Pour justifier l'hypothèse d'un *cancer de la bouche*, on a dit, mais a-t-on réussi à le démontrer, que la plaie de la jambe était, pareillement, de nature cancéreuse (2).

La simple avulsion d'une dent ne suffirait pas à expliquer les désordres graves qui en étaient, dit-on, résultés ; à moins qu'il ne soit survenu un phlegmon qui, à lui seul, pouvait empêcher le roi d'avaler la nourriture.

Nous croirions plutôt, en dernière analyse, que Charles VII est mort de *cachexie tuberculeuse* (3) et que *le mal buccal n'a été que la cause incidente, et non déterminante, de sa mort.*

Quoi qu'il en soit, la mort du roi a été naturelle (4), et non point due à un empoisonnement, comme nombre d'historiens le maintiennent encore.

Au lieu de dire qu'il ne *voulait* plus manger par crainte du poison, il est plus exact d'écrire qu'il ne le

(1) Il mourut d'épuisement, de faim chronique, « par une trop grande abstinence, dans la seule veue qu'il (Louis XI, son fils) ne l'empoisonnât », raconte Varillas.

(2) De BEAUCOURT, t. VI, p. 440.

(3) Ses antécédents héréditaires et personnels ne rendent pas, croyons-nous, cette hypothèse hasardée.

(4) V. aux *Pièces justificatives* la note B.

pouvait plus : ainsi tombe l'accusation calomnieuse portée contre Louis XI, qui a la conscience chargée d'assez d'autres crimes.

PIÈCES JUSTIFICATIVES

A

Voici la lettre qui fut écrite au Dauphin par les ministres, pour l'aviser officiellement de la maladie du roi : nous l'extrayons de l'*Histoire de Louis XI*, de Duclos, t. III, pp. 237-239.

Lettre des ministres et autres gens du Conseil au Dauphin pour lui donner avis de la maladie du roi.

Notre très redouté Seigneur, nous nous recommandons à votre bonne grâce si très humblement que plus pouvons. Plaise vous sçavoir, notre très redouté Seigneur, que certaine maladie est puis aucun tems en ça survenue au Roy votre père, notre Souverain Seigneur, laquelle premièrement a commencé par la douleur d'une dent, dont à cette cause il a eu la joue et une partie du visage fort changées, et a rendu grande quantité de matière, et a été ladite dent après arrachée, et la playe curée en manière que pour ce, que aussi par le rapport que les médecins faisoient chaque jour, nous avions ferme espérance que brief il du devenir à guérison. Toutefois pour ce que la chose est de plus longue durée que ne pensions, et que, comme il nous semble, il s'affaiblit plus qu'il ne souloit, nous, comme ceux qui après lui vous dési-

rons servir et obéir, avons délibéré de vous écrire et faire
sçavoir, pour vous en avertir, comme raison est, afin de partout avoir tel avis que votre bon plaisir sera, et vous plaise,
très redouté Seigneur, nous mander et commander vos bons
plaisirs, pour y obéir de tous nos pouvoirs au plaisir de
notre Seigneur, qui par sa sainte grâce vous doint très
bonne vie et longue.

Ecrit à Mehun-sur-Yèvre, le 17ᵉ jour de juillet.

Ainsi signé :

Vos très humbles et obéissans serviteurs,

CHARLES D'ANJOU,

GASTON DE FOIX,

GUILL. JUVENEL (Chance-
lier,)

JEAN,

CONSTANT,

A. DELVAL,

AMEMJON D'ALBRET,

A. DE CHABANNES,

J. D'ESTOUVILLE,

MACHELIN BRACHET,

TANGUY DU CHATEL,

JEAN BUREAU,

GUILL. COUSINOT,

P. DARIOLE,

CHALIGANT.

B

CAUSES DE LA MORT DE CHARLES VII

(Opinion du docteur NOTTA) (1)

De l'analyse des divers documents que j'ai sous
les yeux il résulte : que Charles VII, après une
existence des plus agitées, usé par une vie des plus
licencieuses, et par des préoccupations morales de

(1) De BEAUCOURT, t. VI, p. 457 (*Notes supplémentaires*).

toute nature, « qu'il ait esté ou non en dangier d'empoisonnements, ou d'intoxications », comme l'écrivait,
en 1451, un grand prélat du temps, était encore très
bien portant en septembre 1455, ainsi qu'il l'écrit
lui-même à Chabannes : « Mais grâces à Notre-Sei-
gneur, nous sommes très bien guéri et aussi en bonne
santé et disposition que fûmes longtemps a. »

C'est peu de temps après que le roi commence à
décliner et, à partir de décembre 1457, il nous est
représenté par les chroniqueurs comme infirme et
valétudinaire. Son état moral est affecté. Les terreurs qui remontaient à son jeune âge redoublent. Il
est vrai qu'un complot tramé contre lui légitimait ces
terreurs ; mais je ne vois rien, chez les historiens du
temps, qui, pendant les quatres dernières années de
sa vie, puisse faire supposer qu'il ait été empoisonné.

Ainsi, en décembre 1457, il a une indisposition
qui dure dix jours. « Il fut si malade qu'on disait
tous les jours qu'il était mort. » Qu'est-ce que cela
prouve ? N'en disait-on pas autant de nos jours de
l'empereur Guillaume, aussitôt qu'il avait la moindre
indisposition ? Ce qui me paraît, au contraire, évident
c'est que le roi, usé par les excès, avait déjà depuis
longtemps, en 1458, une cause incessante d'épuisement dans le mal incurable de sa jambe, quelle qu'en
fût d'ailleurs la nature.

Les années qui suivent le roi nous le montrent dé-
périssant chaque jour et souvent tellement faible que

’on croyait qu’il allait s’éteindre. Zantfliet déclare qu’en 1460, après avoir pris du poison (*sumto veneno*), il ne doit la vie qu’à la clémence du ciel. Il me semble qu’une semblable affirmation aurait dû être un peu moins laconique et appuyée sur quelques preuves. Charles VII n’aurait-il pas éprouvé plutôt une de ces recrudes_ cences du mal, si fréquentes dans le cours des affec- tions chroniques et que l’on aurait attribuées au poi- son, supposition à laquelle l’attitude et le caractère de son fils pouvaient donner quelque créance ? On doit, en effet, s’étonner que, épuisé et malade comme il l’était, Charles VII ait pu impunément absorber le poison et se rétablir promptement *post modicum tempus*.

Enfin nous arrivons au mois de juillet 1461. Dans les premiers jours du mois, le roi souffrait *d’un mal étrange* dans la bouche et dut subir l’extraction d’une dent. Cette opération fut suivie d’une fluxion et d’un abcès.

C’est alors que Charles VII, persuadé qu’on vou- lait l’empoisonner, refusa, dit-on, toute nourriture, et lorsque, au bout de huit jours, il céda aux instances de son entourage, il ne put avaler et ne tarda pas à expirer.

Quel était ce mal étrange ?

Y avait-il une ulcération cancéreuse ? S’agissait-il seulement d’une dent cariée ? En tout cas, cette extrac- tion de dent n’a pas été une chose ordinaire, puisqu'elle a été suivie d'une fluxion et d'un abcès, qui ont dû s'accompagner d'une vive inflammation de la bouche et des premières voies digestives, inflammation qui, chez un malade aussi débilité, a pu amener certaines complications plus ou moins graves, le muguet, par exemple, et qui, même en dehors de toute complication, expliquerait, sans qu'il soit nécessaire de faire intervenir le poison ou la crainte du poison, l'impossibilité où le roi se trouvait de prendre quoi que ce fût.

Nous voyons tous les jours des personnes atteintes de phlegmon de la mâchoire et d'une violente inflammation de la bouche rester plusieurs jours sans pouvoir avaler aucun aliment et ne parvenir à absorber quelques gouttes de liquide qu'au prix d'horribles souffrances. Ne serait-ce pas le cas de Charles VII ? Seulement, épuisé de vieille date, il n'aurait pu supporter une abstinence aussi prolongée ; et je serais assez porté à croire, avec les correspondants du duc de Milan, « qu'il est mort d'un apostème qui lui vint dans la mâchoire ». L'apostème aurait été la goutte d'eau qui a fait verser le vase.

Si Charles VII était mort empoisonné, ou s'il avait pris du poison pendant les dernières années de sa vie, il me semble qu'en parlant de ses indispositions, les historiens auraient eu à noter, au moment de l'empoisonnement, quelque symptôme saillant, comme des douleurs vives ou des vomissements répétés, survenant tout à coup au milieu d'un état de santé excellent ; tandis, au contraire, qu'en lisant les chroniques du temps, bien que çà et là il soit question de tentatives d'empoisonnement, on assiste à l'évolution de la déchéance morbide d'un sujet épuisé par la débauche, par les fatigues de toute nature, physiques et morales, et par le mal incurable de sa jambe.

Je sais bien que la conduite du Dauphin à l'égard de son père, sa joie non dissimulée au moment de la mort du roi, l'emprisonnement du médecin de Charles VII sur un simple soupçon, la fuite de son chirurgien, n'ont pas peu contribué à donner une certaine créance aux tentatives d'empoisonnement dont le roi aurait été l'objet. Sans entrer ici dans la discussion de ces circonstancs, qui ont dû frapper beaucoup l'esprit des contemporains, je persiste à penser qu'elles ne sont pas suffisantes pour nous autoriser à attribuer la mort du roi à un empoisonnement ou à un suicide ; je suis bien plutôt porté à croire qu'elle a été naturelle.

Docteur NOTTA.

C

LE DEUIL A LA COUR DE FRANCE

Selon les anciennes coutumes, le roi de France ne

portait jamais le deuil. Monstrelet s'exprime ainsi, en parlant du deuil de Charles VII :

> Par l'ordonnance de son conseil, le roy fut vestu de noir pour la première journée, et le lendemain, à la messe, fut vestu d'une robe de vermeil.

Le même écrivain donne une idée plus positive de cet usage, en parlant de l'avènement de Louis XII.

> Le service faict, dit-il, tout incontinent le roy se vestit de pourpre, qui est la coustume de France, pour ce que si tost que le roy est mort, son fils plus prochain se vestit de pourpre, et se nomme roy ; car le royaume n'est jamais sans roy (1).

Le deuil du nouveau roi est en violet. Celui de la reine, autrefois en blanc (2), fut porté en noir par Anne de Bretagne, pour prouver la douleur qu'elle ressentait depuis la mort de Charles VIII. C'étaient, disent les auteurs du seizième siècle, d'une couleur tannée.

(1) D'après les *Funérailles des Rois de France*, par M. A. B. G., pp. 21 et suiv.

(2) Les reines portaient le deuil en couleur tannée et en blanc, et les rois en rouge. Faute d'avoir connu cet usage de l'ancienne étiquette, on a fait un crime à Louis XI d'avoir vêtu l'habit d'écarlate à la nouvelle de la mort de son père, comme s'il avait pris cette couleur pour marquer sa joie. « Cependant, « assure la comtesse de Furnes, un roi de France ne porte jamais « *noir* en deuil, quand serait de son père ; mais son deuil est « d'être habillé tout en *rouge*, et manteau et robe et chape- « ron. » LEGRAND D'AUSSY, *op. cit.*, p. 418.

Le deuil d'Anne d'Autriche fut porté en brun, et depuis cette époque, aucune reine n'a été appelée à revêtir, à la mort de son époux, ce costume de la douleur. Il résulterait d'une explication ingénieuse que le roi ne portait le deuil en violet, couleur mixte, que pour lui rappeler que, quelque fût sa douleur, il en devait assez être le maître, pour ne pas oublier que, chargé du gouvernement d'un grand peuple, il lui fallait trouver, au milieu de sa tristesse, des forces suffisantes pour vaquer aux devoirs de la royauté.

Une chronique juive dit que David, pénitent, ayant les cheveux couverts de cendre, arrosant son lit de pleurs, ne cessa jamais de rendre la justice. Cette obligation s'étend sur tous les magistrats. Le chancelier de France ne porte jamais le deuil. Le Parlement, les cours souveraines, n'ajoutent aucune marque de deuil aux costumes qui les distinguent, parce que la justice est éternelle (1).

(1) BERTHEVIN, *Recherches historiques sur les derniers jours des rois de France*, pp. 236-237.

LOUIS XI

Mort, le 30 août 1483, *d'hémorragie cérébrale.*

De l'union de *Charles VII* avec Marie d'Anjou (1),
fille du roi de Naples *Louis II d'Anjou* (2), naquirent huit filles et quatre fils.

L'aîné des fils, Louis XI, succéda à son père en
1461 (22 juillet).

Pour expliquer l'état mental de Louis XI, on a
recherché ses antécédents héréditaires, ce qui est
justifiable, mais on a eu le tort de remonter jusqu'au
bisaïeul (du côté paternel), *Charles V*, qui, dit-on

(1) Sur les goûts singuliers et l'absence de sens moral de
Marie d'Anjou, v. aux pièces justificatives du chapitre, la note A.

(2) Louis d'Anjou souffrit longtemps d'une incontinence d'urine
(V. *Religieux de Saint-Denis*, XI, p. 78); il succomba, le 29 avril
1417, à peine âgé de quarante ans, à une hydropisie. (Cf. *Chronique bourguignonne anonyme*, dans MONSTRELET, IV, p. 232, éd.
Doüet d'Arcq.) Cette *Chronique* parle du *mal Saint-Quentin*; or,
le mal Saint-Quentin, c'est l'hydropisie.

sans autres preuves (1), « avait été empoisonné dans sa jeunesse et depuis lors était resté valétudinaire ».

Nous n'avons pas à revenir sur une question déjà traitée (v. le chapitre sur Charles V) ; nous ferons seulement observer que le poison ou, pour mieux dire, certains poisons, attaquant les centres nerveux, peuvent bien provoquer un abâtardissement de la descendance, une dégénérescence de la race, mais de là à une folie maniaque caractérisée il y a un abîme, que les aliénistes, par suite d'un grossissement, d'une déformation assez ordinaire chez les professionnels, sont trop enclins à franchir.

Combien plus avisés se montrent-ils quand ils nous rappellent que le grand-père de Louis XI, *Charles VI*, fut atteint d'une manie périodique, qui ne dura pas moins de vingt-neuf ans ; et que *Charles VII*, son père, comme nous l'avons établi, fit preuve, au moins sur la fin de sa vie, d'un dérangement d'esprit marqué.

Nous serions assez d'accord avec ceux qui, judicieusement, estiment que le mal héréditaire, en se transmettant, pourrait avoir subi chez Louis XI une certaine transformation. C'est à cela, sans doute, que ce prince a dû de n'avoir pas été aliéné,

(1) Cf. Moreau (de Tours), *Psychologie morbide*, pp. 556 et suiv.

comme l'avait été son aïeul, et d'être resté dans cette espèce d'état mixte qu'on nomme la *demi-folie* (1).

Les antécédents collatéraux de Louis XI ne nous fournissent que de vagues indications (2).

(1) C'est la thèse que soutient Jacoby (*op. cit.*, pp. 391-392), et la page vaut d'être citée, sans mutilations, qui la rendraient moins intelligible.

« *Louis XI* (m. 1483), roi de France, présente un exemple frappant de cet état intermédiaire entre la norme et la folie, que l'on trouve si fréquemment dans les familles frappées du vice phrénopathique. La prédisposition héréditaire à la folie, acquise dans le courant des temps par la race royale des Valois, et le vice phrénopathique, né et développé sous l'influence dissolvante de la haute position sociale de cette maison, avaient abouti chez Louis XI, non à la folie caractérisée comme chez son aïeul, non au caractère impétueux, violent et débauché comme chez son grand-oncle ; non à la faiblesse morale comme chez son père, mais à un état, que nous avons signalé bien des fois, de mélange singulier de bon sens et de folie, des qualités et des défauts les plus contradictoires. Lâche et courageux, rusé et imprudent, dévot jusqu'à la superstition la plus absurde et combattant le clergé, il fut toute sa vie malheureux, sombre, défiant ; il vivait dans un isolement absolu, se laissant dominer complètement les dernières années de sa vie par son médecin. Fourbe, cruel, libertin, capricieux, tremblant devant la mort, abandonné aux superstitions les plus grossières, il est le spécimen le plus complet du névropathisme héréditaire. »

(2) Un des frères de Louis XI, *Charles de France*, duc de Berry, de Normandie et de Guyenne, né le 28 décembre 1446, meurt, en mai 1472, de paludisme (il avait fréquemment des accès de fièvre quarte), et non empoisonné par son aumônier, comme des historiens l'ont prétendu. (Cf. Peignot, *op. cit.*, p. 125 ; Vaesen, *Lettres de Louis XI*, t. IV, pp. 325-326, etc.) Une

Ses antécédents physiologiques ne nous apportent guère plus de lumière.

Une phrase de Comynes (1) nous autorise à reconnaître chez Louis XI les signes manifestes de la *manie ambulatoire* :

Le roy, depuis qu'il est venu à la couronne, a mis toute la peine qui luy a esté possible de mectre (à) garder et entre tenir son royaume en paix... et y a, grasçe à notre seigneur pené et travaillé, en *visitant les parties de son royaume plus que ne fist oncques roy de France en si peu de temps, depuis Charlemagne jusques à présent...*

Si, après la motilité, nous examinons les fonctions de nutrition, nous devrons noter un détail qui nous servira à expliquer certains troubles pathologiques : le roi mangeait gloutonnement (2); aussi ne sommes-nous pas surpris qu'en concédant aux moines de Saint-Claude des vignobles du domaine royal, ce goinfre couronné, que l'on nous représente comme ayant réduit les dépenses de bouche de son prédécesseur (3), ait stipulé, dans les lettres patentes de donation à cette abbaye, que « les religieux

soeur de Louis XI, *Yolande de Savoie*, était une érotomane (Dépêche de l'Ambassadeur milanais, du 30 juin 1476, *in* BRACHET, t. III, p. 245).

(1) T. II, p. 445 (éd. Lenglet-Dufresnoy).

(2) *Monum. hist. patr.*, t. I, p. 664, cité par BRACHET, t. III, p. 262.

(3) SEYSSEL, cité par BRACHET, *loc. cit.*, p. 263.

gieux... seront tenuz prier Dieu, Notre Dame... pour
notre estat, prospérité et santé... et mesmement pour
la bonne disposition de nostre estomac, pour que
vin ne aultres viandes ne nous y puissent nuyre et
que l'ayons toujours bien disposé... (1). »

La légende de la continence du roi a fait également son temps. En dépit du serment que le roi avait
fait de « jamais ne toucher à femme que à la royne
sa femme » (2), il ne se faisait aucun scrupule, quand

---

(1) *Bulletin du Comité de la langue et de l'hist. de France*,
1853-55, t. II, p. 369.

(2) « Des dames, il ne s'en est point meslé, du temps que
j'ay esté avec luy ; car à l'heure de mon arrivée, luy mourut
ung fils dont il eut grand dueil ; et fit lors vœu à Dieu en
ma présence, *de jamais ne toucher à femme que à la royne sa* ;
et combien qu'ainsi le debvoit faire selon l'ordonnance de
l'Église, si fut ce grant chose à en avoir tant en son commandement, de persévérer en cette promesse ; veu encore que
la royne n'estoit point de celles où on debvoit prendre grant
plaisir ; mais au demourant fort bonne dame. » COMYNES, éd.
Dupont, t. II, p. 271. — SEYSSEL (Ed. Comin., Godefr., II, 303) :
« Envers sa femme aussi la Reine Charlotte de Savoye, il ne
fut pas plus humain, ni plus courtois que envers les autres ;
car outre que par un bien longtemps et tant qu'il fut en aage
vigoureux, il luy tint bien mauvaise loïauté de sa personne, il
la tint toujours petitement accompagnée, et accoutrée la plupart du temps en quelque château où il l'alloit voir quelquefois, plus pour desir d'avoir lignée que pour plaisir qu'il prit
avec elle, et pour la crainte qu'elle avoit de lui et pour autres
rudesses qu'il lui faisoit souvent, est bien à croire qu'elle
n'avoit pas grandes voluptés ni grands passetemps en sa compagnie. » BRACHET, III, p. 265.

l'occasion s'en présentait, de prendre des privautés avec des « filles » (1). Ces privautés allaient-elles bien loin ? sans doute pas au delà de l'intention (2) ; ce n'en était pas moins péché mortel, et le dévot (3) monarque ne l'ignorait.

Il est de notoriété que Louis XI faisait mauvais ménage avec sa femme Charlotte de Savoie et l'on est allé jusqu'à prétendre que le commerce des deux époux étant devenu impossible, le dauphin Charles (le futur Charles VIII) serait né d'une autre femme que la reine.

Est-ce une calomnie ? A d'autres le soin de le rechercher (4).

Le type morbide que représentè Louis XI est rela-

(1) CHASTELAIN, t. III, p. 116 ; *Comptes de l'Argenterie* (Arch. Nat. K. K., 60 et 61) ; *Chronique scandaleuse,* éd. Buchon ; KERVYN DE LETTENHOVE, *op. cit.*, etc.

(2) Il dut recourir parfois aux aphrodisiaques.

(3) Une des plus bizarres superstitions de ce roi, qui en eut tant, est l'investiture historique, faite à la Vierge Marie par Louis XI, en 1478, du comté de Boulonnais, pour obtenir sa protection. Les lettres patentes de cette inféodation stipulaient que le roi et ses successeurs en tiendraient la possession de la suzeraineté directe de leur haute protectrice, et que chacun d'eux lui ferait hommage d'un cœur d'or, en entrant en jouissance de ce fief. Louis XI comptait bien, par cette générosité forcer le cœur compatissant de la Vierge à appeler à elle son grand vassal à l'article de la mort. (Ant. MÉRAY, *la Vie au temps des Libres Prêcheurs*, t. I, pp. 175-176.)

(4) V. à cet égard l'*Abrégé chronologique de l'Histoire de France*, du président HÉNAULT, 1761, in-8, 1ʳᵉ partie, p. 392.

tivement aisé à déterminer. Ce roi monomaniaque, pantophobique, est un de ces arthritiques-herpétiques, que notre cher maître le professeur Lancereaux réclamerait à bon droit pour son justiciable (1).

Une dépêche d'ambassadeur, datée du 26 mai 1467 (2), nous permet de fixer la première étape morbide du royal patient : une « fièvre continue », sans caractère bien précis, mais dont la courte durée exclut toute idée de *fièvre typhoïde*, ou d'une maladie infectieuse de symptômes à peu près analogues.

Les maux les plus habituels dont souffrait le roi étaient des maux d'estomac et des douleurs dans la région du foie et de la vésicule biliaire ; au moins peut-on l'inférer de la nature des médicaments (3) qui lui furent administrés.

Le nombre des drogues que ses médecins (4) in-

(1) Nous avons repris l'étude pathologique de Louis XI dans nos *Indiscrétions de l'histoire*, t. VI (éd. de 1909). Notre texte et nos conclusions ne diffèrent que sur quelques points de détail de celles du présent travail.

(2) BRACHET, t. IV, p. 284.

(3) Il prit surtout des tisanes de fumeterre, de houblon, qui avaient alors la vertu de guérir la jaunisse, etc. On lui appliquait, en outre, des pièces d'écarlate et de velours noir au devant de l'estomac.

(4) Outre ses médecins ordinaires, Louis XI avait à son service des médecins astrologues (cf. *Archives historiques, artistiques et littéraires*, t. I, pp. 362-364) et des chirurgiens, dont un, au moins, nous est connu. (V. *les Anciennes Corporations des médecins, chirurgiens et apothicaires de Murat*, par E. CHEYLUD, pp. 22-23.)

fligèrent à leur précieux client fut vraiment considérable : pour en donner une idée, il fut payé à ses apothicaires, dans un seul trimestre, celui de novembre-décembre 1479 et janvier 1480, la somme de 651 livres 14 sols 8 deniers, c'est-à-dire environ 20.000 francs (1).

Le registre du comptable qui a écrit cet article mentionne encore la dépense suivante :

A Guillaume Bertrand, poislier, demeurant à Amboyse, la somme de trente deux sols, six deniers tournoys, qui deue luy estoit pour une poële d'airain, tenant environ deux seillées et une chare percée (chaise percée) pris et achepté de luy, au dict mois de febvrier, et livré à Jehan Moussignac, varlet de fourrière du roy, nostre Seigneur, pour servir à estuver ledit Seigneur par dessoubs durant sa maladie.

Une matrone, Guillemette Duluys, fut aussi employée par Louis XI en qualité de *sirurgienne*, pour coopérer à la guérison de ses infirmités (2).

Celles-ci étaient nombreuses ; parmi celles qui le tourmentèrent le plus, nous ne devons pas omettre de mentionner les hémorroïdes. Elles ont joué un si grand rôle dans la vie de notre sujet — les rois ne deviennent-ils pas nos sujets après leur mort ? — que nous les indiquons en passant, sauf à y revenir plus longuement (3).

(1) Docteur CHEREAU, *Jacques Coictier*, p. 19.
(2) CHEREAU, *op. cit.*
(3) V. aux *Pièces justificatives* la note *B*.

Avec l'estomac, l'intestin était une des parties faibles chez notre monarque, qui avait autant de mal à commander à son sphincter et à ses flatuosités qu'à l'armée la plus indisciplinée. Aussi tenta-t-il vainement de combattre ces dernières, à grand renfort d'anis, de cumin, de baies de genièvre, « des plus rouges » qu'on pût trouver (1). Le genièvre était alors employé contre l'anurie (2) ; il entre, d'ailleurs, dans la composition de préparations diurétiques (3) qui jouissent, encore à l'heure actuelle, d'une vogue méritée.

Nous avons parlé, au début, d'*herpétisme* : est-ce autre chose, cette dermatose qui fait croire aux médecins et à l'entourage que le roi est atteint de la lèpre (4), et qui nécessite des bains multipliés, tantôt dans des « cuves à baigner (5) », tantôt dans des « estuves de boys (6) ou de cuivre ? ».

N'est-ce pas pour une dermatose analogue à celle qu'on décrit aujourd'hui sous le nom de *gale*, que le roi fait rechercher certain fromage (7), qu'on assure souverain contre cette affection prurigineuse ?

(1) Bibl. Nat., f. f°ˢ, 6987, f° 11, cité par BRACHET, IV, 295.

(2) PLATEARIUS, *De simplici medicina*, f° 187.

(3) Le *Vin diurétique de Trousseau*, pour ne citer que celui-là.

(4) L. DELISLE, *Fragments de Thomas Basin*, p. 20.

(5) Archives nationales, K. K., 64.

(6) British Museum, *Mss Egerton* 883, f°ˢ 41, 56, 66, 79, 85, 86.

(7) *Pharmacopea medico-chimica*, 1657, Paris, p. 618; Mss Egerton 883, f° 15.

Est-ce par coquetterie ou par nécessité qu'il emploie de la « farine de pois lupins », excellente pour blanchir le teint et adoucir la peau (1) ; ou qu'il fait acheter des serpents par son écuyer de cuisine, probablement des vipères, dont le bouillon et la gelée servaient à réparer les pertes et mortifications causées par les ulcères malins (2) ?

Le lait d'ânesse, la limaille d'or, l'or potable (3), entrent aussi dans la confection du breuvage qu'on administre au roi malade ; toutes choses, produits naturels ou médicaments, qui à l'époque font partie de l'arsenal thérapeutique destiné à combattre les affections cutanées.

Toutes ces drogues se montrant peu efficaces, l'infortuné souverain ne tarde pas à recourir aux empiriques.

En 1478, on annonce l'arrivée, à Lyon, d'un charlatan qui portait un nom prédestiné : Jean *Mercure*. On en donne avis à Louis XI, qui prescrit à ses plus habiles archiâtres d'examiner les drogues dont se sert le médicastre.

Sur le rapport qui est fait au roi que la science de cet homme était « plus qu'humaine », le prince demande à le voir. Le charlatan répondit sans embarras à toutes ses questions, et, en quittant le roi, il lui

(1) *Bibl. de l'École des Chartes*, 1894, p. 722.

(2) Archives nat., K. K., 64, f° 66 ; *Pharmacopée royale*, etc., de CHARAS, 1753, t. II, p. 615.

(3) Bibliothèque nationale, fonds français, 2896, f° 98.

remit deux présents, deux talismans : une épée très riche, qui renfermait « cent quatre-vingts petits glaives ou couteaux », et un « bouclier, orné d'un miroir, qu'il disait contenir beaucoup de vertus secrètes ». Cet homme était si désintéressé, écrit un de ses biographes (1), qu'il distribua aux pauvres tout l'argent qu'il avait reçu du roi. Il ne demeura que quelques mois dans Lyon et disparut tout d'un coup sans qu'on pût savoir ce qu'il était devenu. Tout cela sentait l'imposteur, d'autant plus qu'il se vantait d'avoir découvert la pierre philosophale et de transmuer les métaux.

De guerre lasse, le roi commanda six gros cierges de cire, pour être brûlés dans l'église de « Monseigneur Saint-Antoine de Viennoys ». Mais pas plus les cierges que l'anneau de saint Zanobi (2), que Louis XI avait prié Laurent de Médicis de lui envoyer, ne parvinrent à le préserver de ce que ses médecins prirent pour le *morbus sacer*, le *sacré mal* devrait-on dire, plutôt que *mal sacré* — ou, pour s'exprimer plus clairement, l'*épilepsie*.

On a émis quelques doutes sur l'existence du *haut mal* chez le fils de Charles VII. C'est en 1480 que Louis XI aurait subi la première attaque du

(1) *Dict. hist.*, de Chaudon et Delandine, article Mercure.
(2) Charavay, *Rapport au ministre sur les archives d'Italie*, 1881. Desjardins, *Négociations avec la Toscane*, t. I.

mal comitial (1). Après tout, il n'est pas extraordinaire, étant donné l'état de la science médicale à cette époque, que les médecins du roi n'aient pas vu clair dans son cas. Et quel singulier et horrible traitement lui infligèrent-ils ! Ceux qui avaient le soin de sa santé, écrit un chroniqueur (), employèrent pour le guérir « de terribles et merveilleuses médecines... ».

Quelle était donc cette médication dont on ne parlait qu'en se signant ? « Tous les jours de plus en plus estoyt Loys mallade et ne lui proffitoient les médecines prises en merveilleuses manières. Car vehement espe̅royt acquérir santé par *le sang humain* qu'il beut et huma de quelques enfans (3) ». On choisissait pour cette opération, qui devait se faire de préférence au mois de mai, des « jeunes hommes bien sains, et dont les cheveux ne soient pas roux (4) » ; mais, faute de jeunes gens, on prenait des adultes (5).

Ce n'était pas encore le remède souverain, puisque le roi, au même moment, commandait de quérir en tous lieux des *élans*, dont « l'ongle du pied sert à guérir la maladie d'Hercule (6) » ; du *gui de*

(1) Robert Gaguin, *op. cit.*, p. 279.
(2) *Chronique scandaleuse*, édition Buchon, p. 354, col. 2.
(3) Robert Gaguin, f⁰ 202, verso.
(4) *Pharmacopée* de Charas, 1753, t. II, p. 612.
(5) Mss Egerton, 883, f⁰ 62.
(6) J. de Renou, *OEuvres pharmaceutiques*, 1627, p. 14 ; Pomet, *Histoire des drogues*. etc.

chêne, spécifique certain contre l'épilepsie, selon les pharmacopées du temps, etc.

Il n'y a que la *raclure de crâne humain*, que les médecins du roi ne paraissent pas avoir tenté d'expérimenter ; il suffisait d'en aspirer dans le nez, ou d'en appliquer sur les tempes ou au niveau des sutures du crâne, pour voir les attaques cesser.

La singularité du remède n'était pas pour arrêter les archiatres, puisqu'ils allaient jusqu'à conseiller au roi de s'exposer à contracter la fièvre quarte (1), pour être guéri du mal caduc — une maladie chassant l'autre ! — Et nos modernes médecins se flattent d'avoir découvert l'antagonisme des maladies (2) !

« On a conservé, dit Voltaire, une de ses lettres (de Louis XI) à je ne sais quel prieur de Notre-Dame de Salles, par laquelle il demande à cette Notre-Dame de lui accorder la fièvre quarte : attendu, dit-il, que les médecins l'assurent qu'il n'y a que la fièvre quarte qui soit bonne pour sa santé. L'impudent charlatanisme des médecins était donc aussi grand que l'imbécillité de Louis XI, et son imbécillité égale à sa tyrannie (3)... »

(1) Duclos, *Hist. de Louis XI*, 1745, t. III, p. 474.
(2) V. la thèse d'agrégation de Constantin Paul qui porte ce titre.
(3) *Essai sur les mœurs*, édition Beuchot.

Sur la tyrannie de Louis XI (1) on pourrait épiloguer (2) ; quant à défendre ses médecins, nous n'entreprendrons pas une aussi grosse tâche ; nous dirons seulement, à leur décharge, qu'ils ne faisaient que refléter la science très conjecturale de leur temps, et cette justification en vaut une autre.

Nous ne saurions non plus leur en trop vouloir de n'avoir pas réussi à diagnostiquer la maladie du roi ; c'est la faute du siècle plutôt que la leur. L'anatomie pathologique des affections du cerveau ne remonte pas déjà si loin. Les médecins de Louis XI étaient donc fort excusables d'avoir pris des *ictus apoplecliques* pour des *ictus épileptiques*.

Nous avons mentionné la première de ces attaques, nous n'y revenons que pour en préciser quelques détails. C'est au mois de mars 1480 que l'accident survint. «Il perdit de tous poincts la parolle, et toute cognoissance et mémoire », narre Comynes (3). Survient alors Monseigneur de Vienne, « pour lors son médecin », qui lui fait « bailler ung clystère, et ouvrir les fenestres et bailler l'air. » Aussitôt « quelque peu de

<hr>

(1) V. l'*Esprit dans l'Histoire*, d'Édouard Fournier, 4ᵉ édition, 1882, pp. 130-132.

(2) OEuvres d'Abr. de la Framboisière, médecin du Roy, Paris, 1631, in-f°, p. 303 ; Schacht, *Institutiones medicæ*, Amsterdam, 1767, p. 117 ; Ludwig, *Institutiones medicinæ clinicæ*, Leipzig, 1778, p. 310, etc.

(3) Édition de Mlle Dupont, t. II, p. 21.

luy revint, et du sens : puis monte à cheval et retourne
aux Forges... »

Il ne pouvait s'exprimer que par signes, il arrivait
néanmoins à se faire comprendre. « Il entendoit
peu de ce qu'on luy disoit ; mais de douleur, il
n'en sentoit point... il ne formoit guère de motz...
Au bout de deux ou trois jours, la parolle luy com-
mencea à revenir et le sens. »

Ses défiances lui reviennent en même temps ; le
délire des persécutions le reprend ; il s'imagine
qu'on veut lui faire subir le même sort que jadis il
infligea à son père. Dans cette crainte, il chasse sur-
le-champ tous ceux de ses serviteurs qu'il soupçonne
tramer contre sa personne un complot. Il exige qu'on
lui communique toutes les lettres qui lui sont adres-
sées ; mais, ajoute Comynes, dont le récit équivaut
à une véritable observation clinique supérieurement
prise et rédigée, « l'on luy monstroit les principa-
les... Il faisoit semblant de les entendre, et les prenoit en sa main, et faisoit semblant de les lire, combien qu'il n'eût nulle cognoissance, et disoit quelque
mot, ou faisoit signe des responces qu'il vouloit
qui fussent faictes... Cette maladie lui dura bien
environ quinze jours, et revint, quant au sens et à
la parolle, en son premier estat ; mais il demoura
très faible, et en grand suspection de retourner
en cest inconvenient : *car naturellement il estoit
enclin à ne vouloir croire le conseil des médecins.* »

N'était-il pas payé pour avoir perdu en eux toute confiance ?

Le roi pourtant, se rétablit ; il passe une revue de six mille Suisses, qu'on avait fait venir de Normandie, et reprend le chemin de Tours, où il est saisi par une nouvelle attaque. De nouveau *il perd la parole* et reste étendu pendant des heures sur une paillasse, dans une galerie, sans mouvement, au point qu'on le croit mort.

En désespoir de cause, on le voue à Monseigneur Saint-Claude, le grand patron des épileptiques et, incontinent, « la parolle lui revint, et sur l'heure alla par la maison... » Cette seconde attaque le surprit en 1481.

Il tombe de nouveau malade à Argenton, puis à Thouars. Il entreprend alors le pèlerinage de Saint-Claude : une accalmie se produit, qu'il ne manque pas d'attribuer au saint.

Le roi revient à Tours, c'est-à-dire à Plessis-les-Tours, qui lui semblait le seul asile où les conspirateurs ne pussent l'atteindre. Nul n'approchait, en effet, du Plessis, pas même les princes du sang, à moins qu'ils ne fussent expressément mandés. Quatre cents archers veillaient continuellement autour de cette sombre demeure. Dix-huit mille chausse-trapes (1) en éloignaient toute cavalerie. De fortes

(1) Enfermé comme une bête fauve dans le château de Plessis-du-Parc, près de Tours, ce Tibère malade « fit faire, tout à

chaînes dans les cours intérieures, attachées à des
boulets, que le peuple, pour les désigner comme les
instruments de ses jeux terribles, appelait gaiement
les *fillettes du roi* ; des potences plantées en ave-
nues, tels étaient les multiples moyens que Louis XI
avait imaginés, pour se mettre à l'abri d'une con-
juration, fantôme dont s'épouvantaient ses esprits (2).

Dans son délire, il se figurait que son corps puait ;
et, pour chasser la mauvaise odeur, il faisait un
usage immodéré de parfums, de poudres odorifé-
rantes et surtout de poudre de violettes, pour laquelle
il avait une préférence marquée (3).

l'environ de la Place dudit Plessis, un treillis de gros barreaux
de fer, et planter dedans sa muraille des broches ayant plusieurs pointes comme à l'étrée par où l'on eût pu pénétrer aux
fossés dudit Plessis. Aussi fit-il faire 4 moyneaux, tous de fer
bien espays, en lieu par où l'on pouvoit bien tirer à son ayse
et estoit chose bien triomphante, et cousta plus de vingt-mille
livres : et à la fin y mist quarante arbalestriers qui jour et nuict
estoient en ces fossés, avec commission de tirer à tout homme
qui en approcheroit, jusques à ce que la porte fust ouverte le
matin. » Comynes, cité par CHEREAU, *J. Coictier*, p. 17.

(2) Cf. BERTHEVIN, *op. cit.*, pp. 39, 40.

(3) *Compte d'Alexandre Sexte, argentier du Roi* : « A Jean
Hurle, appothicaire, la somme de 55 sols tournois, qui deue luy
estoit pour une livre pouldre de violette, prise et achetée de
luy le dixième jour de mars et livrée à Pierre Direy, vallet de
chambre du Roi, pour mectre entre les robes et aultres habil-
lements du dit Seigneur. ». Arch. Nat., K. K., 60. Comme les
rois, dans les questions d'étiquette et dans les habitudes ordinaires de la vie, se sont plu à imiter leurs prédécesseurs, cette
préférence de Louis XI pour la violette se transmit aux règnes

Pour l'égayer et l'empêcher de dormir, on faisait souvent de la musique, et comme il avait fort aimé la chasse (1) et qu'il ne pouvait plus se livrer à cet exercice, on prit des rats et des souris que l'on faisait chasser par des chiens dans ses appartements (2).

Rien ne parvenait à dissiper l'ennui qui l'envahissait de plus en plus (3) : ni « les joueurs de bas et

suivants, et la charmante fleur eut la mission de parfumer la garde-robe et la literie des rois de France. (A. CHEREAU, *loc. cit.*) Les coffres de la reine (Anne de Bretagne), dans lesquels on conservait son linge, ses rubans, ses coiffures, enfin ces menus objets de toilette que les femmes de tous les temps ont possédés, étaient remplis de sachets, dans lesquels on mettait, soit des roses de Provins, soit de la *poudre de violette musquée*, soit d'autres senteurs. La poudre de violette était employée plus ordinairement : cinq livres de cette poudre avaient été fournies d'une seule fois pour remplir vingt-quatre sachets. (Cf. LE ROUX DE LINCY, *Vie de la reine Anne de Bretagne.*)

(1). « Pour tout plaisir il aymoit la chasse, et les oyseaulx en leurs saisons ; mais il n'y prenoit point tant de plaisir comme aux chiens. Encores, en ceste chasse, avoit presque autant d'ennuy que de plaisir : car il prenoit de grans peines, il couroit les cerfz à force, et se levoit fort matin, et alloit aucunes fois loing, et ne laissoit pour nul temps qu'il feist ; et ainsi s'en retournoit aucunes fois bien las, et presque toujours courroucé à quelcun, car c'est mestier qui ne se conduit pas tousjours au plaisir de ceulx qui le conduisent. Toutes fois il s'y congnoissoit mieux que nul homme qui ait regné de son temps, selon l'oppinion de chascun. » COMYNES, éd. Dupont, t. II, p. 271.

(2) Thomas BASIN, édit. Quicherat, liv. VII, chap. IX.

(3) Son fou lui-même n'arrivait pas à le distraire. (Cf. BRANTOME, *OEuvres*, t. I, pp. 205, n. 3 et 206 ; t. II, pp. 332-333.)

doux instrumens... ni les bergers de Poitiers... ni les bigots, bigottes et gens de dévotion... occupés sans cesse à prier Dieu qu'il permit qu'il ne mourût point, et qu'il le laissât vivre (1) ».

La Sainte Ampoule est apportée de Reims en grande pompe et sert à l'oindre une deuxième fois ; les moines de Cologne et d'Aix-la-Chapelle lui transmettent les débris des saints dont ils ont la garde ; l'empereur des Turcs lui offre de lui envoyer toutes les reliques trouvées en Grèce. A l'heure où il ne peut plus visiter les églises les plus renommées pour leurs miracles, il leur envoie des donations à profusion, ajoutant devant ses familiers ce mot qui peint bien sa rapacité : « Ah ! si je ne meurs point, je casserai les actes, car ils me ruineraient ! »

Ce n'est que sur ses instances multipliées que l'ermite François de Paule consent à se rendre auprès du roi. Le saint avait autant besoin du roi de France en la circonstance, que Louis XI pouvait avoir besoin de l'ermite : François de Paule était malade des écrouelles, que Louis XI guérissait par privilège royal ; c'était entre eux un échange de vertus curatives. Ni l'un ni l'autre ne s'en trouva mieux, du reste.

On conte que François de Paule, lors de sa première entrevue avec le roi, lui dit : « Sire, je

____

(1) Berthevin, p. 41, n. 1.

vais prier Dieu pour le repos de Votre Majesté. » — « Oh ! priez seulement pour le corps, aurait répliqué Louis XI ; il ne faut pas demander tant de choses à la fois. » Encore un de ces mots apocryphes dont l'histoire fourmille (1). Louis XI était trop superstitieux pour faire bravade d'impiété.

Le même mot aurait été dit par le roi à son chapelain, qui invoquait un jour sainte Eutrope, pour *la santé de l'âme et du corps.* « N'en demandez pas tant, interrompit Louis ; vous troubleriez le saint. Ne priez que pour la santé du corps (2). »

Au mois de février 1483 (3), le roi écrit à tous les États de Paris, pour qu'ils se transportent à l'abbaye de Saint-Denis, et qu'ils veuillent intercéder auprès de « nostre Sauveur Jésus-Christ, qu'il vouloit (veuille) permettre *que le vent de bise ne courust point, pour ce que par le rapport de tous médecins avoient esté d'oppinion que ledit vent de bise, quant il venteroit, feroit moult de maulx à la santé des corps humains...* et par l'ordonnance du roy, furent tous lesdit estatz de Paris à divers jours audit lieu de Saint-Denis faire procession et chanter les dictes messes. »

Le samedi 8 février, le Parlement se rendait pro-

---

(1) Cf. *l'Esprit dans l'Histoire,* d'Ed. Fournier.

(2) Cette version est donnée par Berthevin, *op. cit.*

(3) *Journal de Jean de Roye,* t. II, p. 129 (Coll. de la *Société de l'Hist. de France*).

cessionnellement à Saint-Denis... et l'histoire ne dit pas si le *vent de bise* cessa. Le *vent de bise* ou *vent d'est* est comme le *mistral* du nord. Il a, paraît-il, une influence désastreuse sur les personnes atteintes de coliques hépatiques (1).

Quoi qu'il en soit, l'état du roi ne semble pas s'être amélioré à la suite de cette manifestation nouvelle de sa foi. La verge de Moïse, voire celle d'Aaron, inestimables trésors conservés à la Sainte-Chapelle (2), restèrent pareillement sans effet. Il fallut qu'il « passât par où les autres ont passé », selon l'expression d'un chroniqueur.

La pensée de la mort lui était si pénible que, même dans les derniers jours de sa maladie, il avait défendu d'en prononcer le nom devant lui : « Quand je serai, disait-il, bien en danger, dites-moi : parlez peu, je saurai ce que cela veut dire (3). »

L'instinct de la dissimulation ne le quitta qu'à son dernier souffle. Olivier le Daim ou Coictier (4), l'un ou l'autre, lui dit brusquement : « Sire, il faut que nous vous quittions. N'ayez plus d'espérance en ce saint homme (François de Paule), ni en autre

(1) Article du docteur Fournier dans le *Bulletin médical des Vosges*, vers 1897 ou 1898.
(2) *Chronique de Jean de Troyes*, éd. Michaud, t. IV, p. 350.
(3) Berthevin, p. 46.
(4) Cf. sur Coictier le *Cabinet secret de l'Histoire*, t. IV.

chose (1) ; car sûrement il est fait de vous. Et pour ce, pensez à votre conscience, car il n'y a nul remède. » — « J'ai l'espérance, répondit le roi, que Dieu m'aidera ; car, par aventure, *je ne suis pas si malade que vous le pensez.* » Le malicieux vieillard aurait trompé la mort même, s'il en avait eu le pouvoir.

Enfin il mourut, dit Philippe de Comines, « après de longues et de dures incommoditez de corps et d'esprit » ; c'est-à-dire, pour donner à ces paroles leur vrai sens, en proie à toutes les anxiétés, à toutes les défiances, à toutes les terreurs, qui caractérisent un état morbide que la science de nos jours désigne sous le nom de *panophobie* (2).

Au résumé, le roi Louis XI eut une série d'attaques d'hémorragie cérébrale, qui ont provoqué de l'hémiplégie droite avec aphasie, et finalement la mort. Il était âgé de soixante ans.

Comme l'a dit l'aliéniste Moreau (de Tours), à qui nous emprunterons nos conclusions, on ne saurait nier que Louis XI n'appartienne, pour ainsi dire, *corps et âme* à la médecine. Qui parviendrait jamais sans cela à comprendre ce singulier personnage qui, comme on l'a dit, *se rendit autant considérable en ses vices comme en ses vertus, s'estant*

----

(1) V. Comynes, éd. Dupont, t. II, chap. VII, IX et XI, pour les « choses » auxquelles il avait eu recours pour se guérir.

(2) Moreau (de Tours), *Psychologie morbide, loc. cit.*

en l'un et en l'autre point attaché aux extrémités (1) ?

Qui peut espérer de voir clair dans cette individualité bizarre, étrange, autant par les grandes choses qu'elle a accomplies que par les excentricités dont elle est pleine ; dans cet inextricable mélange des qualités les plus opposées, d'actes décelant tantôt une sorte d'ineptie, tantôt une intelligence de premier ordre, s'il ne s'aide du flambeau de la psychologie morbide ? Ses sombres et ridicules défiances, ses ruses, ses fourberies, son libertinage, ses superstitions, ses caprices, ses originalités, son excessive pusillanimité, ses terreurs continuelles, sa lâcheté d'enfant en face de la mort, etc., tout cela est-il autre chose que le reflet de la maladie ?

Et partant, est-il possible de croire qu'une pareille situation mentale ait été sans influence aucune sur une foule d'événements mémorables, qui ont marqué le règne de ce prince (2) ?

(1) Pasquier, *Lettres,* livre III.
(2) Moreau (de Tours), *op. cit.* Cf. notre chapitre sur Louis XI, dans les *Indiscrétions de l'Histoire,* t. VI.

PIÈCES JUSTIFICATIVES

A

LA ZOOPHILIE DE MARIE D'ANJOU (1)

En 1454, Marie d'Anjou se fixe au château de Chinon, qu'elle prend plaisir à embellir. Là, elle mène une existence fastueuse. Elle a une maison nombreuse : dames et filles d'honneur, maîtres d'hôtels, valets de chambre, etc. ; elle a douze chapelains, y compris son premier aumônier, Jean Barbedienne ; elle a son médecin, son astrologue, son peintre, sans parler de plusieurs fous, d'un « folet », le *Petit-Cadet*, et d'une folle, nommée Michon. Elle est entourée de bêtes de toute espèce ; c'est une vraie ménagerie, où figurent des chiens, des cerfs et des biches, une chèvre sauvage, deux levreaux, un étourneau, un perroquet, etc.

On connaît les goûts (2) de la reine, et, de très

(1) Extrait de l'*Histoire de Charles VII*, t. VI, par FRESNE de BEAUCOURT, pp. 17 et 23.

(2) « Certains individus, écrit Féré (*Pathologie des émotions*, p. 515), qui manifestent une tendresse extraordinaire pour les animaux, se soucient peu de leurs semblables, même lorsque ce sont leurs enfants. Ce sont, en général, des héréditaires, qui offrent ou offriront d'autres troubles physiques ou psychiques. »

loin, il lui arrive, tantôt deux outardes, tantôt un
marsoin. Son frère René, qui est venu la voir à
Chinon au mois d'octobre 1454, lui envoie une hure
de sanglier.

Marie d'Anjou n'oublie personne : elle distribue
des « fleurs de Marie » d'argent et des « demys
seins » d'or (ceintures d'orfèvrerie) à tout le personnel féminin ; elle donne à Mme du Monteil six
beaux hanaps et une aiguière ; chose inouïe, *elle
envoie même des étrennes à la favorite* en titre,
à Antoinette de Maignelais ! On ne le croirait pas,
si on ne lisait dans le compte de l'argenterie la mention suivante : « Pour la garniture d'or d'une fontaine
de cristal bien richement ouvrée tout à l'entour
de menuz ouvrages à feuillages en façon de co-
ronne, et à l'entour de ladicte fontaine à quatre gar-
goules d'or bien gentement faites, d'où sault l'eaue
de la dicte fontaine ; et dessus le couvercle garny
des mesmes ledit ouvrage, et au-dessus du pié de la
fontaine garny à feuillage comme dessus ; au des-
soulz dudit pié y a quatre leons d'or bien gente-
mens faix qui soutiennent ladicte fontaine, *donné
ledit jour en estraisnes à Mademoiselle de Ville-
quier...* »

La reine montrait, sous ce rapport, une singulière
tolérance ; en voici une nouvelle preuve. On lit dans
les mêmes comptes : « A elle comptant en ses mains,
le XXVIe jour d'icellui mois (juin 1455), qu'elle

voult semblablement avoir et bailler manuellement
à son frère Jehan Rousseau pour le restituer de semblable somme qu'il avoit presté comptant à icelle
dame le premier jour de may dernier de passé, *pour
bailler aux filles joyeuses qui suivent le court*, lesquelles vindrent devers ladicte dame demander le
may, en trois escus d'or. »

B

LES HÉMORROÏDES DE LOUIS XI

Louis XI a souffert, presque toute se vie, des
hémorroïdes ; elles ont été son tourment constant,
et elles suffiraient, presque seules, à expliquer l'irritabilité de caractère, l'humeur agressive de ce sombre
et maladif monarque, qui avait ses heures de gaieté
— une gaieté de pince-sans-rire, mais qui n'allait pas
sans une certaine causticité : on en a un exemple
dans cette anecdote, qu'a rapportée Armand Baschet (1).

Dès la nouvelle de la mort de Charles VII, les
Vénitiens avaient dépêché auprès de Louis XI, pour
lui rendre hommage, deux ambassadeurs extraordi-
naires, Benardo Guistiniano et Paolo Barbo.

Louis XI était loin d'être un ami sûr pour les

____

(1) *Les Princes de l'Europe au seizième siècle*, pp. 297 et suiv.

Vénitiens et, dans les deux ans qui précédèrent la
signature du traité de 1478, il se montra plutôt favorable aux intérêts de Milan, excitant l'ambassadeur
de Sforza à conseiller à son duc l'envahissement
des possessions vénitiennes.

Une dépêche de cet ambassadeur milanais, Fran-
cesco Pietra-Santa, nous révèle sous un jour singulier la politique et les procédés du roi de France.

La dépêche de l'envoyé milanais, dont M. Baschet a donné l'interprétation fidèle, d'après le texte
italien, renferme une phrase latine, que l'ambassadeur met dans la bouche de Louis XI. Il serait malaisé de la traduire sans lui ôter la piquante origina-
lité qui est en elle. Les convenances même du langage de nos jours interdisent particulièrement la traduction du second membre de la phrase. On sait, du
reste, que le roi Louis XI avait l'esprit trop gaulois
pour ne point appeler les choses par leur nom.

« Le samedi matin j'allais à la Cour, écrit l'ambassadeur, et aussitôt que le roi fut levé, bien qu'il
ne fût encore qu'en robe de chambre (*zapparello*), il
me fit appeler dans son appartement, et s'étant assis
à une fenêtre, il me dit avant toutes choses qu'il
s'était trouvé malade : puis s'étant informé si maître
Pantaléon était avec moi, il le fit appeler.

Sa Majesté s'exprimant alors en latin, dit ces propres paroles : « *Ego sum passus emoroydos, quas
etiam alias habui, sed non fuerunt ita vehementes,*

*quod credo fuisse propter labores animi et corporis
in isto itinere et in cogitandis rationibus bellorum et
etiam propter abstinentiam coïtus quia stet tanto tem-
pore absens ab uxore meâ.* En sorte que ce mal m'a
causé quelque chaleur de tête (*certe fumositate alla
testa*) et m'a produit des palpitations au cœur qui me
donnent de grands tourments. » Et saisissant le bras
(*sporgendio il braccio*) à maître Pantaléon, il voulut
qu'il lui touchât le pouls et recommanda à ses médecins de s'entretenir avec lui parce qu'il était *valen-
thomo*, qu'il le connaissait depuis trente ans, et ainsi
maître Pantaléon lui donna une consultation... »

On voit la préoccupation constante de Louis XI (1)
Il ira même jusqu'à demander une consultation à un
médecin italien, par la double entremise du duc de
Milan et de son ambassadeur à la cour ducale, et ce
dernier sera chargé de faire la description des hémorroïdes royales.

On peut s'étonner de cette désinvolture du médecin soignant à distance et par lettre ses malades.
Mais cela est courant dans la seconde moitié du
moyen âge (2).

(1) Dans sa *Correspondance*, il ne manque pas à maintes
reprises de parler de son infirmité : « Et cuideroit-on que je
eusse les *ammoroites* ! » écrit-il, le 21 décembre 1473, au chancelier, au grand maître et au sire de Clisson, après avoir passé
une journée à cheval.

(2) Ferrari da Grado, *Une chaire de médecine au quinzième
siècle*, p. 106.

La consultation que nous allons reproduire n'est pas
datée. Notre confrère, le docteur Ferrari, à qui nous
en devons le texte, pense qu'elle dut être écrite aux
environs de 1466. Elle fut, en effet, demandée par
Emmanuel de Jacopo ou de Jacob, ambassadeur du
duc de Milan ; or, cet ambassadeur fut accrédité à
cette époque, si nous nous en rapportons à la Correspondance du roi ; on lit, en effet, à la date du
23 avril 1460 :

De par le roy,

Très cher et très aimé cousin, nostre chier et amé Manuel de Jacob, nostre serviteur et ambassadeur, s'en va pre-
sentement par devers vous auquel avons chargé vous dire
aucunes choses : si vous prions que en tout ce qu'il vous
dira de nostre part, veuillez adjouter plaine foi et créance.

LOYS.

Ce préambule terminé, voici la *Consultation*,
donnée par le docteur Ferrari (qui occupait une
chaire de médecine en Italie) à Louis XI, pour
ses hémorroïdes. C'est un document qui a presque la valeur d'une pièce historique ; il mérite, en
tout cas, d'être conservé, ne fût-ce que pour donner
une idée de la thérapeutique de l'époque.

14

CONSULTATION POUR LE ROI DE FRANCE
SUR LES HÉMORROÏDES

D'après le rapport de très respectable Manuel de Jacob, parlant au nom de Sa Très Sacrée Majesté le Roi de France, Sa Majesté aurait des hémorroïdes dont Elle souffre quelquefois. Et puisque j'ai reçu l'ordre de mon très Illustre Maître le prince duc de Milan, d'avoir à donner par écrit les remèdes à apporter à cette affection, ainsi ferai-je.

Les hémorroïdes sont diverses ; elles ont des aspects différents. Il en est de sourdes qui ne donnent pas de sang, mais qui à certains moments s'obstruent et alors se tuméfient. Parmi elles, il en est d'extrêmement douloureuses et d'ailleurs ce sont de toutes les plus douloureuses. D'autres donnent du sang trop abondamment, et alors que dans le premier cas il est nécessaire de provoquer une émission sanguine, à seule fin d'arrêter ou d'atténuer la douleur, ici, au contraire, il est nécessaire de s'opposer à cet écoulement de sang exagéré, de peur que les organes royaux, par suite surtout du refroidissement du foie, ne viennent à s'affaiblir. Et comme j'ignore de quelle sorte d'hémorroïdes est affligée Sa Majesté, je laisserai de côté nombre de choses subtiles et théoriques que je pourrais dire, et sur les causes et sur les remèdes à leur opposer quand elles donnent modéré-

ment, quand elles sont indolentes, etc. ; je ne parlerai
pas non plus des accidents que peut provoquer une
perte sanguine trop considérable, ni du régime à
suivre. Non que ces différents points n'aient leur intérêt, mais les très savants médecins de Sa Majesté
pourront là-dessus la mieux renseigner que moi-
même. Je me contenterai donc de donner les formules
de certaines médecines qui pourront utilement être
employées contre les diverses espèces d'hémorroïdes,
me bornant à les énumérer, m'attachant surtout à
indiquer celles que j'emploie d'ordinaire, que j'ai expé-
rimentées dans des cas semblables.

Or donc, si les hémorroïdes ne donnent pas de
sang et sont très douloureuses, comme il arrive souvent, il y a deux indications à remplir : en premier
lieu, atténuer la douleur ; en second lieu, favoriser
l'écoulement du sang. A cet effet, pour atténuer la
douleur, on prendra des bains de siège dans la décoction que voici : graines de lin, feuilles de guimauve,
fenugrec ; limaces trouvées dans des lieux humides
et sans carapaces, fleurs et feuilles de bouillon (blanc
deux parties de chaque. Faire bouillir le tout dans
deux seaux d'eau, jusqu'à évaporation de la sixième
partie. Verser la décoction dans un récipient concave
dans lequel on pourra s'asseoir.

Sa Majesté prendra un bain de siège de quatre
heures. A la sortie du bain, il sera fait sur l'endroit
malade une onction destinée à l'adoucir et à l'insensi-

biliser autant que possible avec l'onguent suivant : huile de graines de lin, huile de camomille, un jaune d'œuf, poudre de nénufar desséché. Ajouter un peu de cire. Sur cet onguent sera appliqué un emplâtre ainsi composé : limaces comme plus haut, feuilles de mauve, de guimauve et de mélilot, fleurs de nénufar, graines de lin. Faire bouillir et agiter. Ajouter huile de violette et moëlle de jambe de veau, un peu de safran, et appliquer l'emplâtre sur la région douloureuse.

Si, cependant, il y avait chaleur intense et douloureuse à l'endroit malade, pour empêcher l'attraction des matières en ce point, il sera nécessaire de faire une diversion. On saignera donc d'abord la veine basilique du côté droit ; six ou huit heures après, nouvelle saignée de la salvatelle du côté gauche. De chaque veine, on retirera environ deux onces de sang. Si, malgré tout, la douleur persistait, on pourrait ajouter à l'onguent ci-dessus formulé, et pour détruire toute sensibilité : opium, safran. Sa Majesté en éprouvera un grand soulagement. Mais il se peut faire que la douleur, bien qu'atténuée, ne soit pas complètement éteinte ; alors il sera bon le lendemain de saigner la saphène du pied droit, à moins toutefois que la sensibilité soit surtout exagérée du côté gauche, auquel cas la saignée porterait sur le pied gauche et serait d'une once et demie au plus.

Le sang ne sort pas naturellement des hémorroïdes ?

Il faut provoquer son écoulement. Si elles sont pen-
dantes, on posera une sangsue ou deux sur les veines
tuméfiées, en ayant soin de choisir des sangsues
non venimeuses. Voici comment il faut s'y prendre
pour les faire adhérer : on introduira la sangsue à
l'intérieur d'un tube, puis l'endroit choisi pour la
saignée sera recouvert d'un peu de sang de poulet.
Ceci fait, et sans tarder on applique le tube sur cette
région. La sangsue prisonnière adhérera aussitôt et
sucera le sang de la veine.

On retire alors le tube en laissant pendre la sangsue. Quand elle sera bien gorgée de sang, on la
saupoudrera de sel, et l'on placera au-dessous d'elle
un petit bassin dans lequel elle tombera et rendra le
sang qu'elle a sucé. L'endroit paraît-il déconges-
tionné ? Tout est bien ; sinon on appliquera une seconde sangsue de la même manière, après quoi, on
mettra sur la région malade une compresse impré-
gnée de l'onguent ainsi composé : jaune d'œuf, huile
de rose et safran en très petite quantité. Voilà qui
suffit pour les hémorroïdes externes et apparentes.

Sont-elles internes et latentes ? Alors il les faut
ouvrir, et provoquer l'émission sanguine au moyen
de compresses appliquées sur l'anus, et ayant pour
effet de dilater les pores des veines et de faire
sortir le sang. A cette intention, le suppositoire que
voici sera composé : R. Hiera de plusieurs espèces
et mastic préparé, deux parties ; myrrhe, une partie ;

miel, quantité suffisante. Faire des suppositoires de médiocre dimension, mais assez épais.

Le suppositoire sera beaucoup plus efficace s'il est fait avec une racine d'iris enveloppée dans un morceau de laine, lequel sera cousu puis trempé dans la composition ci-dessus formulée, à laquelle on ajoutera de l'huile de lys, de rue ou de scorpion.

Voici encore une formule pour suppositoires très actifs : amandes amères, feuilles de rue, pulpe de colloquinte ; musc, safranc, moëlle de cerf dissoute ; bdellium, en petite quantité et dissout dans du vin blanc.

Ces suppositoires seront longs et appliqués sur l'anus. On les renouvellera toutes les heures, et ce, pendant cinq heures consécutives. Que si, en raison même de l'activité de ces médicaments, S. M. éprouverait de la douleur, l'indication serait de l'atténuer par un suppositoire renfermant des substances *ad hoc*, en ayant soin toutefois de ne pas choisir des substances qui mettraient obstacle à l'écoulement du sang.

En effet, j'ai en vue ici ces hémorroïdes chez lesquelles il faut favoriser la sortie du sang, celles qui, à époques fixes forment une tumeur, et donnent alors lieu à une hémorragie, ou bien arrivent à l'état de tumeur mais ne coulent pas. On fera, par exemple, un suppositoire avec une racine de chou ou de blette, ou mieux encore avec une racine de raifort, que l'on plongera dans de l'huile de rose additionnée d'un jaune d'œuf ou de l'huile de violette.

Voici un moyen de faire sortir sans grande douleur les hémorroïdes sourdes et latentes : Faire un suppositoire en se servant des mêmes racines que précédemment, qu'on enveloppera dans de la laine et, qu'on laissera tremper dans de l'huile de pêcher, de camomille, etc., etc.

On traite quelquefois les hémorroïdes sourdes par l'incision et la cautérisation et, pour ce faire, il est divers procédés et inventions. Quelquefois encore on emploie la ligature des hémorroïdes, mais il est besoin dans toutes ces interventions d'une très grande habileté, et je n'ose ici louer ni conseiller semblable pratique sur une si illustre Majesté. Souvent en effet, j'ai été témoin d'accidents au cours de ces opérations.

Si donc les hémorroïdes sont apparentes et sourdes, et si l'on a dessein de les dessécher et d'en amoindrir le volume, sans crainte alors on peut recourir à ce médicament, qu'on appliquera sur trois ou quatre des veines tuméfiées, en ayant soin toutefois d'en laisser une intacte : R. Antimoine, corne de cerf brûlée, corail, hématite, encens. Ajouter huile de myrte. Oindre les veines avec cette mixture au moyen d'une compresse.

En très peu de jours, les hémorroïdes auront diminué de volume. Veut-on les faire disparaître complètement ? Ceci est possible, à condition pourtant qu'elles ne soient ni anciennes, ni sujettes à donner du sang à époque fixe. Ce doivent être exclusivement hémorroïdes se tuméfiant périodiquement et occasionnant des douleurs vives. Dans ce cas, on peut user du même liniment mentionné plus haut, en y joignant une légère saignée de la veine basilique. On donnera aussi les potions appropriées dont parle Avicenne à la fin de son chapitre des *Liquides*, après avoir traité des médicaments à appliquer sur les hémorroïdes.

Et parmi ces potions, il prescrit, à prendre et dans la boisson : le galbanum sec et pulvérisé, dans une potion d'absinthe ou de plantain, ajoutant que le galbanum, pris sous cette forme, fait disparaître les hémorroïdes dont il vient d'être parlé. Il ajoute encore que, si l'on prend de cette potion par trois fois, les hémorroïdes ne récidivent pas. Quant à moi, je n'oserais pas conseiller à Sa Majesté Royale une dose aussi forte en une seule fois. Je serais d'avis qu'elle commençât par la dose de ij. pour atteindre ʒi. et qu'elle n'augmentât pas cette dernière. Et cela suffit pour les hémorroïdes sourdes et qui ne donnent pas de sang.

Pour celles qui, au contraire, saignent très abondamment, la première indication pour arrêter ce flux de sang consiste dans un régime approprié. En effet, il faut craindre tout ce qui est susceptible de produire l'inflammation, exercices corporels ou intellectuels ; s'abstenir des aliments, boissons et médecines trop subtiles et excitantes.

La nourriture sera non seulement très styptique, mais il faudra veiller à ne manger que des aliments légers afin de conserver la liberté du ventre, car si les fèces venaient à durcir, elles pourraient au moment de leur évacuation occasionner des accidents. Ces règles observées, une autre indication consiste dans une diversion par une légère saignée de la basilique, par des ventouses posées sur les régions hépatique ou splénique, par une émission sanguine nasale.

Si le sang est trop aigre et trop subtil, par suite de son mélange avec la bile, comme il arrive souvent, on aidera sa digestion ; on le refroidira et on le rendra plus épais, au moyen de sirops, breuvages et autres médecines composées à cette intention ; puis on s'occupera de l'évacuation de la matière aigre. Le sang est-il aqueux, ce qui est mauvais, il le faudra sécher avec certains médicaments que je n'indique pas, laissant ce soin aux excellents médecins de Sa Majesté très Sacrée.

Cependant, je vais mentionner ici quelques médecines, tant pour l'usage interne que l'externe, ayant pour effet de resserrer les pores des veines et d'épaissir le sang. Et en premier lieu, je mentionnerai dans la première catégorie les mirobolans confits, citrons, canelle, et la préparation de scorie de fer de Razès. Car, si deux fois en la semaine on en prend, dans de l'eau de plantain, ou dans de l'eau ayant bouilli, on en retirera grand avantage. Que si, à l'écoulement de sang, se joint de la difficulté pour évacuer les fèces, on pourra prendre du bdellium en pilules : deux suffiront.

Pour l'usage externe, et afin de faire contracter les veines, on appliquera l'onguent suivant : R. noyaux de dattes, noix de cyprès brûlé, corail rouge, hématite préparée, acacia, terre sigillée, encens, santal blanc, glands, enveloppes de grenades, semences d'euphorbe et de plantain. Ajouter suc de menthe et basilicon. De cette mixture oindre les hémorroïdes. Et si, au flux de sang s'ajoute de la douleur, voici un remède qui m'est particulier : chercher de ces vers à cent pattes, qu'on appelle encore porcellion et qu'on trouve dans les endroits humides, dans les huches par exemple, ou bien des scarabées. On les pilera avec soin, puis on les fera bouillir et longtemps dans l'huile de graines de lin en quantité suffisante. De ce liniment on oindra les veines tuméfiées. Pour atténuer encore les douleurs, et en même temps resserrer les veines, on prendra un bain de siège dans la décoction suivante : R. plantain, fleurs et feuilles de bouillon sauvage, graines de lin, enveloppes de grenades, balaustes, galles, nénufars. Faire bouillir le

tout dans de l'eau et du vin noir styptique jusqu'à
évaporation d'une moitié.

Et de tout cela je suis satisfait et prêt à en écrire
plus long et à m'étendre davantage sur ce sujet, s'il
est besoin.

Dr FERRARI.

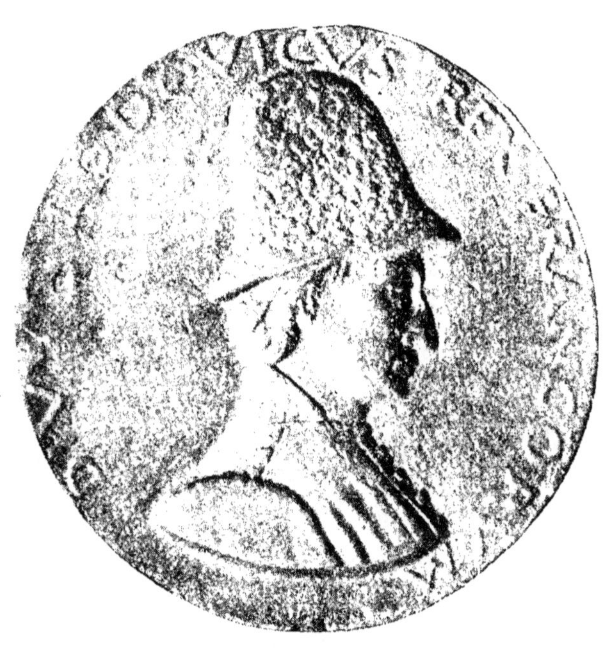

LOUIS XI

(D'après une médaille du temps.

C

CHARLES LE TÉMÉRAIRE

Mort, le 5 janvier 1477, de *blessures multiples*.

La maison ducale de Bourgogne de la première race s'étant éteinte avec Philippe Ier de Rouvres, mort sans postérité (1361), *Philippe II*, le Hardi, épousa la veuve de celui-ci, Marguerite de Flandre : il en résulta neuf enfants.

Le plus connu d'entre eux, JEAN SANS PEUR, eut, de son union avec Marguerite de Bavière, six filles et un fils, PHILIPPE III, le Bon.

CHARLES LE TÉMÉRAIRE est le seul fruit légitime, du troisième lit, de *Philippe le Bon*, dont les deux premiers mariages avaient été inféconds.

Charles le Téméraire est, comme l'a bien vu Jacoby (1), un personnage éminemment névropathique. Sur lui s'appesantit l'influence funeste de la dégénérescence physique et intellectuelle de sa maison et avec lui s'éteignit cette dynastie brillante des ducs de Bourgogne de la seconde race.

Bacon, dans son *Essai sur l'amitié*, dit que Charles le Téméraire ne communiquait ses secrets à personne, et encore moins (*and least of all*), à ceux

(1) JACOBY, *Études sur la sélection*, p. 389.

qui le tourmentaient le plus ; dans les derniers temps, cette réserve avait affaibli et ruiné son intelligence (*that closeness did impair and a little perish his understanding*) (1).

Après la défaite de Morat, il reste confiné pendant deux mois dans le sombre château de Joux, en proie à une mélancolie profonde (2), une mélancolie *morbide*.

L'historien Comynes a clairement pénétré la psychologie du duc. « Il eut, dit-il, une grande maladie de douleur et de tristesse de cette honte qu'il avait reçue. Et, à bien dire la vérité, je croy que jamais depuis il n'eut l'entendement si bon qu'il n'avoit eu auparavant. » Et y revenant un peu plus loin, il confirme le diagnostic de vésanie : « Oncques depuis ladite maladie, ne fut si saige qu'auparavent, mais beaucoup diminué de son sens. »

La débilité mentale est ici nettement indiquée.

Charles le Téméraire était sujet à de véritables phobies. N'exigeait-il pas d'avoir toujours autour de lui ses six médecins, chargés d'examiner les viandes qui lui étaient servies (3) ?

(1) Cité par l'*Intermédiaire*, 1881.

(2) « Il fut probablement devenu *fou* de chagrin, dit Michelet (il y avait eu beaucoup de fous dans sa famille : *Charles IV*, *Guillaume l'Insensé*, etc , etc.), si l'excès même du chagrin et de la colère ne l'avaient relancé. » MICHELET, *Histoire de France* (Louis XI et Charles le Téméraire), t. VI, p. 402.

(3) *L'Estat de la maison du duc Charles de Bourgogne dict le Hardy*, composé par messire Olivier de la Marche, l'an 1474,

Sans doute la crainte de la mort devait-elle entrer pour quelque chose dans ce souci constant de sa santé. Et cependant, on nous le dépeint brave jusqu'à la témérité. Il se lançait sans réflexion dans les entreprises les plus hasardeuses, mais il était également prompt à les abandonner : encore un signe de mobilité mentale, qu'un psychiatre ne saurait manquer de noter.

La manière dont fut tué *Charles le Téméraire* à la bataille de Nancy est assez généralement ignorée ; au récit emprunté aux *Curiosités historiques* (1), que nous avons publié dans la première édition de cet ouvrage, nous croyons devoir substituer, parce qu'il présente plus d'exactitude et de précision, celui qu'a donné le docteur REVILLET (de Cannes), dans *la Chronique médicale*, du 1ᵉʳ octobre 1908, p. 633 et suivantes. Cette relation, peu connue, croyons-nous, a le mérite de nous révéler les véritables causes de la défaite et de la mort du duc de Bourgogne ; nous y renvoyons nos lecteurs.

fournit les plus curieux détails sur les médecins et chirurgiens de la cour de Bourgogne à cette époque. (Cf. *Notes et documents pour servir à l'histoire de la médecine en Franche-Comté*, par Bernard PROST, pp. 43 et suiv.)

(1) Paris, Paulin et Lechevalier (1855), p. 334.

CHARLES VIII

Mort, le 7 avril 1498, à la suite d'un *traumatisme cranien*.

———————

Le second mariage de Louis XI avec *Charlotte de Savoie* ne fut pas stérile, comme l'avait été sa première union avec la fille de Jacques Ier d'Écosse.

Louis XI s'était marié ou plutôt accordé (le 14 février 1451) avec la fille du duc de Savoie, Louis II ; le mariage ne fut, semble-t-il, consommé que six ans ans après (1).

En 1458, naissait un premier enfant, *Louis*, mort en bas âge, et dont plusieurs historiens ont même nié l'existence. Un second enfant, *Joachim*, qui ne vécut pas, le suivit de près. Vint ensuite *Charles*, qui devait succéder à son père sous le nom de *Charles VIII* (2).

(1) PEIGNOT, *op. cit.*, p. 137.
(2) Postérieurement à Charles, vinrent, successivement, au monde : *Louise*, née en 1461, morte en bas âge ; *Anne de France*, née en 1462, mariée au sieur de Beaujeu en 1474, dont elle eut

Charles naquit au château d'Amboise, le 30 juin 1470. Certains ont prétendu qu'il était un enfant supposé : on est même allé jusqu'à indiquer son origine, et on lui attribue pour père véritable un boulanger. Louis XI aurait, en ce cas, joué de malheur, puisque l'enfant, dont il avait accepté d'être le père, fut tout aussi stérile que s'il eût appartenu réellement à la branche des Valois : le seul fait que Charles VIII est mort sans enfants viables (1) suffirait à laisser planer un doute sur la supposition d'enfant.

Quoi qu'il en soit, avec Charles VIII s'éteindra la maison royale de Valois, « après avoir passé par la folie, les névropathies, les crimes, les débauches, l'imbécillité, les vices de conformation et enfin la mort prématurée et la stérilité (2)»; et la couronne de France passera à la branche cadette des Valois, la branche des Valois-Orléans, issue de Louis d'Orléans, fils de Charles V et frère de Charles VI.

un fils, mort en bas âge, et une fille ; elle-même mourut le 14 novembre 1522 ; *Jeanne de France,* née en 1464, dite *Jeanne la botteuse,* mariée à Louis, duc d'Orléans (depuis Louis XII), qui fit annuler son mariage le 22 décembre 1498 : elle mourut à Bourges le 10 janvier 1504 ; *François,* duc de Berri, né en 1472, mort à l'âge d'un an.

(1) « Si Charles VIII, prince délicat, et successeur de Louis XI, mourut, et subitement, au dire de Brantôme, ce fut pour avoir aimé les femmes plus que ne lui permettoit sa complexion. *Cependant il n'eut point d'enfants naturels. »* Cf. *Mém. hist. et secrets concernant les amours des rois de France,* p. 40.

(2) Jacoby, *op. cit.,* p. 393.

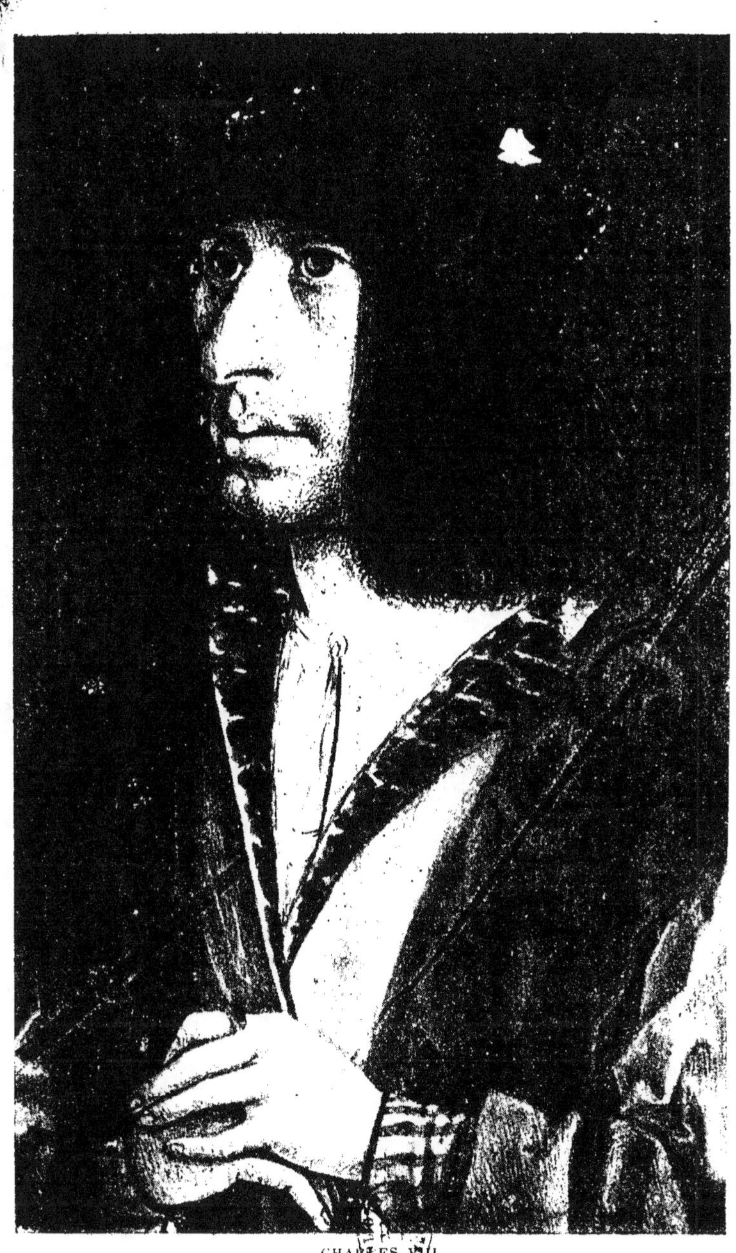

(Recueil de prières de la fin du xvᵉ siècle : manuscrit latin, 1190.
Bibliothèque nationale.)

15

Guichardin (1), noble Florentin, ambassadeur des
papes Léon X et Clément VII, qui s'est, il est vrai,
montré dans toutes les circonstances l'implacable ennemi des Français, a tracé ce portrait de Charles VIII :

Il est certain que le Roy Charles, dès son enfance, fut *de
complexion fort délicate*, et de corps malsain, de petite stature (2) et de visage (si tu luy eusses osté la vigueur et dignité des yeux) fort laid, ayant les autres membres propor-
tionnez, en sorte qu'il ressembloit plustot à un monstre qu'à
un homme.

Sans nous arrêter à ce que ce jugement a d'exagéré, retenons-en seulement cette indication : que le
roi Charles était d'un tempérament débile, deman-
dant de grands ménagements.

S'il faut en croire cette mauvaise langue de Brantôme, il ne fut pas toujours raisonnable, et malgré la
laideur que lui prête le chroniqueur Florentin dont nous
venons de reproduire le texte, il acquit une réputation
de coureur de guilledou, qui n'est peut-être pas, hâtons-nous de le dire, tout à fait méritée. Brantôme
n'hésite pas à affirmer que le roi mourut « pour

(1) *Histoire des guerres d'Italie, composée par M. François
Guichardin, gentilhomme florentin, et traduite d'italien en français
par H. Chousedey, Parisien. Nouvelle édition diligemment reveue,
et corrigée, à laquelle ont esté adjoustées les Observations politiques, militaires et morales du sieur de La Noue*, etc., etc., 1593,
in-8 ; citée par Le Roux de Lincy, *Vie de la Reine Anne de Bretagne*, t. I, pp. 95-97.
(2) C'était, dit COMINES, « un petit homme de corps ».

aymer trop les dames et s'y être par trop adonné en sa débile complexion et faible habitude (1) ». Un peu plus loin, il prétend qu'on attribua la mort du roi à une apoplexie et même qu'on parla de poison (2).

Reportons-nous, pour en décider, au récit de cette mort, tel que l'a résumé le biographe d'Anne de Bretagne (3), d'après les relations contemporaines. Nous verrons ensuite à l'interpréter.

Le samedi 7 avril, veille de Pâques fleuries, la cour se trouvait au château d'Amboise, vers deux heures après midi. Charles VIII quitta la chambre de la reine, et se dirigea avec elle vers les fossés du château pour assister à une partie de paume qui y était engagée ; il fallait traverser une petite galerie qu'on appelait *Galerie Hacquelebac*, du nom d'un des anciens gardiens ; c'était le plus sale endroit du château car chacun y venait sans se gêner.

En y entrant, Charles VIII, malgré sa petite taille, *se heurta rudement le front à la porte* ; il continua pourtant son chemin, resta quelque temps à regarder les joueurs, causant avec les uns et les autres. Au moment où il disait :

(1) *Œuvres de Brantôme*, éd. Lalanne, t. II, pp. 323 et suiv.

(2) Brantôme écrit : « L'on parla fort diversement du genre de la mort de ce grand roy. Aucuns le disoient mort d'un catarre ou apoplexie, à laquelle il ne pouvoit este subject vu sa complexion débille et son naturel point y adonné ; car il n'estoit gros, gras ny replet ; et tels gens y sont subjects. Aucuns disoient qu'il avoit eu le *boucon Italiano*, d'autant qu'il menaçoit fort l'Italie, et le craignoient. » T. II, p. 21 des *Œuvres complètes*, in-8.

(3) Le Roux de Lincy, *op. cit.*, I, pp. 137 et suiv.

J'espère bien ne commettre aucun péché soit mortel, soit véniel... il tomba pour ne plus se relever. Étendu sur une mauvaise päillasse, qu'on jeta en hâte à l'entrée de cette galerie, il expira vers onze heures du soir (1), n'ayant pu dire que ce peu de mots, à trois reprises : *Mon Dieu, Vierge Marie, Monseigneur saint Claude, Monseigneur saint Blaise me soient en aide !*

Il était à peine âgé de vingt-huit ans.

Les circonstances de ce récit ont été empruntées à Philippe de Comines (liv. 8, ch. XXV), qui les tenait de l'évêque d'Angers, confesseur du roi ; mais le texte de l'historien de Louis XI ne nous a pas été rendu dans son intégrité par Le Roux de Lincy : « Il marcha, dit Comines, quelque trois ou quatre pas en avant, puis il fut tout à coup atteint d'un catharre (?), qui lui tomba dans la gorge... Ce prince vesquit dans l'effort de ce catharre environ neuf ou dix heures... »

Que signifie ici le mot de catarrhe ? S'agit-il d'une toux quinteuse ? Ou d'une expectoration provenant de la gorge ? Nous avouons notre impuissance à fournir une explication acceptable.

N'oublions pas que Comines n'était pas sur le lieu de l'accident ; que sa version est de seconde main : cela seul doit nous mettre en défiance.

Ce qu'on ne saurait mettre en doute, c'est qu'il y

(1) A une heure du soir, d'après une lettre de Louis XII à Isabelle, reine de Castille (*British Museum*, collection Egerton vol. 743, f° 8), citée dans le *Seizième siècle et les Valois*, par le comte H. de la FERRIÈRE.

eut un traumatisme cranien, et qu'il a très bien pu
en résulter soit une commotion cérébrale, soit même
une fracture du crâne ; mais on n'a observé chez le
roi, ni convulsions, ni paralysies, ni contractures, ni
troubles de l'intelligence ou de la sensibilité. Il a eu,
cependant, de l'aphasie transitoire.

Faudrait-il en conclure que le traumatisme ne peut
en aucune façon être invoqué comme une des causes
de la mort de Charles VIII et qu'il n'y a eu là
qu'une coïncidence ? Alors nous serions ramené à
l'hypothèse de l'*apoplexie* — ou à celle de l'*empoisonnement*.

Cette dernière version a rencontré, nous devons
le dire, quelques partisans. Paul de Musset, qui avait
fouillé, lors de son voyage en Italie, les archives de
Venise, a publié jadis (dans *le National*, en 1848),
un article qui produisit, à son apparition, une
sensation marquée : l'auteur y reproduisait un
certain nombre de documents, qui inculpaient nettement le Sénat de Venise d'avoir fait empoisonner
Charles VIII (1). Déjà, dans ses *Annales et Histoire
de France*, Belleforest avait rapporté qu'on disait,
*mais sans preuves, que Charles VIII avait été
empoisonné en fleurant une pomme d'orange.*

(1) V. un document relatif à une proposition faite, par des
proscrits vénitiens, au conseil des Dix, d'assassiner Charles VIII,
dans C. de CHERRIER, *Hist. de Charles VIII, roi de France* (2ᵉ édition), t. II (Paris, 1870), pp. 492-493.

C'est une tendance trop générale qu'ont la 'plupart des historiens, j'entends ceux qui mêlent trop complaisamment le roman ou la légende à l'histoire, de faire intervenir la puissance mystérieuse et occulte du poison, quand la solution leur paraît trop « bourgeoise ».

Dans le cas de Charles VIII, il semble que l'ébranlement nerveux, qui a dû résulter du choc de la tête contre le corps étranger (1), chez un homme déjà usé par les plaisirs, et qu'on nous représente de tempérament faible, a pu suffire à provoquer la mort.

Nous nous en tenons à cette conjecture, que de nouveaux et démonstratifs documents pourraient, seuls, infirmer.

(1) La porte, contre laquelle Charles VIII se heurta le front, existe encore au château d'Amboise. Elle est au bout de la terrasse. Le haut est cintré et un peu surbaissé. Au-dessus on a sculpté le *porc-épic*, qui est, comme on le sait, l'âme de la devise du roi Louis XII. Le sol a été baissé, depuis, de cinquante centimètres (LE ROUX de LINCY, *loc. cit.*).

LOUIS XII

Mort, le 1er janvier 1515, de la *goutte*.

Les quatre enfants qui naquirent de l'union de Charles VIII avec Anne de Bretagne, union contractée en 1491 (6 décenbre), succombèrent en bas âge.

Au mois d'août 1495, Charles VIII, alors à Turin, recevait une lettre l'informant que la petite vérole régnait à Amboise, et qu'on attendait ses instructions. Le roi s'empressa de donner l'ordre d'assembler plusieurs médecins, afin de savoir si le Dauphin courait quelque danger. Olivier Laurens, Bernard Chaussade, Jean Michel et autres « physiciens » se réunirent. Le résultat de la consultation fut qu'il y avait eu des cas de petite vérole à Amboise, mais qu'elles tiraient à leur fin ; au surplus, des ordres avaient été donnés pour empêcher les gens de la ville de communiquer avec le château. Les archiatres estimèrent qu'il n'était pas nécessaire que l'en-

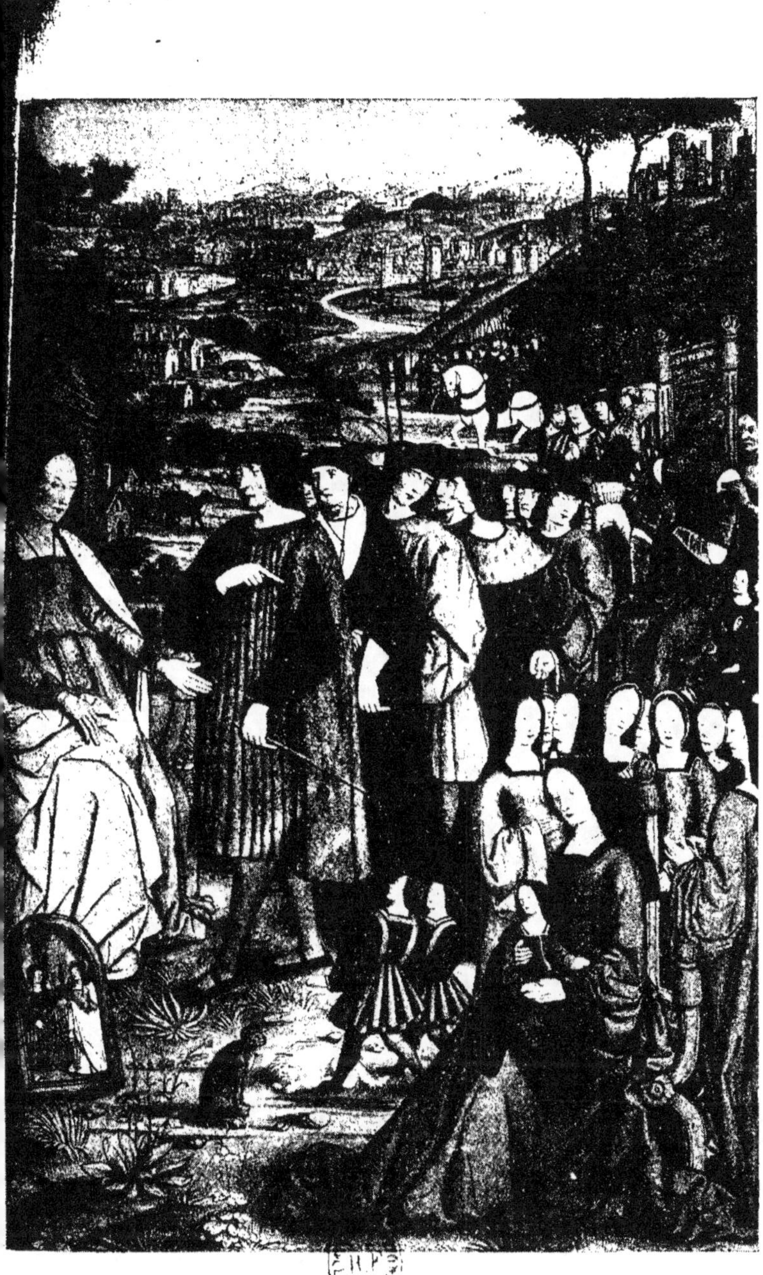

LOUIS XII, ANNE DE BRETAGNE ET CLAUDE DE FRANCE

(Bibliothèque nationale, manuscrits français 225, f° 165.)

fant changeât de résidence. Anne de Bretagne dépêcha au roi un courrier rassurant.

Les nouvelles devenaient bientôt plus alarmantes et le 6 décembre, le dauphin succombait, à peine âgé de 4 ans (il était né le 10 octobre 1492).

Chacune des trois années qui suivirent la mort du jeune dauphin, Anne de Bretagne mit au monde un enfant.

Le premier fut un fils, nommé *Charles* : il naquit le 8 septembre 1496 et mourut le 2 ou le 3 octobre suivant ; le second fut encore un fils, nommé *François*, né en 1497, mort peu de jours après sa naissance ; le troisième fut une fille, née en 1498, qui s'appela, comme sa mère, *Anne* : elle ne vécut pas (1).

Anne de Bretagne ne fut pas plus heureuse avec

(1) « En vain la pauvre mère prenait-elle toutes sortes de précautions pour assurer la vie de ces frêles créatures que la mort lui arrachait si vite : elle appelait, de son pays ou des environs, les femmes des officiers de sa maison, ou de celle du roi, pour lui servir de nourrices ; les croyances superstitieuses de sa Bretagne lui revenaient à l'esprit : elle avait un coffret rempli d'amulettes ; elle en tirait pour les donner à la nourrice, avec un chapelet de cassidoine et jaspe, un écu de Guyenne enveloppé dans du papier, un morceau de cire noire renfermé dans une bourse de drap d'or, six langues de serpent : une grande, deux moyennes, trois petites ; le sort fatal qui poursuivait la reine ne put être conjuré. L'opinion singulière que ces naissances funestes résultaient de l'illégalité du mariage de Charles VIII avec Anne de Bretagne courut le monde, et l'impitoyable Commynes eut soin de la répéter. » LE ROUX DE LINCY, *op. cit.*, t. I, pp. 134-135.

son second mari. Elle eut avec Louis XII le même
nombre d'enfants qu'avec Charles VIII : deux fils, dont
l'histoire n'a pas conservé les noms, et deux filles.

Les filles seules ont vécu. L'aînée, *Claude de
France* (1), née le 15 octobre 1499, épousa François

(1) Ce fut pendant la première expédition du roi, quelques
jours après son entrée à Milan, qu'Anne de Bretagne donna
le jour, au château de Blois, à cette fille. L'année 1507, elle
eut de vives inquiétudes au sujet de cette enfant : celle-ci fut
prise, au mois d'avril, d'une « fièvre continue », que les médecins s'empressèrent de déclarer inguérissable. Claude avait
alors un peu plus de sept ans ; elle revint à la santé, malgré
les fâcheux pronostics des médecins ; aussi la reine les chassa-
t-elle hors de sa présence et défendit-elle qu'ils approchassent
de son enfant. Obligée de quitter Blois et de se rendre à Grenoble au-devant du roi, qui revenait d'Italie après avoir puni
la révolte de Gènes, elle avait défendu à la dame de Tournon,
gouvernante de la petite princesse, de laisser venir aucun
médecin : « Ma commère, lui écrivait-elle de Grenoble, à la
date du 11 juin, j'ay reçu vos lettres et les bonnes nouvelles
de ma petite fille dont je suis bien ayse : faites m'en toujours
savoir... Elle n'a que faire des médecins et vous en donnez
toujours garde comme avez fait jusqu'ici. » Elle semble, toutefois, avoir fait une exception honorable en faveur de maître
Honorat PICQUET, médecin du Roi (Louis XII), qui avait sauvé
la jeune héritière du duché de Bretagne, en dépit des préven-
tions de sa mère contre la science des physiciens ; aussi celle-
ci accorda-t-elle, dans l'élan de sa gratitude, des honoraires
très élevés à ce praticien : trois cents écus d'or couronne,
valant 525 livres tournois, « en souvenance de plusieurs services qu'il a faiz tant à nous que à nostre chère et amée fille
durant sa dernière maladie. » Ce « mandement » d'Anne de
Bretagne est daté du 22 janvier 1508 (anc. style).

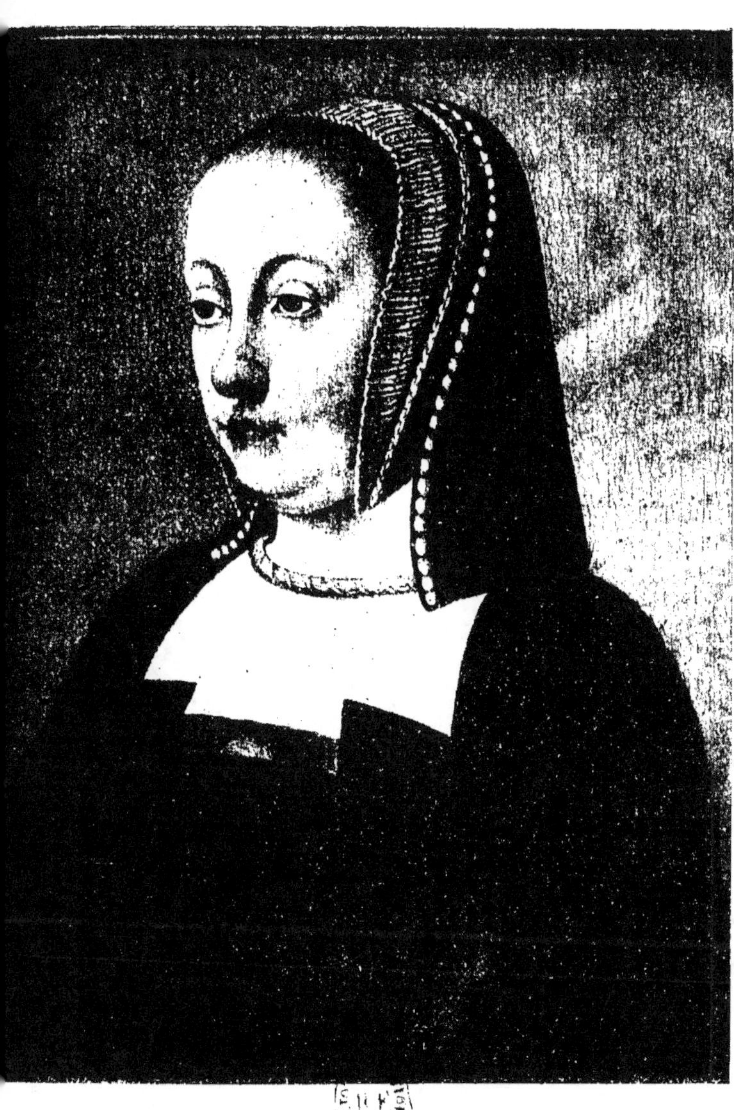

ANNE DE BRETAGNE

(École française, collection privée.)

d'Angoulême, devenu roi sous le nom de François Ier ; la seconde, *Renée de France* (1527), naquit à Blois (1), le 25 octobre 1510 ; elle épousa le duc de Ferrare (2).

Le premier fils, issu du mariage de Louis XII avec la reine Anne, vint au monde le 21 janvier 1503, après le voyage que fit Anne de Bretagne dans le Dauphiné et à Lyon, mais il mourut en naissant ; le même sort était réservé au second, qui vint au monde le 21 janvier 1512 (3).

De nombreux portraits, en buste ou en pied, de nombreuses médailles nous permettent de juger du physique d'*Anne de Bretagne*.

Elle était d'une taille moyenne (sa taille estoist belle et médiocre, dit Brantôme) ; elle avait de la noblesse dans la démarche, et essayait de pallier de son mieux une difformité qui la déparait sensiblement : elle avait un pied plus court que l'autre, et on s'en apercevait, quelque artifice dont elle usât pour le cacher (4).

(1) L'enfant fut nommée *Renée*, en l'honneur de saint René d'Angers, aux reliques duquel le roi et la reine avaient fait plusieurs pèlerinages pour obtenir « lignée », car le bienheureux évêque était continuellement invoqué par les femmes stériles (*Le Seizième Siècle*, par Paul LACROIX, t. IV, p. 230).

(2) Elle mourut à Montargis, le 12 juin 1575.

(3) LE ROUX de LINCY, *loc. cit.*

(4) Voici le portrait que traçait de la reine Anne, un diplomate du seizième siècle : « La Reine a dix-sept ans ; elle aussi

La reine Anne fut souvent visitée par la maladie (1).
Outre qu'elle eut des couches très laborieuses, elle
fut atteinte, dans le courant du mois de mars de
l'année 1511, d'une affection fébrile, longue et douloureuse, qui la mit en péril de mort. Le mois suivant, elle entrait en convalescence (2).

Dans les dernières années de sa vie, elle souffrit
d'un mal très incommode, la gravelle. A l'époque,
cette affection était peu connue, et la malheureuse
reine ne reçut pas les soins que comportait son
état. Le 2 janvier 1514, étant au château de Blois,
elle eut une attaque plus violente que les autres,
très probablement une attaque de *colique hépatique*, et sept jours plus tard, le 9 janvier, environ
sur les six heures du matin, elle succombait, les uns
disent dans les plus terribles souffrances ; les autres,

est maigre de sa personne, boiteuse d'un pied et d'une façon
sensible, bien qu'elle s'aide de chaussures à talons élevés (*zac-
coli*), brunette et fort jolie de visage, et, pour son âge, fort
rusée ; de sorte que ce qu'elle s'est une fois mis dans l'esprit,
elle le veut obtenir de toutes manières, qu'il faille rire ou
pleurer pour cela. Elle est jalouse et désireuse de Sa Majesté
outre mesure, si bien que depuis qu'elle est sa femme, il s'est
passé peu de nuits qu'elle n'ait dormi avec le Roi, et en cela
elle s'est aussi très bien conduite, puisqu'elle est grosse de
huit mois... » Cf. A. Baschet, *les Princes de l'Europe au seizième
siècle,* p. 326.

(1) Anne de Bretagne avait été, dit-on, *maltraitée* par les sages-
femmes et elle était restée depuis, maladive.

(2) Le Glay, *Négociations entre la France et l'Autriche,* t. I.

au contraire, soutiennent qu' « elle était morte en pleine santé, que les médecins s'étaient trompés et qu'on devrait les tous chasser (1) ».

Anne de Bretagne était morte le lundi 9 février ; son corps resta dans sa chambre jusqu'au samedi suivant. Les chirurgiens et apothicaires eurent le temps de procéder à l'embaumement du corps et d'en extraire le cœur, qui fut enfermé dans une boîte d'or, en exécution de la dernière volonté de la mourante ; elle avait expressément recommandé que la meilleure partie d'elle-même fût inhumée à Nantes, chez ses Bretons qu'elle avait tant aimés (2).

Louis XII donna plusieurs témoignages de la douleur qu'il ressentit de la mort de son épouse. Néanmoins, neuf mois, jour pour jour, après la mort de la reine-duchesse, le 9 octobre (1514), il contractait sa troisième union avec Marie d'Angleterre, sœur du roi Henri VIII : en premières noces, il avait épousé Jeanne de France ; il avait fait annuler

---

(1) Le Roux de Lincy, *op. cit.*, II, 199.

(2) Le cœur de la reine Anne fut porté en grande pompe dans l'église du couvent des Carmes, à Nantes, où se trouvait déjà le tombeau de François II, père de la reine. Le 17 février 1792, le mausolée de François II fut mutilé et la boîte en plomb, contenant le cœur de la reine Anne, brisée ; le cœur d'or fut porté au cabinet des médailles de la Bibliothèque nationale ; mais, en 1817, sur la demande du Conseil municipal de Nantes, la précieuse relique fut restituée à cette ville. (Le Roux de Lincy, *op. cit.*, II, pp. 225-226.)

son mariage par le pape Alexandre VI (1498).

Louis XII était âgé de cinquante-trois ans, quand il épousa Marie d'Angleterre, *beaucoup plus jeune que lui*. Aussi Brantôme a-t-il pu écrire que la « belle Marie d'Angleterre fut cause de sa mort (de la mort de Louis XII), *pour l'embrasser trop souvent* (1) ».

Pour parler un langage plus sérieux, Louis XII était *goutteux* (2) (la goutte, il est vrai, est souvent le résultat des plaisirs défendus), et il est vraisemblable que c'est une attaque de goutte, ou une complication de cette maladie, qui mit fin aux jours de ce prince (3).

(1) BRANTOME, *OEuvres*, t. III, p. 243 ; cf. *Études sur François I*er, par Paulin PARIS (Paris, 1885), t. I, ch. III.

(2) « Le Sénat, dans une lettre à l'ambassadeur de Rome, 15 octobre (1512), lui raconte l'ouverture de négociations amicales entre Antonio Justiniani, et le roi Louis XII... Le Roi est à Blois, en son château ; messer Antonio Justiniani, docteur, d'abord prisonnier des Français, est mis en rapport à Milan avec le seigneur Jean-Jacques Trivulce, qu'il avait ensuite retrouvé à Lyon, arrive à Blois le dernier jour d'août : le Roi souffrait de la *goutte*. »BASCHET (A.), *op. cit.*, pp. 366-371.

(3) « Les malheurs publics ou privés, qui avaient accablé coup sur coup Louis XII, influèrent sur son tempérament affaibli et altéré par un flux de sang qui l'incommodait tous les trois jours... Sa situation était si alarmante que ses médecins pensèrent *que de lui fût fait* ; néanmoins, il continuait de se montrer de loin, les yeux creux, le teint jaune et plombé, le dos voûté et les jambes chancelantes... Il ne quittait sa chambre que pour se traîner sur une terrasse, dès qu'un rayon

PIÈCES JUSTIFICATIVES

LA VÉRITABLE CAUSE DE LA MORT DE LOUIS XII

FLEURANGE, *le jeune adventureux*, raconte avec un grand charme (ch. XLII de ses Mémoires), comment s'accomplirent les épousailles de Louis XII et ce qui suivit.

Le lendemain au matin feurent les espousailles et ne feurent pas faites à l'église, mais en une belle et grande salle tendue de drap d'or, là où tout le monde les pouvoit veoir. Et estoient le Roy et la Royne assis, et la Royne toute deschevelée avoit un chapeau sur son chef, le plus

de soleil l'invitait à venir se ranimer en plein air. Il avait perdu son embonpoint, son appétit, sa gaieté... » Il se remit de cette chaude alerte et « sa convalescence fut aussi prompte que son dépérissement avait été rapide ». En 1505, il tombe de nouveau malade et se rend à Blois, dont le climat lui a été favorable à maintes reprises. La fièvre ne tardait pas à le quitter. Il reprend des forces et se rétablit une fois de plus. Nouvelle rechute, celle-ci plus grave. Le clergé, la noblesse et le peuple implorent la guérison de leur roi. A Blois, à Amboise, à Tours « on vit des hommes et des femmes aller tout nus aux églises et *se flageller en public*, pour intéresser la clémence divine à rendre la santé à celui qu'on avait eu si grand peur de perdre. » Louis XII donna ainsi des inquiétudes, à deux ou trois reprises, à ses médecins et à son entourage, jusqu'à ce qu'enfin une crise finale l'emportât. (Cf. *l'Histoire du seizième siècle en France*, par P. L. JACOB, t. II, pp. 397 et suiv., 406 ; t. III, pp. 61-77.)

riche de la chrestienté et ne porta point de couronne pour
ce que la coustume est de n'en point porter, si elles ne sont
couronnées et sacrées à Saint-Denis... Le Roy et la Royne
espousés, toute l'après-disner et sur le soir feust faicte la
plus grande chère du monde. La nuit venue, se couchèrent
le Roy et la Royne ; et le lendemain le Roy disoit qu'il avoit
faict merveilles.

Pour plaire à sa jeune femme de seize ans, le roi
changea toutes ses habitudes : « Il avoit voulu faire
du gentil compaignon avec sa femme ; mais s'abusoit,
car il n'étoit pas homme pour ce faire. » Les bals,
les tournois, les festins, les veilles, la continuelle
succession de distractions qui n'étaient pas de son
âge conduisirent au tombeau le pauvre roi. « Ceulx
de la basoche à Paris disoient que le roy d'Angleterre avoit envoyé une haquenée au roy de France
pour le porter bientôt et plus doucement en enfer ou
en paradis. »

Louis XII s'éteignit le 1ᵉʳ janvier 1515, à l'hôtel
des Tournelles, où il était venu s'installer depuis peu,
s'y trouvant en meilleur air qu'au Palais.

Ledit Roy estant aux Tournelles, feust commencé à lui
faire son enterrement comme on a coustume faire aux aultres
Rois ; qui sont belles cérémonies et antiques. Et en portant
son corps des dictes Tournelles à Nostre-Dame, avoit gens
devant avecques des campanes lesquelles sonnaient et
crioient : *Le bon Louis, père du peuple, est mort* (1) !

(1) *Mémoires de Fleurange*, cités par M. P. Robiquet, *Hist.
municipale de Paris*, pp. 312-331.

FRANÇOIS Ier

Mort, le 31 mars 1547, d'une *fistule tuberculeuse.*

Avec Louis XII s'était éteinte la branche cadette des Valois, celle d'Orléans. Après ce roi, la couronne passera à la branche des Valois-Orléans-Angoulème, descendant de Jean d'Angoulème, cinquième fils de Louis d'Orléans, qui lui-même était le deuxième fils du roi Charles V, dit *le Sage* (1).

François Ier était donc l'arrière-petit-fils de Louis d'Orléans et de Valentine Visconti ; le petit-fils de Charles, comte d'Angoulème, frère cadet du père de Louis XII ; le fils de Charles d'Orléans, comte d'Angoulème, et de Louise de Savoie (2).

Il épousa (1514) la fille aînée de Louis XII, Claude

(1) JACOBY, *op. cit.*

(2) PEIGNOT, *op. cit.* A peine âgée de 12 ans, Louise de Savoie avait été mariée à Charles de Valois, mort le 1er janvier 1496, la laissant mère de deux enfants : Marguerite d'Angoulème, née le 11 avril 1492, et François d'Angoulème (le futur François Ier), né le 12 septembre 1494. Guillaume de Jaligny, secrétaire de Pierre II duc de Bourbon, a donné quelques détails

de France, qui mourut dix ans après son mariage.

Le 4 juillet 1530, François Ier s'unissait, en secondes noces, à Éléonore d'Autriche, sœur de Charles-Quint (1).

Nous avons exposé ailleurs (2) les circonstances de la mort de François Ier. Nous rappelons seulement les points principaux de notre argumentation.

Il est aujourd'hui prouvé que, contrairement à la légende, le roi François ne succomba pas aux suites de la maladie dont il fut atteint (3), maladie que nos voisins appellent le *mal français* et que, par re-

sur la dernière maladie et la mort du père de François Ier (*Histoire de Charles VIII*, édition Godefroi, pp. 108-110, in Paulin Paris, *op. cit.*, t. I, ch. I.)

(1) Sur le voyage dans les Pays-Bas et la maladie d'Éléonore, v. un article de M. Paillard, dans la *Revue historique*, t. XVIII, p. 101.

(2) V. le *Cabinet secret de l'histoire*, 1re série, dernière édition.

(3) Le 20 juillet 1529, François Ier avait fait appel aux lumières d'un médecin de Montpellier, Jehan Falco, et du chirurgien Antoine Quesson, pour lui donner leurs soins conjointement avec les médecins de la cour. Il fut alloué au médecin la somme de 400 livres tournois, « pour le récompenser des frais, mises, despenses, paines et travaux, qu'il a eus en un voyage qu'il a faict de la ville de Montpellier jusques au dict Fontainebleau. » *Union médicale*, 20 et 27 juillet 1869. En 1543, François Ier faisait appareiller un vaisseau, pour aller jusqu'au nouveau monde, au Brésil, lui chercher certain remède, du *gayet* ou *palme Saincte*, autrement dit du bois de gaïac, qui passait à l'époque pour un remède « spécifique » de l'avarie. (V. à cet égard l'*Histoire de la marine française*, par de la Roncière, Paris, 1906, t. III, p. 291.)

présailles, nous nommons le *mal napolitain*. Le savant spécialiste Cullerier a fait cette démonstration le plus lumineusement du monde, dans une substantielle brochure (1).

Contrairement à Cullerier, qui attribue la mort de François Iᵉʳ à « une affection des voies urinaires, avec abcès dans les environs du canal de l'urèthre, accompagné probablement d'une fistule urinaire » ; contrairement à Corlieu (2), qui, après avoir parlé d'*intoxication urineuse*, conclut que le roi a succombé, « consumé à la fois par les embarras politiques, par.les jouissances d'une vie de fatigue et de plaisirs de toute nature, à l'exception de ceux de la table », nous nous en tenons à l'opinion que nous avons déjà émise à une autre place, à savoir que le roi François est mort des suites d'une *fistule tuberculeuse* (3).

Il avait, à quelques mois près, le même âge que son prédécesseur au trône : cinquante-trois ans (4).

(1) Tirage à part de la *Gazette hebdomadaire de médecine*, 1856.

(2) *La mort des rois de France depuis François Iᵉʳ*, par le docteur Corlieu (1892).

(3) Au mois d'août 1526, il avait eu un abcès dans la région occipitale, qui s'ouvrit spontanément un mois plus tard. Cet abcès pouvait bien être de nature tuberculeuse, d'autant que, s'il s'est ouvert spontanément, il a très bien pu rester fistuleux.

(4) Sur *la mort de François Iᵉʳ*, on consultera utilement un fort intéressant opuscule de M. Auguste Castan (ext. des *Mémoires de la Société d'émulation du Doubs*, 9 mars 1878).

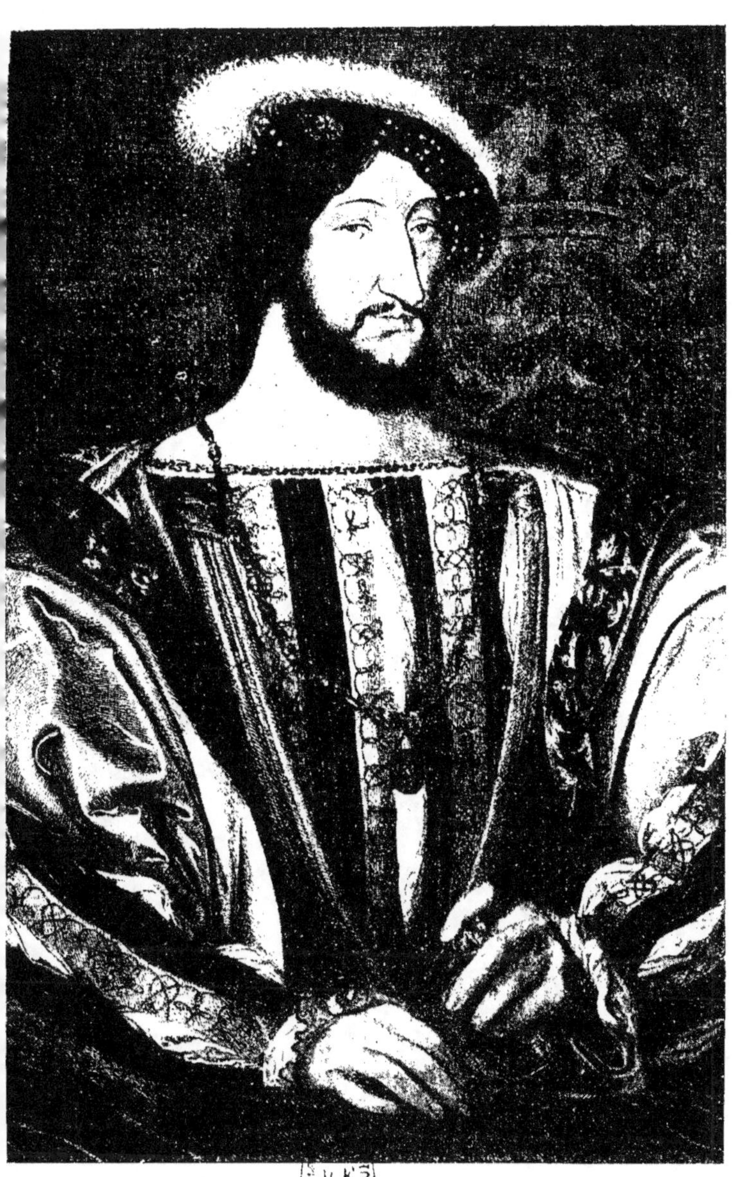

FRANÇOIS Ier

(École française du XVIe siècle.)

LE DAUPHIN FRANÇOIS

Mort, le 12 août 1536, d'une *pleuro-pneumonie*.

———

Sur les sept enfants qui naquirent de l'union de François Ier avec Claude de France, deux d'entre eux (deux filles) succombèrent en bas âge : *Louise*, née le 19 août 1515, morte deux ans plus tard ; *Charlotte* (1516-1524), une troisième fille, *Madeleine*, épousa Jacques V d'Écosse ; son mariage fut stérile ; elle mourut à dix-sept ans (1).

Des trois garçons, *François*, né le 28 février 1518 (2),

(1) « D'une fièvre éthique » ; traduisons phtisie aiguë.

(2) Étienne Charavay a trouvé dans le *Fonds Béthune* (Bibl. nat., F. Fr., 2990, f° 29), cette curieuse lettre, annonçant la naissance du dauphin François :

« Dimanche dernier environ cincq heures apres mydy la Royne nous feit ung beau daulphin qui est le plus beau et puissant effant que lon sauroit veoir et qui se faict le myeulx nourrir. Et la Royne qui se trouve fort bien et faict tres bonne

mourut âgé de dix-huit ans (1536) : nous dirons tout
à l'heure de quelle façon. *Henri*, qui fut roi de
France sous le nom de *Henri II*, succomba acci-
dentellement ; enfin le troisième, *Charles*, duc d'Orléans (1522-1545), mourut sans alliance et, par suite,
sans descendance légitime. Il succomba aux suites
d'une affection aiguë (fébrile) des voies respiratoires,
consécutive à l'ingestion d'eau glacée. Une tumeur
qu'il eut dans la région axillaire fit croire à ses
médecins et à lui-même qu'il avait... la peste ! (1)

chère grace à Nostre Seigneur. Aussy faict le Roy, Madame et
mez petittez dames leurs filles. » *Revue des Documents historiques*, 2ᵉ année, p. 49 (n.). Par Marguerite de Navarre nous
apprenons que le Dauphin eut la rougeole au commencement
de l'année 1526, en même temps que ses frères. Il fut sans
doute soigné par les médecins attachés à sa personne, c'est-
à-dire : Mᵉ Christophe de Forest, qui touchait 300 l. t. d'appoin-
tements annuels; Mᵉ Pierre Tremeulet, 400 l. t., tandis que les
apothicaires, Julien Bauge et Gentien Larcher, ne touchaient
que 160 l. t. Ces médecins et apothicaires ne sont point ceux
qui firent l'autopsie du Dauphin. (*Rev. des doc. hist.*, *loc. cit.*)

Le Dauphin François était très taciturne, fuyant la société et
même brutal. Quand les enfants de son âge venaient partager
ses jeux, il les maltraitait tellement que les gentilshommes ne
laissaient plus leurs fils se mêler à la compagnie de l'héritier
du trône.

(1) Le 5 septembre 1545, François Iᵉʳ, qui, pour forcer les
Anglais à lui rendre Boulogne, avait envoyé le baron de la Garde
s'emparer de l'île de Wight, et s'était lui-même transporté dans
les environs d'Abbeville, s'arrêta à l'Abbaye de Forest-le-Mous-
tier, où il eut la douleur de perdre son fils Charles, duc d'Orléans, qui mourut subitement, « d'une fièvre pestilente, disent

Cela dit, donnons quelques détails sur la dernière maladie (1) de François, dauphin de France, dont la mort, au rapport de certains, ne reconnaîtrait pas une cause naturelle.

Un apothicaire de Tours a déploré, dans une tirade versifiée, la mort du dauphin François, que la rumeur publique disait avoir été empoisonné par l'arsenic. Les vers de l'apothicaire sont franchement mauvais, mais ne sait-on pas que c'est dans la *Muze historique* du gazetier Loret, écrite en vers non moins mirlitonesques, que l'on trouve la chronique la plus pittoresque, la plus véridique, de la vie au temps de Louis XIII ?

Or donc, messire Thibault Lespleigney (2), apothicaire à Tours, s'exprime en ces termes :

> Le primogenite (premier-né) de France,
> François, dauphin, de François fils,

quelques auteurs ; tandis que d'autres prétendent qu'il fut empoisonné par les partisans du dauphin et font retomber l'odieux de ce crime sur Diane de Poitiers. » DESTIGNY (de Caen), *Histoire de Catherine de Médicis*, pp. 63-64. On a, d'autre part, conté que le fils du roi François serait mort d'un « ulcère aux parties honteuses ». V. Paulin PARIS, *op. cit.*, t. II, np. 310-311.

(1) Il avait été malade au mois d'octobre 1533, à Marseille ; il fut soigné par le médecin du pape Clément VII, à qui il fit remettre, à titre d'honoraires, cinq cents écus soleil (*Rev. des doc. hist.*, II, p. 61).

(2) *Promptuaire des médecines simples en rythme joieuse*, par Thibault LESPLEIGNEY, chapitre de l'*Arsenic* (nouvelle édition, par P. DORVEAUX) ; Paris, H. Welter, 1899, p. 12.

> En cest an de mil trente et six (1536),
> En mourut par fausse traison...
> O *pernicieuse poison* (1),
> Pestilente et envenimée.
> Par ton dart fut exanimée
> La fleur des très loyaux François...

On voit à quelles rumeurs avait donné naissance la mort du Dauphin, si subite et si imprévue. Les uns prétendaient y reconnaître la main de l'Empereur tandis que d'autres nommaient tout bas Catherine de Médicis (2).

Il est peu vraisemblable que Charles-Quint ait été pour quelque chose dans la mort du Dauphin, fils de François Ier ; et, quand son caractère autoriserait à le croire capable d'un pareil crime, on cherche vainement quel intérêt il aurait eu à le commettre ; l'opinion, en France, ne l'en chargea pas moins avec acharnement ; il fut réduit à se défendre (3).

(1) Il est à remarquer que *poison* est ici du genre féminin. Ce mot a été féminin jusqu'au commencement du dix-septième siècle. Il signifiait primitivement *breuvage* ; ce n'est que plus tard qu'il prit un sens malfaisant. (Cf. les Dictionnaires de Littré, Hatzfeld, Darmesteter, Thomas, etc.)

(2) Cf. *Archives curieuses de l'Hist. de France*, de CIMBER et DANJOU, 1re série, t. IX, p. 10. Quelques-uns insinuèrent que Catherine de Médicis avait peut-être songé, par ce moyen, à rapprocher son mari des marches du trône. (*Œuvres de Marot*, édit. Guiffrey, t. III, pp. 465 et suiv. V. également aux *Pièces justificatives* la note A, et *Poisons et Sortilèges*, des docteurs CABANÈS et L. NASS, 2e série, ch. III.)

(3) *Lettre privée, responsive d'ami à autre, réfutant conputation*

On arrêta le comte Sébastiano de Montecuculo ;
on lui fit avouer, dans les tortures, qu'il était l'agent
d'Antoine de Lève, l'un des favoris de Charles-Quint,
et l'on pensa avoir fait ainsi la lumière sur les relations qui rattachaient cet empoisonneur subalterne
au véritable coupable, que l'on était décidé à trouver plus haut (1).

Pourquoi les soupçons s'étaient-ils portés sur
Montecuculo (ou Montecuculli) ? C'est que les apparences étaient, vraiment, contre l'infortuné gentilhomme.

Le Dauphin François était de passage à Tournon,
se rendant à Valence avec le roi son père. En dépit
de la chaleur, qui était accablante, le Dauphin voulut
se livrer à son sport favori et jouer une partie de
paume. Très altéré à la suite de cet exercice violent,
il envoya son écuyer, Sébastien Montecuculli, cher-

<hr>

*controuvée et publiée calomnieusement et sinistrement du côté du
roi de France et par ses ministres contre l'empereur et aucuns
princes ses serviteurs, sur la mort du feu dauphin* (Granvelle,
t. II, pp. 500 et suiv.) Cité par A. Desjardins, *les Sentiments moraux au seizième siècle*, p. 126.

(1) G. Guiffrey, *Cronique du Roy Françoys, premier de ce
nom*, Paris, 1860, pp. 184-186, note ; cf. B. Hauréau, *François Ier et
sa cour*, nouvelle édition., Paris, 1855, pp. 98 et suiv. (V. dans le
Journal officiel du 5 avril 1907, l'étude critique présentée au
Congrès des sociétés savantes, séance du 2 avril, par M. Hauser,
professeur à l'Université de Dijon et les remarques de M. Meyer
sur la valeur, comme référence, de l'ouvrage réédité par M. G.
Guiffrey, en 1860.)

cher de l'eau dans une tasse en terre, dont Brantôme a donné une minutieuse description (1).

Le Dauphin vida la tasse d'un trait ; presque aussitôt il se sentit pris d'un malaise.

On assure, mais rien n'est moins prouvé, que, profitant d'un moment d'inattention, l'écuyer aurait mêlé au breuvage une poudre empoisonnée (de l'acide arsénieux ou réalgar, qui est un sulfure d'arsenic) (2).

Quoi qu'il en soit, le dauphin dut rentrer à Tournon, tandis que le roi poursuivait sa route. C'était le 6 août (1536). Le mal empira rapidement et quatre jours plus tard le dauphin n'était plus.

François Ier ne chercha pas à calmer l'opinion publique, qui se montrait fort surexcitée, car cette agitation servait à la fois et sa politique et ses ressentiments. Tout indique même que ceux qui l'approchaient de plus près avaient fini par ajouter créance à ces bruits. Dans une lettre à son frère, Marguerite ne se borne pas à compatir à sa douleur, mais elle exprime énergiquement le désir que la « vengeance »

(1) V. dans les œuvres de B. le chapitre sur le *Dauphin François* (t. III, pp. 174-177).

(2) Ce n'était qu'une supposition ; néanmoins, Sébastien de Montecuculo fut condamné à être tiré à quatre chevaux. La rédaction de cet arrêt laissait subsister tous les soupçons qui avaient été répandus contre l'Empereur. Le récit de l'exécution est rempli de détails atroces. Le peuple mutila les restes du supplicié, et les enfants jouèrent « à la pellote » avec sa tête.

suive de près cette « sy grande cruaulté » de Charles-
Quint (1).

Les historiens, les poëtes (2), accréditèrent la version de l'empoisonnement. Toutefois, un chroniqueur,
Belcarius(3), parle bien du verre d'eau sucrée, mais

(1) GÉNIN, *Lettres de Marguerite de Navarre*, I, 334 (cité par
Guiffrey).

(2) Le P. LELONG (*Bibl. hist. de la France*) et BRUNET (*Manuel
du Libraire*, II, 5ᵉ éd.), mentionnent sur ce sujet les trois opus-
cules suivants : 1° *Copie de larrest du grand conseil donné à l'encontre du misérable et meschant empoisonneur de Monseigneur le
Dauphin : avec aucunes épistres et rondeaux sur la mort de mon-
dict seigneur* (1536) ; 2° *Nouvelle deffence pour les Françoys. A
lencontre de la nouvelle entreprinse des ennemys. Comprenant la
manière deviter tous poisons, avec les remèdes à lencontre diceulx,
dedié au gentilhomme qui a faict responce au secrétaire Alemand
son amy sur le différent de l'Empereur et du roy tres chrestien
Françoys premier de ce nom* (par Bertrand de la LUCE, médecin),
Paris, Denys Janot, (1537) ; 3° *Du glorieux retour de Lempereur
de Provence, par ung double de lectres, escriptes de Bouloigne à
Romme à Labbé de Caprare : translaté d'Italien en Françoys :
adjousté le double du dicton prononcé à la condempnation de
l'empoisonneur de feu monsieur le Dauphin de France*, Lyon,
1537. Le docteur DORVEAUX.(*Promptuaire de Lespleigney*) a, en
outre, signalé : l'*Apparition de Ganellon*, publiée à Lyon en
1542, que le *Bibliopoliana* (n° 43) dit être une pièce satirique
contre Antonio de Leyva, célèbre général espagnol, et l'écuyer
Sébastien Montecuculli, l'empoisonneur prétendu du dauphin
fils de François Iᵉʳ.

(3) Voici comment s'exprime Belcarius (Beaucaire), en latin,
le latin dans les mots, etc. : « *Delphinum nonnulli, ex parvæ pilæ
ludo multo sudore madentem, aqua frigida intemperantius hausta,
alii ex nimia venere cum Lestrangia, aulica matrona, mortem
sibi consciuisse existimarunt.* » BELCARIUS, *Commentarii rerum*

il attribue la mort à une imprudence d'un genre
particulier (1).

Ce qu'il y a de certain, c'est que les médecins du
temps ignorèrent complètement la nature de la maladie à laquelle succomba le dauphin. Cette maladie
était, selon toute vraisemblance, une *pleuro-pneumonie*, occasionnée par l'ingestion d'une boisson
froide en pleine transpiration.

Le procès-verbal d'autopsie (2), tout imparfait qu'il
soit, permet cependant de tirer quelques inductions.
Nous pouvons — et en cela nous sommes d'accord
avec Littré, qui l'a formulé avant nous (3), — affirmer
que *le dauphin François n'est pas mort empoisonné.*

Mais le procès-verbal est rédigé en termes trop
obscurs pour qu'on puisse en conclure rien de plus.
Ce sont les circonstances dans lesquelles est survenue
la mort qui nous autorisent à émettre l'hypothèse
qu'il a dû succomber à une pleuro-pneumonie *a frigore.*

gallicarum, XXI, 677). Cf. Guiffrey, *op. cit.*, p. 466. Cette demoi-
selle de Lestrange, dont il est ici question, était une fille de la
reine, cousine germaine de Brantôme *Rev. des documents historiques, loc. cit.*, p. 62).

(1) Comme son père, il aimait la chasse et... la galanterie, ce
qui n'avait pas peu contribué à affaiblir son tempérament. (Cf.
Rev. des documents historiques, ann. cit., p. 61.)

(2) V. aux *Pièces justificatives* la note B.

(3) V. aux *Pièces justificatives* la note C.

PIÈCES JUSTIFICATIVES

A

CATHERINE DE MÉDICIS RÉHABILITÉE

Dans combien de libelles, écrits dans des temps de trouble et de faction, des écrivains mercenaires ou mal instruits n'ont-ils pas entrepris de noircir la mémoire de Catherine de Médicis par des empoisonnements imaginaires ? N'a-t-on pas été jusqu'à l'accuser d'avoir chargé deux Italiens d'empoisonner toute l'armée du prince de Condé, et de leur avoir donné dix mille francs, qui devaient être employés à payer les drogues nécessaires pour l'exécution de cet horrible projet ? Si la Reine de Navarre, mère de Henri IV, meurt à Paris, d'un abcès dans la poitrine, on ne laisse pas de dire et de publier qu'elle a été empoisonnée par des gants parfumés, qui lui ont été vendus par un marchand, nommé maître René, que l'on qualifie d'empoisonneur aux gages de Catherine de Médicis.

Si Dandelot, frère de l'amiral de Coligny, meurt à Saintes, d'une fièvre pourprée, on met encore sa mort sur le compte de cette princesse. Ces calomnies se trouvent dans les écrits des contemporains, et les historiens les répètent.

Il n'y a pas jusqu'à M. le Laboureur qui ne nous ait débité de fausses anecdotes sur la méchanceté de la Reine, quoiqu'il ait presque toujours travaillé sur les pièces les plus authentiques, et qu'il ait mérité d'être mis au rang des auteurs classiques, par la multitude et par l'utilité de ses recherches. Cet écrivain, si sage d'ailleurs, et si judicieux,

si accoutumé à puiser les faits qu'il raconte dans les meilleures sources, ne suit plus sa méthode ordinaire quand il
se met à parler de la Reine Catherine de Médicis. On voit
qu'il n'écrit plus que d'après les libelles manuscrits ou imprimés des Huguenots, dont il avait fait une étude particulière.

On ne prétend pas sans doute justifier cette Reine sur
toutes ses actions : il s'en faut beaucoup ; mais encore ne
faut-il pas lui en attribuer, auxquelles il est évident qu'elle
n'a jamais pensé... Il est donc évident que la Reine Catherine désira sincèrement de voir le Duc d'Anjou, son fils,
élevé sur le trône de Pologne. M. le Laboureur ne se contente pas de le nier, il va plus loin encore, puisqu'il accuse
tacitement la Reine Catherine d'avoir fait périr son fils,
Charles IX. *On pensera ce que l'on voudra*, dit-il, *de la mort
du Roi Charles, arrivée quatre mois après le départ du Duc
d'Anjou pour la Pologne ;* et pour faire mieux entendre ce
que l'on doit en penser, il ajoute : *que véritablement il faut
avouer que cette princesse étoit trop savante dans la destinée de cet état et de sa famille ;* comme pour dire, qu'étant
résolue de faire périr Charles IX, il ne lui était pas difficile
de prévoir sa fin prochaine (1).

B

PROCÈS-VERBAL D'OUVERTURE DU CORPS DU DAUPHIN FRANÇOIS, FILS DE FRANÇOIS Ier

Quoique *l'acte de visitation et ouverture du corps
de Monseigneur le Dauphin* ait déjà été publié par

(1) GRIFFET, *Traité des preuves de l'Histoire*, pp. 263 et suiv.

M. A. de Terrebasse, dans ses *Inscriptions de la
ville de Vienne en Dauphiné*, t. II, p. 330, et par
M. Ludovic Lalanne, dans son édition de Brantôme,
t. III, p. 446, nous croyons devoir le reproduire à
nouveau. En voici le texte :

Par devant nous Pierre Broë et Jehan Pelous, notaires
royaulx, habitans de la ville de Tournon-sur-le-Rosne, en
ladite ville et chasteau d'icelle, furent présents en leurs personnes messeigneurs messires Pierre de Werty, grand
maître des eaues et forestz de France ; Adrien Tiercellen,
seigneur de Brosse, chevaliers et chambellans ordinaires
de feu très hault, très puissant et très excellent prince
François, dauphin de Viennoys, duc propriétaire de Bretagne, filz aisné du roy notre sire, roy de France à présent
régnant ; Charles de Cossé ; Jacques des Quars ; François
de la Noë, gentilz-hommes de la chambre dudit feu seigneur
messire Loys de Ronsart, chevalier, seigneur de la Poisso-
nière, conseiller et maistre d'hostel ordinaire dudit feu seigneur ; Jehan Babon, maistre de sa garde-robe ; Jehan Ber-
nart de Bertinholes ; Julien Crochart, dit Cortinhy ; Jehan
Lefranc ; Françoys de Senesmes, dit Luzerches ; Jehan de
Montjoye, varlets de chambre ordinaires ; Thomas Gilbert,
barbier, et George Le Bouchier, huissier de chambre dudit
feu seigneur, lesquels tous ensemble ont présenté à mais-
tres François Myron, Jehan Lemoyte, médecins ordinaires
dudit seigneur, et maistre Jehan Champier, médecin ordinaire de monseigneur le cardinal de Tournon, et à maistre
Noël Giraudeau et Loys Buysson, dit Panchart, chirurgiens
ordinaires dudit seigneur, tous actestans et affermant par
leur foy et sermens prestez corporellement, levans leurs
mains à Dieu, estre icelluy lequel trespassa hier en ce lieu

de Tournon entre sept à huit heures du matin pour icelluy corps estre visité par dehors et ouvert par dedans, et estre embasmé ainsi qu'on a de coustume embasmer les corps des princes pour les ensépulutrer. Lesquelz médecins, cirurgiens, barbiers et apothicaire l'ont receu de leurs mains et visité ainsi que s'ensuyt : ·

Premièrement ledit corps a été apporté tout nud sur une table et visité par dehors, auquel ne s'est trouvé aulcune pustule que une cicatrice d'une apostume qu'il avoit eu entre les deux espaules. Le reste des espaules et muscles du doz, l'entour du col et hault de poitrine sont de couleur de sang meurdri, et derrière s'étendoit jusques aux fesses. La bouche et le nez tous environnez de glaçons de sang.

Item, a esté ouvert ledit corps et s'est trouvé par dedans ès parties de la poitrine quand on les a ouvertes plus de humidité que en bas.

Item, les intestins se sont trouvez tous jaunastres et pleins de vent et de grande puanteur.

Item, l'estomac bel et entier et vuyde.

Item, la rate de mesme en son estat naturel.

Item, le foy s'est trouvé, pour la moitié de luy, de couleur lyvide, et quant l'on l'a fendu ladicte moytié s'est trouvée fort seiche, et l'autre moytié naturelle.

Item, la bourse du fiel a été trouvée grande et naturelle.

Item, le polmon a esté trouvé... plein de eslevures.

Item, le cuer grand, tout flestry, mol et uny.

Item, les roignons se sont trouvez grands et entiers et bien netz.

Item, la veyne grande et entière.

Item, a esté ouverte la teste et s'est trouvé le cerveau grand et entier, et les voynes des foyes fort pleines de sang.

Item, pour ce que ledict seigneur, luy vivant, durant la maladie de laquelle il est décédé, s'étoit plaingt de quelque

doleur, quand on le tournoit, au costé droit, a esté regardé
par dedans s'il y avoit apparence d'appostume et ne s'en est
point trouvé : et a esté par dehors incisé à plusieurs lieux
et ne s'est rien trouvé aussi.

Ce faict, ledict corps a été embasmé, et icelluy prest à
mectre en cercueil, les susdicts médecins, cirurgiens et appothicaire l'ont rendu illec aux chambellans et varletz de
chambre cy dessus nommez actestans et affermans par
leur serment ce que dessus estre vray.

En signe de quoy, nous dicts notaires royaulx, nous
sommes soubzignés et avons fait signer ces présentes aux-
dicts sieurs médecins, cirurgiens et appothicaire, le onziesme
jour d'aoust, mil cinq cens trente six : P. Broë, notaire ;
F. Myron ; J. La Moueste ; Jean Champier ; N. Giraudeau ;
Loys Buisson ; Bineau ; Baugé.

En tesmoing des quelles choses et pour les faire formes
auctentiques et establis à tousjours y a esté mys et apposé
le scel royal establi au baillage de Viveroys.

Signé : P. Broë, notaire ; J. Pelous, notaire,

C

OPINION DE LITTRÉ SUR LA MORT
DU DAUPHIN FRANÇOIS

Préoccupé du problème de la mort du dauphin
François, M. Étienne Charavay, désirant connaître
l'avis d'un homme autorisé, avait prié Littré de lui
donner son opinion sur cette question de pathologie
rétrospective. L'illustre savant, qui a résolu avec

tant de sagacité et d'esprit critique les problèmes si ardus de la mort d'Alexandre et de celle d'Henriette d'Angleterre, écrivit alors la lettre suivante à M. Charavay, qui l'a jadis publiée dans sa très intéressante *Revue des Documents historiques*.

D'après une pièce aussi imparfaite que celle qu'on vient de lire, Littré ne pouvait formuler qu'une hypothèse ; mais on verra que, pour Littré comme pour nous, la question de poison doit être définitivement écartée.

Ménil-le-Roi, par Maisons-Laffite, 5 août 1874.

Monsieur,

J'ai lu attentivement le procès-verbal d'ouverture du corps. Je n'y ai rien vu que de négatif, c'est-à-dire que les organes, intestins, estomac, rate, foie, vésicule du fiel, cœur, reins et cerveau ; n'ont présenté aucune apparence morbide, ou bien les apparences, comme au foie, ne nous apprennent rien. Peut-être faut-il faire une exception pour le poumon. Cet organe, dit le procès-verbal, était plein d'élevures. De plus, le corps avait la bouche et le nez pleins de caillots de sang. On peut croire que le défunt avait eu une hémoptysie et que par conséquent, les *élevures* notées indiquaient une lésion, sans doute des tubercules disséminés.

Cette ouverture de corps ne permet de songer à aucun poison.

Mais pour la question de poison comme pour celle de phthisie à laquelle je viens de faire allusion, il faudrait pouvoir comparer au résultat de l'ouverture du corps l'histoire de la maladie. Cela ajouterait de la probabilité aux

conjectures que j'émets ou les écarterait tout à ait. Non
pas que je veuille affirmer que l'histoire de l maladie,
jointe à l'autopsie, permettrait de résoudre abs lument le
problème de pathologie rétrospective qui vous oc upe : mais,
du moins, tous les éléments médicaux de la question auraient été mis à contribution.

Agréez, Monsieur, l'assurance de ma haute considération.

E. Littré.

HENRI II

Mort, le 10 juillet 1559, de *méningo-encéphalite
traumatique*.

Les historiens ont fait la remarque, assez piquante, que le règne de Henri II commença par un
duel et finit par un combat singulier, où ce prince
trouva la mort. Ils ajoutent que ce genre de mort
avait été pronostiqué au roi par un certain Gauric (1)
qui, tirant l'horoscope du souverain, avait prédit
que les années climatériques lui seraient funestes
(les années climatériques sont toutes les septièmes
années de la vie humaine et plus spécialement la
soixante-troisième, particulièrement redoutable) ; en
outre, que s'il passait la soixantième année de son
âge, il n'arriverait certainement pas à la soixante-
dixième. Le sieur Gauric ne se risquait guère ;
aussi sa prophétie n'eut-elle pas de peine à se réa-

(1) BERTHEVIN, *Recherches historiques sur les derniers jours de
rois de France*, etc., Paris, 1825, p. 59.

liser. Le roi mourut, en effet, âgé près de quarante-deux ans.

Ce que Montluc a rapporté des pressentiments du roi est (6 fois 7) plus singulier (1). Voici la citation du paragraphe de ses Commentaires, où il raconte lui-même le songe qu'il eut en Guyenne, la veille du jour qui précéda le tournoi où le roi trouva la mort.

Je songeais, écrit Montluc, que je voyois le roi assis sur une chaise, ayant le visage couvert de gouttes de sang, et ne sembloit que ce fut tout ainsi que l'on peint Jésus-Christ, quand les Juifs lui mirent la couronne et qu'il tenoit les mains jointes. Je lui regardois, ce me sembloit, sa face, mais je ne pouvois voir autre chose que sang au visage, ne découvrant aucun mal. J'oyois, comme il me sembloit, les uns dire *il est mort*, les autres *il ne l'est pas encore*. Je voyois les médecins et chirurgiens entrer et sortir dans la chambre et cuide que mon songe ne dura longuement, car à mon réveil je trouvoi une chose que je n'avais jamais pensée, c'est qu'un homme puisse pleurer en songeant : car je me trou-

(1) Dans ses fameuses prophéties, si longtemps prises au sérieux, et qui, même de nos jours, ont trouvé des adeptes convaincus, Nostradamus avait prédit la mort de Henri II :

> Le lyon jeune le vieux surmontera
> En champ bellique par singulier duelle,
> Dans caige d'or les yeux lui crèvera :
> Deux classes une, puis mourir, mort cruelle.

Les contemporains crurent y trouver, très clairement prédit, l'événement où le Roi trouva la mort ; il faut reconnaître que, pour cette fois, le hasard servit assez bien le prophète.

voi la face tout en larmes et mes yeux qui en rendoient
toujours ; falloit que je les laissasse rire, car je ne puis
garder de pleurer longuement.

Mézerai relate (1) aussi, pour l'avoir appris de
gens de qualité, qui le tenaient de Charles de Lorraine gendre du roi, que la nuit qui précéda le tournoi, une dame, logée près de la Bastille, avait vu en
songe que Henri II avait été blessé et abattu par
terre, d'un coup de lance dans l'œil, et que l'éclat en
avait rejailli dans l'oreille du dauphin, qui en avait
été renversé mort auprès de son père : ce qui mar-
quait que le dauphin ne lui survivrait pas longtemps : or, François II succomba — bizarre coïncidence (2) ! — à une affection qui commença par l'o-
reille.

Pour Henri II, le songe se réalisa pareillement.

(1) BERTHEVIN, *op. cit.*, p. 60.
(2) Étant dauphin, Henri II *avait crevé un œil* à son écuyer.
Juste retour des choses d'ici-bas, il recevait à son tour, quelques années plus tard, une blessure mortelle dans la même
région :
« Quand il pleuvait et qu'il ne pouvait sortir dehors, il fallait au dedans choisir force autres passe-temps dont il n'y en
avait point manque, ou à jouer avec les dames ou avec les
gentilshommes, tirer des armes, qu'il avait bien en main, et
trop pour M. de Boucard, son écuyer, auquel il creva l'œil étant
monsieur le Dauphin, dont il lui demanda pardon, car c'était
un fort honnête et brave gentilhomme, du depuis en nos
guerres, il se fit hugenot. » EUDEL du GORD, *Fragm. hist. sur les
derniers Valois*, p. 81.

A l'occasion du mariage de la fille du roi, Élisabeth de France, avec Philippe II, qui eut lieu le 26 juin 1559, des tournois avaient été organisés.

Une lice avait été dressée à l'extrémité de la rue Sainte-Antoine, sur une place assez vaste qui s'étendait entre le palais des Tournelles et la Bastille. On sait en quoi consistaient alors les tournois. Les deux champions, entièrement revêtus d'une solide armure, se tenaient l'un à droite, l'autre à gauche d'une barrière haute d'un mètre et demi environ, le long de laquelle ils devaient courir sans jamais la toucher du genou. Au bruit des trompettes et des clairons, ils s'élançaient l'un sur l'autre la lance en arrêt et chacun d'eux cherchait à désarçonner son adversaire. Si les deux lances se rompaient sans que ni l'un ni l'autre eussent chancelé sur leurs montures, les applaudissements éclataient de toutes parts (1).

(1) Henri II y arriva ce jour-là, portant sur sa riche armure les couleurs de sa dame, de sa vieille maîtresse Diane, qui comptait alors près de soixante ans. FRANKLIN, *Grandes scènes historiques du seizième siècle*).

« Henri II, voulant célébrer les noces de madame sa fille et de madame sa sœur avec toutes les somptuosités et magnificences qu'il pût, dressa un tournoi solennel contre tous venants, et lui, M. de Ferrare, M. de Guise et M. de Nemours. furent les quatre venants. Il portait, pour livrée, blanc et noir, qui était la sienne ordinaire, cause de la belle veuve qu'il servait, M. de Guise, son blanc et incarnat qu'il n'a jamais quitté, pour une dame que je dirais. qu'il servit étant fille à la cour,

Il y avait déjà quelques jours que duraient ces carrousels, lorsqu'il prit envie au roi, le 29 juin, de prendre part au tournoi. Chacun des *tenants* du tournoi devait lutter successivement avec trois *assaillants*. Le duc de Savoie se présenta le premier contre le roi, le duc de Guise lui succéda, puis le jeune Gabriel de Montgomery, sieur de Lorges.

Henri montra dans ces trois rencontres sa vigueur accoutumée.

Il ne put se résoudre à abandonner si tôt la lice et, contre l'usage, il voulut fournir encore une course avec Montgomery. Celui-ci dut obéir. Au signal donné, les deux champions se précipitaient l'un contre l'autre.

Leurs lances s'étant brisées, le roi, qui avait malheureusement la visière de son casque levée, fut blessé à l'œil d'un éclat de lance ; il chancela sur son cheval, et soutenu par ses officiers, fut transporté au château des Tournelles (1).

Mézerai a fait de l'épisode un récit qui n'est pas seulement dramatique mais qui est d'une précision dans les détails qu'il importe de souligner, pour les considérations dont nous le ferons suivre.

Il arriva, dit Mézerai, que ce seigneur (Montgomery)

M. de Ferrare, jaune et rouge, et M. de Nemours, jaune et noir. » *Fragments historiques sur les derniers Valois*, par Armand EUDEL DU GORD, pp. 74-75.

(1) FRANKLIN, *op. cit.* et de THOU, *Histoire universelle*.

ayant rompu sa lance contre son plastron, l'atteignit encore du tronçon qui lui restoit à la main, *au-dessus du sourcil de l'œil droit*. Le coup fut si grand qu'il le renversa par terre et *lui fit perdre la connoissance et la parole ; il ne les recouvra jamais plus ;* d'où l'on peut convaincre de faux tous les différents discours que les uns et les autres lui mirent à la bouche (1) selon leurs intérêts et leurs passions. Toutefois *il vécut encore près de onze jours* et ne rendit le dernier soupir que le dizième juillet.

D'après le récit de Mézerai, le roi perdit donc la parole et la connaissance aussitôt après l'accident.

On a voulu y voir la preuve que le cerveau avait été touché : cela est exact, mais il peut arriver, même en ce cas, que le blessé ne perde pas connaissance.

Mackensie et d'autres auteurs ont insisté sur ce

(1) « On dit qu'alors ce prince, passant devant la Bastille, jetta les yeux de ce côté là et que se souvenant des conseillers qu'il y avoit fait emprisonner depuis peu de jours, il dit plus d'une fois qu'il craignoit bien d'avoir traité injustement des innocens, et que le cardinal de Lorraine qui étoit présent dit à ce prince que cette pensée né pouvoit lui être inspirée que par l'ennemi du genre humain ; qu'il devoit la rejetter et demeurer inébranlable dans sa foi. *Je n'oserais assurer si ce fait est véritable ou supposé,* ne voulant écrire que des choses certaines et dont tout le monde convienne ; car les médecins soutiennent que quand on a reçu une pareille plaie, *on perd l'usage de parole,* soit que le cerveau soit blessé, soit que la violence du coup l'ébranle de son siège, soit qu'une veine rompue épanche le sang dans sa substance, soit que la dure-mère, qui l'enveloppe, étant enfoncée, le pénètre et en sépare la continuité. » De Thou, *loc. cit.*

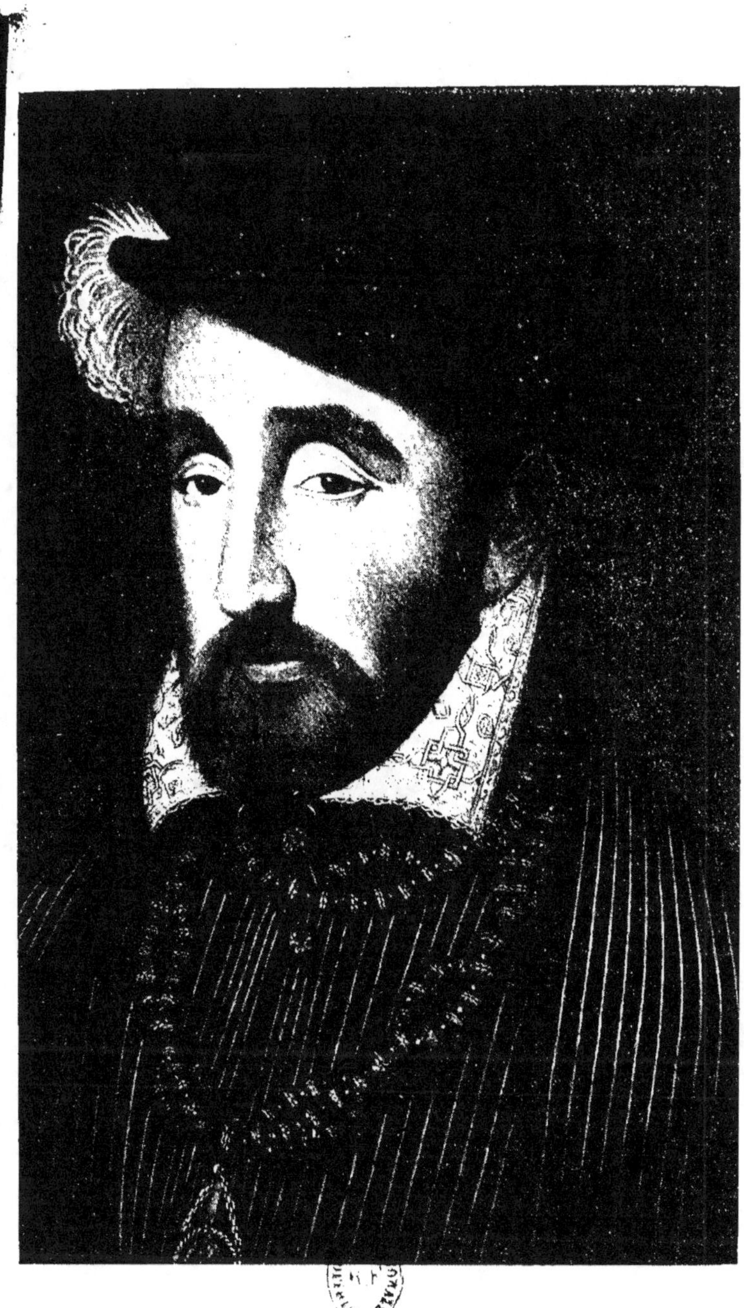

HENRI II

(Par Clouet : *Galerie Pitti*, Florence.)

18

point, que, fréquemment, le blessé non seulement ne perd pas connaissance, mais fait quelquefois plusieurs kilomètres à pied après l'accident, avant de tomber mort presque subitement ; ou qu'il n'est pris que plusieurs jours après d'accidents phlegmoneux, méningitiques ou tétaniques, rapidement mortels, qui, d'autre fois, ne surviennent pas malgré une perte de substance cérébrale. La porte d'entrée est, du reste, quelquefois si petite que ni le blessé ni l'entourage, surtout dans une rixe, ne se rendent compte de la profondeur de la pénétration (1).

On doit donc toujours attendre, avant de formuler un pronostic, quel que soit l'état, parfois excellent, du blessé pendant les premiers jours : état général ou état local. On examinera aussi avec le plus grand soin l'état cérébral, vu la possibilité d'accidents méningitiques, *quelquefois très tardifs.*

C'est ce qui est arrivé dans le cas d'Henri II.

La méningite ne s'est déclarée que quelques jours après l'accident (2) : on trouva un épanchement entre

(1) *Pronostic et traitement des plaies de l'orbite,* par le docteur Alb. Terson, (*Journal des Praticiens,* 9 octobre 1897.)

(2) L'on mit tout en œuvre pour le guérir : « durant quatre jours, les chirurgiens anatomisèrent quatre testes de criminels, que l'on avoit décapitez en la Conciergerie du Palais et aux prisons du Grand-Chastelet, contre lesquelles testes on coignoit le tronsson par grande force au pareil costé qu'il estoit entré dedans celle du Roy. » *Mémoires de Vieilleville,* liv. VII, chap. XXVIII.

les membranes du cerveau, bien qu'il n'y eût pas de lésion extérieure apparente.

Cet épanchement, d'abord sanguin, était devenu purulent.

Il s'agit donc bien, comme l'a indiqué le professeur Lannelongue, dans la remarquable consultation que nous donnons ci-après de *méningo-encéphalite, conséculive à un traumatisme.*

PIÈCES JUSTIFICATIVES

A

EXAMEN CHIRURGICAL DE LA BLESSURE REÇUE PAR HENRI II AU TOURNOI DU 30 JUIN 1559 (1),

Par le professeur O. LANNELONGUE, de l'Institut.

Si les descriptions abondent sur l'accident royal (lettres privées, documents historiques variés), il n'en est pas ainsi pour ce qui a trait à la maladie elle-même ; ici tout est incertain et contradictoire. Les renseignements scientifiques qu'on croirait trouver dans Ambroise Paré, chirurgien ordinaire du roi, sont tellement insuffisants qu'on a le droit de se

_____
(1) Extrait des *Grandes scènes historiques du seizième siècle*, par Alf. FRANKLIN.

demander si Paré a réellement assisté le roi dans sa dernière maladie.

La plupart des récits concordent d'une manière suffisante pour faire admettre que l'accident a été immédiatement suivi de perte de la connaissance et de la parole. M. de Vieilleville, dont le témoignage a paru suspect à divers historiens (1), affirme cependant que le roi prononça, d'une voix faible il est vrai, quelques paroles, qu'il pardonna au jeune comte de Montgomery, défendit qu'on lui infligeât aucun châtiment, et commanda à M. de Vieilleville de ne laisser pénétrer qui que ce fût dans ses appartements, sauf les médecins et les chirurgiens. Ces derniers, accourus en toute hâte, cherchèrent à sonder la plaie et malgré des expériences faites sur la tête de quatre suppliciés, ils ne parvinrent pas à se rendre un compte exact des lésions qui pouvaient exister. Chose incroyable, Paré, comme nous le verrons, ne donne aucun renseignement sur l'état du blessé, pas plus qu'il ne parle des soins qui lui furent donnés.

(1) « Les Mémoires du maréchal de Vieilleville contiennent diverses circonstances curieuses et intéressantes des règnes d'Henri II, de François II et de Charles IX, que l'on chercherait en vain dans les historiens de son temps, qui les ont totalement omises, ou rapportées trop superficiellement. Ils ont été écrits par Vincent Carloix, son secrétaire, et par conséquent ils n'ont pas la même autorité que s'il les avait écrits luimême. » GRIFFET, *Traité des preuves de l'Histoire*, p. 134 (A. C.).

D'après une lettre d'Anne de Cossé (1) à M. le maréchal de Brissac, une légère amélioration se serait produite dans l'état du roi ; mais ce renseignement, d'une bien minime valeur on le comprend, n'est même pas confirmé par M. de Vieilleville (2), dont nous suivons le récit, à défaut du témoignage des médecins.

Le quatrième jour, la fièvre qui s'était montrée aussitôt après l'accident cessa ; le roi reprit connaissance, fit venir la reine, la pria de hâter les noces de sa sœur, et lui fit signer un brevet de maréchal de France pour M. de Vieilleville. Ses dernières recommandations terminées, il perdit de nouveau parole et connaissance, et s'éteignit sept jours après, le lendemain des noces de sa sœur avec le duc de Savoie. Telle est la version de M. de Vieilleville, version qui a trouvé bien des sceptiques, pour ne pas dire plus ; il suffit de se reporter à la citation de Mézerai, pour être édifié sur la valeur que la critique historique a accordé aux documents émanant de cette source.

Ambroise Paré n'était pas encore à l'apogée de sa réputation ; il partageait sa charge de chirurgien ordinaire du roi avec Jacques le Roy et Jehan d'Amboise. A-t-il été appelé à voir Henri II dans cette circonstance ? Le simple raisonnement semble l'in-

(1) Nous donnons un peu plus loin (note B) cette lettre.
(2) Cf. *Mémoires de Vieilleville*, p. 416.

diquer; cependant le fait a été contesté, et malgré l'opinion de Malgaigne, qui se prononce d'une manière affirmative, on doit rester, selon nous, dans une réserve formelle, en l'absence de tout document capable d'entraîner la conviction.

Dans son ouvrage sur les plaies de teste, Paré, faisant allusion à la blessure du roi Henri, remercie M. Chapelain de la considération avec laquelle il lui demandait parfois son avis à ce sujet, mais les termes qu'il emploie nous semblent indiquer qu'il n'assistait pas aux consultations (1).

Dans le chapitre IX du livre X de ses œuvres, Paré est plus explicite et il semble donner une description *de visu* de la plaie ; mais qu'il y a peu de détails pour un fait de cette importance ! On peut en juger :

Le roy receut un très grand coup de lance au corps, qui fust cause luy eslever la visière, et un esclat du contre-coup luy donna au-dessus du sourcil dextre et lui dilacéra le cuir musculeux du front près l'os, transversalement jusques au petit coin de l'œil senestre, et avec ce plusieurs petits fragmens ou esquilles de l'esclat demeurèrent en la substance dudit œil sans faire aucune fracture aux os. Donc, à cause de telle commotion ou esbranlement du cerveau, il décéda l'onzième jour qu'il fut frappé.

Rien non plus dans le passage suivant, qui a trait

(1) Voir un peu plus loin (note C) la lettre d'A. Paré à son confrère Chapelain.

à l'autopsie, ne prouve que Paré en ait été le témoin oculaire :

> On luy trouva en la partie opposite du corps, comme environ le milieu de la commissure de l'os occipital, une quantité de sang espandue entre la dure mère et pie mère, et l'altération en la substance du cerveau qui estoit de couleur flave ou jaunastre, environ la grandeur d'un poulce, auquel lieu fut trouvé commencement de putréfaction, qui furent causes suffisantes de la mort, et non le vice de l'œil seulement qu'aucuns ont voulu référer à cause de la mort.

Paré relate avec un grand luxe de détails un accident analogue à celui du roi, arrivé à un simple valet (en citant les noms des médecins et chirurgiens appelés à lui donner secours); il est vraiment extraordinaire qu'il n'ait pas cru devoir donner une relation plus complète, plus précise, plus personnelle de la maladie et de l'autopsie du roi Henri II.

Le peu de précision des médecins dans cette circonstance, et de Paré en particulier, ne s'explique que par des suppositions. Serait-ce que, pour raison d'État, on ait caché pendant plusieurs jours la mort du roi, et que dans ce cas, les médecins aient pensé devoir garder le silence ; serait-ce que Paré ait été écarté pour un motif quelconque ? Quoi qu'il en soit, les documents que nous avons eus sous les yeux ne permettent pas d'affirmer la présence de Paré parmi les médecins appelés à donner des soins au roi après sa blessure.

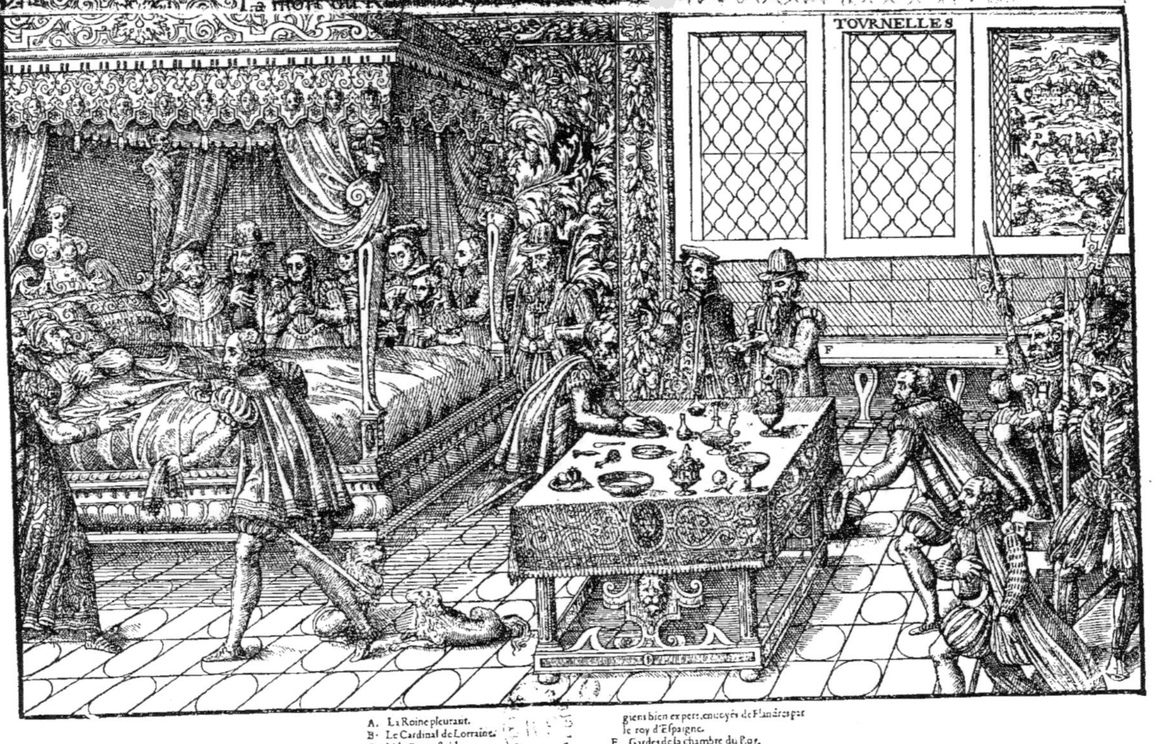

LA MORT DE HENRI II

(Par Tortorin et Périssel : extrait de MONTAUCON, *Monuments de la Monarchie française*, t. V.)

Un autre fait, de nature à montrer lui aussi combien tout n'est qu'incertitude dans cette maladie, est
relatif à Vésale. D'après de Thou, Philippe II, roi
des Pays-Bas et gendre de Henri II, lui aurait envoyé
de Bruxelles l'illustre Vésale, son médecin ; mais ce
dernier serait arrivé trop tard, un abcès s'étant déjà
formé dans le cerveau du roi. En se reportant à la
*Collection des voyages des souverains des Pays-
Bas*, on voit que Philippe II, averti le deuxième jour
de juillet de la blessure de Henri II lui envoya deux
chirurgiens très estimés, mais rien ne permet d'affirmer que Vésale fut l'un de ces deux chirurgiens.
D'ailleurs Vésale, dans ses écrits, ne fait pas mention de ce voyage.

Il est bien difficile d'établir, à l'aide de documents
aussi insuffisants, la nature des lésions qui ont
entraîné la mort du roi Henri II.

On a incriminé, ainsi que le dit Paré, les désordres
de l'œil. Dans l'hypothèse de petits fragments de
« l'esclat » restés dans l'œil, on a pu supposer le développement d'une phlogose de l'œil et la propagation de cette inflammation aux méninges et au cerveau. Cette manière de voir ne s'accorde guère avec
la marche de l'affection, avec la perte de connaissance, qui vraisemblablement n'a pas cessé un seul
instant. Elle n'est pas justifiée non plus par les résultats de l'autopsie, qui, malgré leur regrettable brièveté, semblent bien indiquer que la mort doit être

attribuée à une lésion traumatique des parties encéphaliques elles-mêmes : c'est d'ailleurs, l'opinion, de Paré.

Existait-il une fracture du crâne, fracture de la voûte orbitaire avec irradiation vers les parties postérieures ? Rien ne nous autorise à le dire, et les seuls documents que nous possédons à cet égard consistent dans le récit de Paré. Or, on se le rappelle, chez le roi blessé on ne constatait pas de signes de fracture et dans sa relation de l'autopsie, Paré ne fait pas mention de l'état du crâne : ce qui ne veut point dire qu'il n'y eut pas une fracture linéaire, qui a pu d'autant mieux passer inaperçue que la contusion directe des parties molles de l'orbite a pu masquer l'ecchymose sous-conjonctivale, ce signe important des fractures du crâne.

Un épanchement sanguin, nous dit Paré, s'était produit entre la dure-mère et la pie-mère, à la partie postérieure du crâne, au niveau de l'occipital, c'est-à-dire dans un siège opposé au point d'application du traumatisme ; de plus, au voisinage de cet épanchement, la substance cérébrale de couleur jaunâtre avait subi un commencement de putréfaction. Il n'est donc pas nettement question d'abcès. Les lésions précédentes, l'épanchement sanguin, de même que l'altération de la substance cérébrale elle-même, doivent être rapportés à une contusion cérébrale.

Quant à la cause directe de la mort, tout porte à

croire, en l'absence de données plus précises, *qu'elle est due à une méningo-encéphalite*, provoquée par un foyer de contusion cérébrale, avec épanchement sanguin dans les enveloppes de l'encéphale, au voisinage de ce foyer.

Ce diagnostic du savant professeur est d'accord avec celui que nous avons nous-même formulé.

B

LETTRE D'ANNE DE COSSÉ A M. LE MARÉCHAL DE BRISSAC, RELATIVE A L'ACCIDENT DE HENRI II

1er juillet 1559.

Monsieur, j'ai sçeu de vos nouvelles par M. de Monbazin bien au long et le mandement de vostre santé, qui m'a fort réjouie, et mesmement tant de bonnes paroles qu'il m'a dites de vostre part qui me remet la vie... Je crois que ne faudre (z) à remercier la royne par une honestre laictre que je vous assure qui porte vertus ; je n'ay sorti de la chambre que hier, qui fust ung jour malheureux pour nous tous et surtout pour le roy qui voulut estre des tenans du catrième. Après avoir fort bien faict, le fils de Mons. de Lorges contre qui il couroit en lice, lui donna un si malheureux coup de lance qui le blessa en l'euil de fasson qu'on ne savoit ce qui devoit avenir. Ce matin sur les dix heures on l'a pancé, et l'a-t-on trouvé mieulx beaucoup qu'on ne le panssoit, toutefois l'on pance qui (qu'il) perdera l'euil, et i a aparance ; toute fois l'on n'ose encore juger certenement. Monsieur de Savoye l'a veillé ceste nuit, et il lui a donné un orge monde à quatre heures, qui (qu'il) la (a) retenu et a reposé, et autres bon sines, grâces à Dieu. Mes l'on crainct fort l'euil. Les fiansailles dudict seigneur et de Madame furent mercredy dernier ; les nosses devoist estre mardi, qui serount retardées par ce falcheux accident, et vous promès que l'on connoist une amitié entre le Roy et lui qui contante tout le monde. Il n'est possible de leur parler de chose de ce monde, car toutes ces princesses et princes estrangers sont tous éplourés et fort estonnés ; il sanble à leur contenance que nous aultres francoys nous ne le saurions estre davantage. Vous serez avertit de ce que adviendra .. Dieu vous veuille consailler et tenir en parfaicte santé. Je espère que je vous voyre (z) contant, avec l'aide de nostre seigneur, Monsieur, pour la fin je lui suplie vous donner très-heureuse et longue vie. De Paris, ce premier jour de juillet 1559.

Votre très humble et obéissante seur

ANNE DE COSSÉ.

C

LETTRE D'AMBROISE PARÉ A M. CHAPELAIN, CONSEILLER ET PREMIER MÉDECIN ORDINAIRE DU ROY (1)

Entre les occasions, Monsieur, qui ont eu le pouvoir de me résoudre à ne différer plus longuement la publication et lumière de ce présent traitté, la plus notable et suffisante a esté ceste là que je ne puis sans un grand regret et douleur extrême vous exposer, attendu le dommage et malheur que par le moien d'icelle tout royaume de France a dernièrement

(1) Ext. des *OEuvres d'Amb. Paré*, édit. Malgaigne, t. II.

receu. Ce a esté la playe du feu Roy Henry, nostre très souverain seigneur, pour à laquelle remédier toutes et quantes fois qu'estoient assemblez les médecins et chirurgiens délégués à ce, et vous, Monsieur, comme premier et supérintendant de tous, estiez ordinairement présent pour après raisons entendus, de tous les délibérans, donner une conclusion et certain arrest de ce qu'il falloit exécuter en mal si dangereux, vous de vostre grace me faisiez quelque fois l'honneur de m'en demander mon opinion et advis. En quoy certes je ne feis faute d'observer et retenir plusieurs sentences notables lors mises en avant, cognoissant par cela combien est la science de chirurgie non moins nécessaire que prouffitable aux inconvénients qui journellement et à l'impourveu surviennent tant aux grands seigneurs, que gens de basse et médiocre condition.

Tous les quels accidens en la plupart, on a veu advenir au feu Roy Henry dernier décédé, lequel au tournoy reccut un très grand coup de lance au corps qui fust cause luy eslever la visière, et un esclat du contre-coup lui donna au-dessus du sourcil dextre, et luy dilacéra le cuir musculeux du front près l'os, transversalement, jusqu'au petit coin de l'œil senestre, et avec ce plusieurs petits fragmens ou esquilles de l'éclat demeurèrent en la substance dudit œil, sans faire aucune fracture aux os. Donc, à cause de telle commotion ou esbranlement du cerveau, il décéda l'onzième jour après qu'il fut frappé. Et après son décès on lui trouva en la partie opposite du coup, comme environ le milieu de la commissure de l'os occipital, une quantité de sang espendue entre la dure mère et la pie mère, et altération en la substance du cerveau qui estoit de couleur flave ou jaunastre, environ la grandeur d'un poulce, auquel lieu fut trouvé commencement de putréfaction : qui furent causes suffisantes de mort advenue au dict seigneur et non le vice

de l'œil seulement, qu'aucuns ont voulu référer à la cause
de la mort.

D

LA MORT ET LES OBSÈQUES DE HENRI II

Les Registres de la Ville contiennent la mention
suivante, au sujet de ce grave événement :

Le lundi X⁰ jour du d. moys, le Recteur de l'Université
et ses suppostz feirent une belle procession pour le Roy,
des Mathurins en l'église Monsieur St-Jehan en Grève.

Ce jour, environ dix heures du matin, le noble roy
Henri II⁰ de ce nom mourut aux Tournelles, dont les habi-
tants de la Ville de Paris menèrent si grand deuil que jamais
fut Roy, parce qu'il avoit esté en son vivant autant débonnaire, gratieulx et béning qu'on en veist de cent ans (1).

M. le comte de Galembert a publié, d'après une
copie, faite par M. André Salmon, d'un manuscrit
appartenant à la collection Philippe, *le Roole des
parties et somme de deniers pour le faict des dits
obsèques et pompes funèbres du roy Henri II* (Paris,
Fontaine, 1879). La dépense totale, ordonnée par
le contrôleur d'écurie Sanson de Saccarlarre, s'éleva
à 43163 livres 19 sols tournois, environ 122680 francs
de notre monnaie. Les trois premières pages du

(1) REG. II. 1785. fol. 38, cités par M. P. ROBIQUET, *Histoire
municipale de Paris*, pp. 486 et suiv.

Roole indiquent les payements faits à *François Clouet, dit Jeannet, painctre et vallet de chambre* du feu roi, pour avoir exécuté *l'effigie* de Henri II, « accoustré par deux fois le dit effigie au lict parade et sur le lict qui a été porté par la ville durant deux jours ; et pour avoir noircy le corps du chariot roues et cordagaiges d'icellui, dans lequel s'est porté le corps du dit deffunct roy. »

Clouet toucha en tout la somme de 288 livres 13 sols tournois pour *son paiement et façon.*

FRANÇOIS II

Mort, le 15 décembre 1560, de *méningo-encéphalite*,
consécutive à une *otite suppurée*.

Après neuf ans d'union stérile (1), Catherine de
Médicis mettait au monde, le 20 janvier 1544, celui
qui devait occuper le trône sous le nom de *François II*.

Une pièce satirique (2), publiée à l'époque de la
naissance de l'enfant royal, nous fait connaître un
détail intéressant : le nouveau-né, en venant au
monde, présentait une *procidence du bras droit* (3).

Dès les premières années de sa vie, s'étaient ma-
nifestés, chez François II, les symptômes du mal
auquel il devait succomber. Une lettre du roi Henri,

(1) Sur la stérilité de Catherine de Médicis, v. le ch. II du
Cabinet secret de l'Histoire, 1ʳᵉ série, dernière édition, Paris,
1910.

(2) *L'Aigle qui fait la Poulle devant le coq.*

(3) Cf. Les *Curiosités historiques sur les accouchements*, par le
docteur Witkowski, pp. 27-28.

qu'on n'a pas assez remarquée (1), est à ce point de
vue des plus explicites.

Cette lettre est écrite avec la sollicitude d'un père
qui, lorsqu'il s'agit de la santé de son enfant,
ne rougit pas de descendre aux plus infimes détails ;
elle signale chez le jeune prince, alors âgé de six ans,
précisément le germe de la maladie qui devait l'emporter à l'âge de seize ans (2).

Un historien contemporain, qui n'appartient pas
à notre corporation, mais qui n'en est pas moins un
bon observateur (3), a, en quelques lignes, formulé
la symptomatologie, aussi claire qu'on la puisse
souhaiter, de l'affection à laquelle devait succomber
le roi François II.

Le fils de Catherine de Médicis, écrit d'Aubigné, était de
ceux qu'on appelle *mal-nez*, ne se purgeant ni par le nez, ni
par la bouche, *laquelle il portoit ouverte pour prendre son
vent, dont se forma un abcès à l'oreille...*

D'où provenait cet abcès ; quel en était le point
de départ ; à quelle affection ancienne était-il lié,
c'est ce qu'il nous sera facile d'établir, en prenant
l'avis d'un spécialiste, très versé en ces matières,

(1) Cette lettre est reproduite par nous aux Pièces justificatives (note A), qui terminent le chapitre.

(2) Il avait exactement seize ans, dix mois et dix-sept jours.
(Cf. *Le Cabinet historique*, par L. Paris, t. II, pp. 56-77.)

(3) A. d'Aubigné, *Histoire universelle*.

qui a fait du cas qui nous occupe une étude des plus consciencieuses, des plus approfondies (**1**).

Notre confrère ne s'est pas contenté de reproduire des documents qui remontent à plus de trois siècles ; c'est un travail de reconstitution à la Cuvier que le docteur Potiquet a entrepris et il y a, disons-le de suite, réussi à merveille.

Il relève, tout d'abord, une phrase de Regnier de la Planche, confident du connétable de Montmorency, appelé à la cour vers 1560 par Catherine de Médicis. Durant son séjour, Regnier de la Planche a eu tout loisir d'examiner le rejeton princier. En quelques traits, il burine le portrait de son héros, et l'esquisse n'a nul besoin de retouche.

Ce prince malsain, écrit-il, et qui, *dès son enfance, avail montré de grandes indispositions pour n'avoir ni craché, ni mouché*, avait un visage *blaffart* et *bouffi...* comme aussi se formait *une corruption en l'une de ses aureilles*, qui faisait l'office du nez, *lequel il avait fort camus.*

De Thou, d'Aubigné (2), qui écrivent presque à la même époque, sont moins précis.

(1) Docteur POTIQUET, *la Mort de François II* (1893).

(2) De Thou et d'Aubigné se trompent, quand ils pensent que la maladie du roi venait de ce que Catherine n'avait été sujette que fort tard aux... incommodités périodiques qui assaillent les femmes. « La Reyne avoit eu des menstrues, si tard, écrit d'Aubigné, que son fils estoit de ceux que l'on appelle

Pierre Mathieu, historiographe de France sous Henri IV, complète le tableau, en faisant observer que, chez François II, « l'obstruction du crible du cerveau *le faisait parler du nez* ».

Enfin, s'il faut un dernier témoignage, on n'a qu'à consulter l'émail de Léonard Limosin au musée du Louvre : le roi, qui est à l'âge de l'adolescence, a une physionomie presque enfantine. A ce jeune homme de seize ans on serait tenté de donner un cerceau et des billes. Les épaules, d'assez forte carrure, soutiennent une tête « poupine ». Un coup d'œil exercé ne s'y trompe pas. Pâleur du visage, béance de la bouche, arrêt de développement du nez, et physionomie restée infantine ; difficulté d'évacuer par le nez et la bouche les mucosités accumulées, voix nasonnée, inflammation de l'oreille moyenne, dureté de l'ouïe, ces signes ne sont-ils point ceux dont nous regardons le groupement comme caractéristique de la présence des végétations adénoïdes dans le pharynx nasal, et comment ne pas reconnaître là le *facies adénoïdien* ?

D'Aubigné signale, il est vrai, la puanteur de l'haleine, le visage boutonneux ; mais la punaisie et

mal nez... » Il n'est pas besoin de dire qu'il n'existe aucune relation entre les menstrues tardives de la mère et les végétations adénoïdes de son enfant ; mais, comme l'observe judicieusement l'auteur de la *Psychologie des derniers Valois*, le docteur Dusolier (*infrà cit.*), cette perturbation génitale est un stigmate connu de dégénérescence.

l'eczéma, sans être inséparables de l'amygdale pharyngienne, sont loin d'être rares dans cette affection, dont l'histoire date d'hier.

Un des plus compétents parmi les auristes étrangers, le professeur W. Meyer (de Copenhague), a mis en doute le diagnostic du docteur Potiquet, et voici les arguments qu'il donne à l'appui de son opinion.

Il est possible que François II ait été atteint de tumeurs adénoïdes ; cependant le cas est discutable.

Une *otorrhée* peut exister sans tumeurs adénoïdes.

La *puanteur de l'haleine* est plutôt rare en cas de tumeurs adénoïdes. Les mémoires du temps racontent que le roi ne se mouchait ni ne crachait : or, cela est en contradiction avec ce qu'on observe d'habitude chez les adénoïdiens qui nettoient presque continuellement leur pharynx.

Mais ce qui vient surtout à l'encontre de l'opinion soutenue par Potiquet, ce sont les portraits du personnage.

Il y a, dans la collection royale de gravures de Copenhague, un bon portrait de François II en armes, de van Houlsen, et l'opuscule de Potiquet contient quatre phototypies de portraits de François II, vu de profil, empruntés à la Bibliothèque nationale de Paris. Tous représentent le roi la bouche fermée. Peut-être ce trait de physionomie doit être rapporté au désir de plaire des portraitistes de la cour. En tout cas, le bout du nez gros n'indique nullement une atrophie par inactivité des ailes du nez. Une des phototypies qui montre le nez, le bout et les ailes renflées, éveille plutôt l'idée de *polypes du nez*, et leur existence ne se trouverait pas en contradiction avec les symptômes énumérés plus haut. Cependant, comme les polypes du nez sont extrêmement rares chez les enfants, et que, dès l'âge de six ans et demi, François II était forcé de respirer par la bouche, on ne peut guère se rattacher à cette hypothèse.

Si donc l'opinion qui consiste à admettre l'existence de *végétations adénoïdes* chez François II est assez bien fondée, on ne peut cependant se défendre encore de quelques doutes à cet égard (1).

Certes, en matière de diagnostic rétrospectif, il convient de faire des réserves, puisqu'on n'a pas le sujet sous les yeux, mais faut-il renoncer pour cela à ce mode d'investigation médico-psychologique ?

Pour ce qui est de François II, on ne saurait, selon nous, tirer une conclusion quelconque de ses portraits. Comme le dit W. Meyer lui-même, sinon expressément au moins en substance, les portraitistes de la cour connaissaient leur métier de courtisan et se seraient bien gardés de déplaire au souverain. Il suffit de regarder avec quelque attention les médaillons reproduits par le docteur Potiquet, pour constater que le jeune roi avait ce que nous appelons aujourd'hui le *facies adénoïdien*.

Le facies dit adénoïdien permet-il de conclure avec certitude à la présence de tumeurs adénoïdes dans l'arrière-nez ? Non, répond le docteur Potiquet. Ce facies fournit une présomption, non une certitude. La gêne apportée à la respiration nasale, gêne qu'ex-

____

(1) *Chronique médicale*, 1ᵉʳ décembre 1898.

prime la béance de la bouche, peut être due à une
cause tout autre, comme l'étroitesse anormale des
fosses nasales et du pharynx supérieur, une dévia-
tion excessive de la cloison nasale, un coryza hyper-
trophique, des polypes des fosses nasales, etc.

De même, le coryza et la dureté de l'ouïe, qui
s'associent assez fréquemment à l'hypertrophie de
l'amygdale pharyngienne, ne l'impliquent point for-
cément. Même réunis sur un même sujet, ces trois
signes, béance de la bouche, coryza, dureté de l'ouïe,
ne donnent qu'une présomption, présomption que
l'examen avec le miroir rhinoscopique ou l'explora-
tion du cavum pharyngé avec le doigt pourra mettre
à néant. En dépit de la similitude des qualificatifs,
facies adénoïdien et tumeurs adénoïdes ne forment
nullement les deux termes d'une équation, car, suivant
l'heureuse formule de M. Castex, de même qu'on
peut être adénoïdien sans le paraître, on peut paraître
adénoïdien sans l'être (1).

Il est un autre point que relève avec raison le
docteur Potiquet, et qui, en dépit de ses apparences
frivoles, mérite d'être pris en sérieuse considération.
Le 24 avril 1558, on célébrait le mariage de François II avec la reine d'Écosse, plus âgée que son
époux de quelques semaines, « très avancée pour son
âge, grande et belle », assure Mignet dans son *His-*

(1) *Chronique médicale,* 1ᵉʳ janvier 1899.

toire de Marie Stuart (1). Le mari avait à peine quinze ans et n'était pas encore pubère, alors qu'il était fiancé avec « la fort jolie petite fille » qui devait être sa femme.

Il avait poussé le flirt jusqu'aux extrêmes limites, mais ses manières restaient d'une adorable gaucherie, et sa nature molle et timide ne le poussait pas à prendre l'offensive. Il était taciturne, peu enjoué, morose, d'une gravité que son âge ne comportait pas. Quelques vers rimés par un huguenot, peu de jours après la mort du roi, nous renseignent sur ce trait de caractère. C'est François II qui parle :

> Quant à mes mœurs, je fus froid de nature,
> Morne, hautain, parlant peu, triste et quoy,
> Non point enfant à ce que j'entendoy,
> Ny mal croissant de taille et de stature,
> Sobre de vins, de Vénus et de vice,
> D'oiseaux, de chiens, j'aimay fort l'exercice.

Tout cela est assez concluant. L'adénoïdien n'est-il pas, comme chacun sait, un enfant en retard, aussi bien au physique qu'au moral ?

Mais, dira-t-on, on ne voit pas bien jusqu'ici la

---

(1) Il mourut de Marie Stuart, dit le duc d'Albe. Sans doute le mariage et aussi les fatigues du pouvoir, la chasse dont il abusait, etc., furent pour quelque chose dans sa mort prématurée, mais c'est surtout son mal, le poison lent qui le consumait, qui hâta sa fin.

relation de tous ces symptômes avec cet abcès profond auquel succombera le jeune roi ? Pouvons-nous
raisonnablement demander aux médecins de François II et, à plus forte raison, à ses historiens paten-
tés, d'être plus affirmatifs qu'on ne l'aurait été trois
cents ans plus tard ? Les végétations adénoïdiennes
ont été décrites il y a quelques années à peine, ne
l'oublions pas ; nous n'avons donc pas le droit d'être
trop exigeants à l'égard des contemporains de François II.

Si, aujourd'hui, nous jugeons avec indulgence ce
pauvre roitelet, débile de corps et d'esprit, c'est
parce que cette débilité ne nous apparaît que comme
« la conséquence logique d'un mal qui, en raison de
sa situation particulièrement abritée, devait pendant
longtemps encore échapper aux investigations de l'art
médical ». La raillerie doit faire place à la pitié ;
l'historien doit lâcher prise : François II relève de
notre domaine.

Songez que, dès l'âge de trois ans et demi, au
témoignage de l'ambassadeur vénitien Dandolo,
l'enfant ressent les premières atteintes du mal qui
doit abréger ses jours.

Un an plus tard, il a la variole, dont il ne se remet
que très lentement.

A dix ans et demi, il présente un des signes les
moins trompeurs de la présence de tumeurs adénoïdes
dans le pharynx supérieur, à savoir la difficulté de

se moucher ou l'impossibilité d'expulser par le nez
toutes les mucosités que recèle l'arrière-nez.

Depuis, le temps a marché, mais les signes objectifs de la maladie restent les mêmes. Encore de nos
jours, la négligence des parents, leur ignorance
n'entretiennent-elles pas, comme à plaisir, une affection qui, mieux dépistée, s'éteindrait progressivement ou tout au moins perdrait de sa fréquence et de
sa gravité ?

L'exemple de François II est suffisamment pro-
bant. Il atteste assez qu'une maladie, bénigne au
début, peut, faute de soins, amener les plus péril-
leuses complications. La mort était le dénouement
prévu, inévitable, de cet état asphyxique permanent,
dont avait souffert, toute sa vie durant, le jeune
monarque...

Vers la fin d'octobre 1559, la cour venait d'arriver
à Blois, le bruit court que François II, dont le
visage est couvert d'efflorescences de mauvais aspect
est atteint... de la lèpre. On déclare qu'il n'y a qu'un
moyen de le guérir, c'est de « le baigner au sang
des petits enfants ». Cette lèpre, est-il besoin de le
dire, était un vulgaire eczéma.

Quelques mois plus tard, en février 1560, la cour
se transporte de nouveau à Blois, puis à Amboise
et d'Amboise elle se rend successivement à Chenonceaux, Loches et Romorantin. Elle passe ensuite

toute la saison d'été à Fontainebleau, une bonne partie de l'automne à Saint-Germain-en Laye, pour, en novembre, venir s'installer à Orléans, où sont réunis les États Généraux (1).

Le dimanche 15 novembre (1560), le roi, qui assistait aux vêpres à l'église des Jacobins, est tombé subitement en syncope. On l'a emporté en toute hâte dans ses appartements. Revenu à lui, il se plaint d'une violente douleur dans l'oreille gauche. Les jours suivants, la fièvre redouble et la céphalalgie persiste.

Une accalmie survient, mais de peu de durée. Le mal s'aggravant, un conseil de médecins et de chirurgiens discute l'opportunité du trépan. Mais cette opération semblant sans doute beaucoup trop hardie, on n'ose la tenter. Le 15 décembre, l'état du roi est désespéré : il meurt, étouffé, entre 10 et 11 heures du matin.

(1) Médecins et chirurgiens consultés ordonnèrent le grand air, c'est ce qui explique qu'un règne cependant si court se passa tout entier en voyages. Tout d'abord, c'est à Saint-Germain-en-Laye, à Nanteuil-le-Haudouin chez les ducs de Guise; à Villers-Cotterets, que le roi se rend. Après le sacre, il part en Lorraine, à Bar-le-Duc, puis à Fontainebleau. Les médecins conseillent ensuite au prince de passer l'hiver à Blois. Le séjour dans cette ville semble lui réussir. « Cependant, le roy, promené çà et là... commença à un instant de croistre à vue d'œil.., » écrit Regnier de la Planche. Mais la maladie s'aggrava et le climat aussi bien que les médecins restèrent impuissants. (Cf. *Psychologie des derniers Valois*, par le docteur L. DUSOLIER, Lyon, 1895.)

Des écrivains, inspirés par la passion plus que par l'amour de la vérité, ont cherché à accréditer une version d'empoisonnement qui ne supporte pas l'examen (1).

Un catholique ardent, précepteur du duc de Lorraine, s'est fait l'écho complaisant de ce racontar. Il est même allé jusqu'à affirmer qu'Ambroise Paré, le chirurgien impeccable, aurait été le principal fauteur de ce crime monstrueux. Point n'est besoin d'aller chercher si loin une explication qui s'offre d'elle-même, quand on a lu attentivement l'étude du docteur Potiquet : François II non seulement mourut, mais vécut empoisonné. Les produits septiques, ne trouvant pas issue au dehors, devaient naturellement s'écouler au dedans. Sa mort était l'épilogue attendu

---

(1) La mort si rapide de François II fut regardée par les catholiques comme l'œuvre des Huguenots. On sait, en effet, qu'au moment de sa fin, le prince de Condé était prisonnier d'état à Orléans et sous le coup d'un arrêt de mort, par suite du complot d'Amboise. « Un valet de chambre, huguenot déguisé, empoisonna la coiffe de son bonnet de nuit, à l'endroit qui répondoit à son oreille, en le luy mettant sur la teste, ce qui auroit enflammé cette fistule et provoqué par ce moyen un abcès dans le cerveau de ce prince. »

Cette imputation des catholiques est tout aussi fondée, tout aussi ingénieuse que celle des huguenots accusant la cour de la mort de Jeanne d'Albret. A cette époque de passions haineuses, les partis s'accusaient volontiers des crimes les plus odieux, sinon les plus invraisemblables. (Cf. *Le Cabinet historique, loc. cit.)*

de cette suppuration livrée à elle-même et que nul
n'avait essayé d'enrayer.

« Quelques-uns ont écrit que ce Roi (François II)
étoit mort empoisonné, se fondant sur des bruits
populaires et frivoles. On a toujours dit, surtout en
des temps de confusion et de trouble, que la mort des
princes et des grands hommes avait été avancée par
le poison. Les sentiments furent divers là-dessus,
suivant le penchant ou la haine qu'on avoit pour le
roi de Navarre. Mais la faible santé du Roi dès son
enfance et sa mauvaise constitution prouvent certainement que sa mort fut naturelle. » De Thou, *Hist.*,
l. XXVI, t. III, p. 575 ; cité par A. Desjardins, *Les
Sentiments moraux au seizième siècle*, p. 128, note.

Nous avons nommé, au cours de cette étude, la
lésion morbide qui fut le point de départ des accidents dont la mort devait être l'aboutissant fatal : ce
sont les *végétations adénoïdes du pharynx* qui ont
produit tous les désordres.

L'amygdale hypertrophiée empêche, en effet, la
respiration par le nez ; et avec la respiration par la
bouche, surviennent les angines à répétition, la
laryngo-trachéite, la bronchite. Les fosses nasales
n'étant plus balayées par un courant d'air salutaire,
des mucosités vont s'accumuler sur cette amygdale ;
elles ne pourront être chassées, elles vont alors
glisser peu à peu et silencieusement dans le pharynx.

Or, les enfants ne crachent pas : voici bientôt les mucosités dans l'estomac. Cette morve, toute grouillante
de microbes, quelle admirable cause d'auto-intoxi-
cation ! Et voici expliqués l'odeur mauvaise de
l'haleine du pauvre sire, ces flux de ventre dont se
plaignait amèrement François II ; expliquées aussi
les vilaines rougeurs qui maculaient le visage de
François, rougeurs si fréquentes dans les mauvais
états gastriques symptomatiques d'une intoxication
intestinale.

Les angines vont hypertrophier les ganglions du
cou ; la voix sera nasonnée, par obstruction du nez ;
l'ouïe deviendra dure, soit par obstruction mécanique,
soit par propagation de l'inflammation à la trompe
d'Eustache. Et le malade aura des douleurs d'oreille,
percevra des bruits insupportables ; puis, pour clore
une si triste évolution, viendront la suppuration, la
méningite, l'encéphalite et enfin la mort (1).

Ce diagnostic de *végétations adénoïdes* comporte assurément quelques réserves, mais nous
persistons à croire, malgré les remarques (2) des

(1) Docteur Dusolier, *Th. cit.*

(2) W. Meyer, tout en soulevant de nombreuses objections,
veut bien reconnaître que l'opinion de Potiquet, sur François II,
qui, du reste, n'est pas si éloigné que cela d'être d'accord avec
son contradicteur, ainsi que Potiquet le reconnaît lui-même,
dans un écrit ultérieur dont nous donnons l'essentiel, est
assez bien fondée (*ziemlich wohl begründet*) :

« W. Meyer me flatte, écrit le docteur Potiquet, au delà de

docteurs Potiquet et W. Meyer, qu'il est celui qui
se rapproche le plus de la vraisemblance.

S'agirait-il, par exemple, de *syphilis*, comme l'ont
avancé maints historiens ? Un de nos confrères a
résolu la question de telle façon qu'il n'y a pas à
y revenir.

La maladie de François II n'est pas une manifestation

toute mesure, sans s'en douter. Car, que François II fut adénoïdien, j'en suis, à cette heure, un peu moins persuadé qu'autrefois. Pour parler net, Bonivard aurait dit sur lui le mot vrai :
c'était un punais. « Son nez fort camus, écrit Chantonnay, dont
j'ignorais en 1893 ce témoignage, son nez fort camus distille
une humeur fort puante... Son haleine semble aigrie par une
corruption intérieure... Dès son enfance, il ne s'est pas accoutumé à purger par les narines, et lorsqu'il le fait par hasard, il
sort une matière noire comme de l'encre. » Si Chantonnay avait
dit : une matière verte comme pré, le tableau aurait été d'une
précision achevée, et le plus novice en rhinologie eût crié vite :
haro sur le punais ! Cependant, noire comme de l'encre ou
verte comme pré, cela peut s'arranger. Ce n'est pas un des
moindres charmes de l'étude de la médecine que l'infinie diver-
sité des signes par lesquels s'exprime une même maladie, y
compris la variété de coloris des sécrétions qu'on y observe.
Si, dans l'ozène ou punaisie, la matière, comme dit encore le
populaire en parlant de ces sécrétions, est le plus souvent ver-
dâtre ou grisâtre, elle s'y montre parfois noirâtre, par suite du
suintement sanguin qui accompagne le détachement des sécrétions concrètes. Et puis Chantonnay, en homme du monde causant médecine, n'aurait-il pas poussé les choses au noir ?
Donc, Bonivard avait probablement raison contre moi. J'ai
douté un moment de sa véracité. Que ses mânes me le pardon-
nent ! » Cf. l'étude du docteur Potiquet, parue dans la *Chronique médicale*, du 1er janvier 1899.

hérédo-syphilitique, écrit le docteur Dusolier (1). Les comtemporains savaient bien que Françcos Ier avait pris la vérole et peut-être ont-ils pensé à l'influence de cette vérole de l'aïeul sur le petit-fils, quand ils parlent de « sang corrompu en toute masse (2)» ; mais Michelet dit beaucoup en écrivant des fils de Catherine de Médicis : « Dans leur enfance la bouffissure héréditaire se surenflait d'humeurs mauvaises, trop visiblement héritées des deux grands-pères : François Ier, malade dès seize ans ; Laurent, qui meurt à vingt ans, consumé jusqu'aux os. Ce mal épouvantable sautait parfois une génération. Indulgent pour Henri II et Catherine, il retomba d'aplomb sur les petits-fils, qu'il mina sous diverses formes; il nous délivra des Valois (3).

Michelet visiblement exagère : ni François Ier, ni Henri II ne pouvaient donner ce qu'ils n'avaient pas, au moment où ils concevaient leurs enfants : la syphilis des pères était postérieure à la naissance de ces derniers. Cette affection se révèle par de tels signes qu'ils n'auraient pu passer inaperçus.

S'il ne s'agissait pas de syphilis, il ne saurait davantage être question d'une *rhinite* fétide.

Le malade avait-il des *polypes nasaux* ? Mais, outre que les polypes du nez auraient à la longue sailli à l'extérieur, il est rare de les rencontrer chez l'enfant. Les *végétations adénoïdes*, au contraire,

(1) DUSOLIER, *Psychologie des Valois*, p. 8.

(2) Agrippa d'AUBIGNÉ, *OEuvres complètes*, par Eugène RÉAUME. Paris, F. de Caussade, 1873.

(3) MICHELET, *Histoire de France au seizième siècle*. Paris, 1855.

sont des plus fréquentes dans la première et même dans la seconde enfance.

Il y a donc toutes probabilités — à trois siècles et demi de distance on ne saurait affirmer avec certitude — que François II est mort d'une *méningo-encéphalite, consécutive à une inflammation suppurée de l'oreille gauche, liée à des végétations adénoïdiennes.*

Cette maladie peut-elle avoir exercé une influence sur l'état intellectuel du roi ? Sans aucun doute, il existe une relation entre une affection qui tient constamment celui qui en souffre dans un état voisin de la demi-asphyxie et le développement des facultés du cerveau. Certains sens, notamment l'ouïe, l'odorat, sont atteints par propagation du mal de son point de départ aux régions du voisinage.

Des documents de l'époque nous apprennent que c'était l'oreille gauche qui suppurait ; cet écoulement, joint à l'obstruction de l'arrière-cavité des fosses nasales, devait apporter une entrave sérieuse à l'audition : le roi, en effet, était dur d'oreille (1). On sait encore que François II parlait du nez (2).

---

(1) Agrippa d'Aubigné, *OEuvres complètes, loc. cit.*

(2) Son frère, Henri III, était atteint de la même infirmité, qu'il exagérait à plaisir. Cette infirmité, que ne tardèrent pas à imiter les courtisans, surtout les mignons de Henri III, devint bientôt une façon de parler distinguée et de haut goût.

Or, nos sens sont éducateurs. Et s'il est vrai que : *Nihil est in intellectu, quod prius non fuerit in sensu, nisi intellectus ipse* quelles immenses lacunes dans ce cerveau royal (1) !

Il était sournois, triste, méfiant, hypocondriaque : un malade dur d'oreille ne s'imagine-t-il pas, en effet, quand il voit l'entourage rire, que c'est à ses dépens ? N'en arrive-t-il pas à se suggestionner insensiblement et à se persuader qu'une vaste conspiration s'organise contre lui : d'où parfois un délire des persécutions, qui ne reconnaît pas d'autre cause... qu'une amygdale végétante !

Mais n'y a-t-il, chez le roi François II, autre chose pour expliquer son infantilisme prolongé, c'est-à-dire l'arrêt de développement que nous avons signalé ? Ce jeune prince appartient à cette branche des Valois-Orléans-Angoulême où l'on ne compte plus les dégénérés, tant ils sont nombreux. Et ici, nous nous rallions pleinement aux conclusions du docteur Dusolier quand il écrit : que les Valois ont disparu accablés sous le poids de leur hérédité, non pas de l'hérédité syphilitique — comme d'aucuns l'ont à tort pensé (2), — mais de l'hérédité nerveuse et psychopathique, grandie et accumulée en eux par tous leurs ancêtres.

(1) Dusolier, *lh. cil.*
(2) Michelet, par exemple.

François II, « ce roy sans vices et sans vertus »,
nous apparaît maintenant sous son vrai jour : c'était
un héréditaire dégénéré, atteint, par surcroît, d'une
maladie qui le déprima, enraya son développement,
le mina et finit par le conduire prématurément au
tombeau.

PIÈCES JUSTIFICATIVES

A

LE ROI HENRI IIe A M. DE HUMYERES (1).

De Montreul, le 16 septembre 1549.

Mon cousin, j'ai receu deux lettres de vous, les dernières du IIe de ce mois, par lesquelles j'ay veu comme mon
filz le Dauphin se trouvoit mal d'un flux de ventre, procedé.
ainsy que disent les médecins, des humeurs cuittes et accu-
mullées dedans son corps, *pour ne se moucher point la plus-
part du temps.* A quoy, pour l'advenir, il faut bien que vous
pourvoyez, l'admonestant par doulceur de se moucher, et
luy mettant en avant ceste malladie qui par faulte de celuy
est advenue : et là où pour cela il n'en feroit rien, vous l'y
contraindrez, car il seroit bien difficile que autrement il
feust jamais sain. Vous avez très bien faict d'envoyer que_
rir Aquaquia et Fernel — et suis très aise de ce qu'ils n'ont
encores trouvé aucun danger en sa malladie, et aussy de ce

(1) *Le Cabinet historique, loc. cit.*

que mon filz d'Orléans et mes filles sont en bonne santé ; vous asseurant bien, mon cousin, que ne me scauriez faire plus agréable plaisir et service que de m'advertir souvent de leurs nouvelles.

HENRY.

Et plus bas :

CLAUSSE.

(*Lettres et mémoires du règne de Henri II, Mss. Egerton,* 2 et 3.)

CHARLES IX

Mort, le 30 mai 1574, de *broncho-pleuro-pneumonie
tuberculeuse.*

Charles IX avait 10 ans quand il monta sur le
trône (1). Un historien rapporte que, dans l'oraison
funèbre qu'un frère prêcheur prononça devant le
cercueil de ce roi, on trouve ce suggestif détail :
qu'au moment de son sacre, le jeune prince *versa
d'abondantes larmes,* parce qu'il avait de la peine
à supporter les ornements royaux, trop lourds pour
ses faibles épaules (2). Ce n'est pas tout à fait en

(1) *Charles-Maximilien,* fils de Henri II et de Catherine de
Médicis, est né à Saint-Germain-en-Laye le 27 juin 1550, à
5 heures un quart du matin. Il fut duc d'Angoulème, d'abord ;
ensuite, duc d'Orléans à la mort de son père Henri II. (V. dans
le *Journal de l'Estoile,* t. V, p. 287, comment la reine-mère s'em-
para de la régence, qui devait revenir à Antoine de Bourbon,
roi de Navarre, en lui présentant l'une des filles de sa Cour
« par laquelle il se laissa captiver au lieu de veiller à ses intérêts ».)

(2) BERTHEVIN, *op. cit.,* p. 77, n.

accord avec ce que d'autres disent de l'énergie, de la résolution et de la volonté ferme du roi-enfant, qui aurait répondu à sa mère, le jour du sacre, lorsqu'elle lui avait demandé si toutes ces cérémonies ne le fatiguaient point : « Je ne reffuseray jamais, Madame, une telle peine, et me sera très doux, toutes et quantes fois qu'un tel royaume se présentera à moi (1) ».

La connaissance de l'éducation de Charles IX nous permettra de comprendre certains traits de son caractère futur.

Il s'annonça de bonne heure tel qu'il devait être plus tard : coléreux, irrésolu, jaloux, cruel avec volupté.

Les ambassadeurs vénitiens, accrédités à la Cour de France, en font, au début de sa minorité, le portrait suivant (2) :

Sa figure est belle, il a surtout de très beaux yeux, tout à fait ceux de son père. Il n'est pas robuste, il mange et boit peu ; il demande à être ménagé. Les exercices violents lui plaisent, il s'y fatigue et y perd toute sa respiration...

Il se montre adroit à tous les sports, habile à tous les métiers. Il danse, joue à la paume, dresse des chevaux, mène à volonté le carrosse ou le cha-

(1) BRANTOME. *OEuvres complètes*, éd. Lalanne ; Paris, 1864.
(2) BASCHET, *loc. cit.*

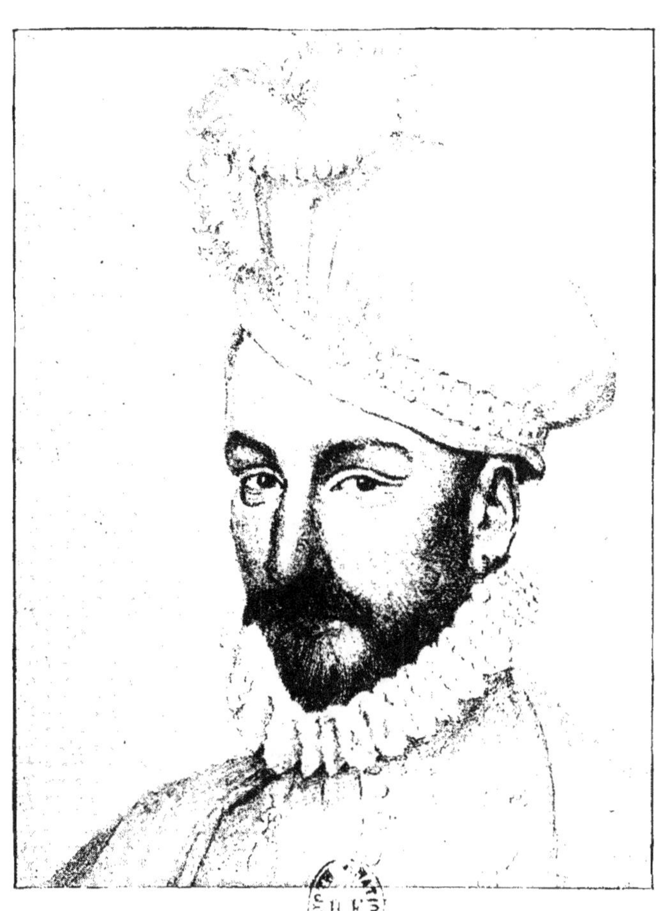

CHARLES IX

(Par Clouet : *Musée du Louvre.*)

riot. Il connaît parfaitement le métier d'armurier, aussi bien que celui de canonnier (1).

Artiste, musicien (2), il s'occupe en outre, de peinture, de ciselure, et lit beaucoup. Mais le jeu des armes l'emporte et l'exercice des chevaux, et le tumulte des chasses. La fougue qu'il montre à courre le cerf, est d'autant plus surprenante, qu'à le voir on n'imaginerait pas en lui une telle fièvre ni une telle ardeur.

Il veut à tout prix la fatigue ; il reste à cheval douze ou quatorze heures consécutives ; il va, chassant et courant à travers bois la même bête jusqu'à des deux et trois jours, ne s'arrêtant que pour manger, ne se reposant qu'un instant dans la nuit. Aussi a-t-il des mains calleuses, rugueuses, pleines de coupures et d'ampoules.

« Lorsque Sa Majesté mourut, dit l'ambassadeur italien Cavalli, il ne lui manquait plus qu'un mois pour avoir accompli sa vingt-quatrième année ; si

(1) CIMBER et DANJOU, *Archives curieuses de l'Histoire de France*, 1re série, t. VIII, pp. 341 et suiv.

(2) « Entre toutes les sciences, il s'attacha d'affection à celle que le Roi son père chérissoit davantage, je veux dire la musique, en faveur de laquelle il fit estime de bons chantres, et entre tous d'un chastré nommé Leroy, lequel non seulement il ne se contentoit pas d'entendre, mais luy-mesme se mesloit dans le chœur des musiciens, pour chanter sa partie ; il leur donnoit, outre leurs gages, des bénéfices de grand revenu, et sçavoit bon gré à ceux de ce mestier qui se faisoient valoir. » CIMBER et DANJOU, *loc. cit.*

elle n'eut point détruit sa complexion par les exercices d'une violence inouïe auxquels elle se livrait, peut-être eût-elle vécu davantage.

C'est une chose à ne point croire, que les insupportables fatigues qu'elle prenait à la chasse (1), et

(1) « Dès sa jeunesse il s'adonna si fort à la chasse, qu'on peut dire qu'il estoit fol de ce pénible exercice, qui le rendoit errant nuit et jour dans les forests, jusques à perdre le boire et le manger, aussi bien que le repos du sommeil, pour satisfaire sa passion. On voit un livre qu'il composa des armes et des engins nécessaires à la vénerie, comme aussi des moyens de prendre les bestes et de les forcer dans leurs retraites, lequel il donna à traduire en latin à un sçavant de la Cour... » Avec une sorte de rage il s'attaquait aux sangliers de la forêt de Fontainebleau, seul à pied et l'épieu à la main. Une fois, entre autres, il faillit être victime de son imprudent courage ; un moment même, on crut qu'il avait été mortellement blessé et le bruit en arriva jusqu'à l'armée qui assiégeait la Rochelle. Catherine de Médicis, pour dissiper ces craintes, écrivit de sa main au duc d'Anjou :

« Mon filz, j'ay été d'advis de vous envoyer ce courrier pour autant que l'on fera croyre que le roy vostre frère seroit fort blessé, mais, Dieu mersy, ce n'est pas guères ; il est vray qu'il a eschappé ung grand coup, car il s'est mis en opinion de tuer le sanglier à pied, à coup d'espieu, et ilz n'y estoient pas beaucoup, et estant Brion et Fontaine et luy, à pied, voullant enferrer le sanglier, il y a retourné son mesme espieu sur le pié et luy a coupé auprès du gros orteil, mais il n'y touche point au nerf, mais seulement quelques tendons, et affin que l'on ne vous fasse pas le mal plus grant, je vous en ay voullu advertir incontinent, car je l'ai veu penser et sa blessure n'est pas plus longue que ceste raye. Il est au lit, j'espère que dans cinq ou six jours, il sera aussi gaillard qu'il fust jamais. Je prye à Dieu qu'il vous garde de plus grande blessure. Envoyez

quand elle n'y pouvait aller — c'était d'ailleurs bien rare — elle s'adonnait aux armes, à la paume. Bien plus, ce roi poussait la recherche des exercices violents jusqu'à battre une enclume trois ou quatre heures durant, usant d'un marteau énorme, forgeant un corps de cuirasse ou toute autre arme solide, et rien ne le rendait plus glorieux que de lasser ses rivaux. Lorsque l'un d'eux renonçait à la lutte, Sa Majesté ressentait à cette défaite un plaisir merveilleux. »

Dans les derniers temps de sa vie, Charles IX s'occupait d'écrire un livre sur la chasse au cerf, chasse où il avait acquis une très grande expérience. On parlait beaucoup entre gentilshommes de cet ouvrage ; l'ambassadeur Cavalli n'omet pas de le mentionner dans sa relation.

Je ne veux pas omettre comme détail que la chasse étant son amusement favori, il avait composé un livre qui en traitait et qui, d'après ce que j'ai su, était tel qu'on ne pouvait voir chose plus parfaite en cette matière.

quelqu'un de vostre part le visiter. Il en sera bien ayse. » Le 23 mars suivant (1573), *Charles IX* écrivait de Fontainebleau au duc d'Anjou : « Je commence à me guérir de ma petite blessure, j'espère l'estre bientost du tout. Je garde le lit de peur de la défluxion et vous assure ma playe n'avoir esté que la moitié de celle que j'ay eue au bras. » *Biblioth. impér. de Saint-Pétersbourg*, vol. 20, p. 84, cité par le comte Hector de la FERRIÈRE. *les Chasses de François Ier*, pp. 84-85.

Le *Livre du Roi Charles* (1) nous autorise à dire que Charles IX était plutôt chasseur que Roi (2).

Si nous avons insisté sur ce goût de Charles IX pour la chasse, c'est qu'il dénote, selon nous, des instincts de cruauté, qui avec l'âge ne feront que se développer.

Ce continuel acharnement après les bestes, écrit un chroniqueur (3), le rendit sanguinaire, mais contre les seuls animaux ; car on ne remarque point qu'il ait jamais tué personne de sa propre main, mais bien qu'il couppa le col en présence de ceux de sa suite à quelques asnes qu'il rencontra en son chemin ; encore les payoit à ceux auxquels ils appartenoient. Il tuoit aussi des pourceaux, et sans épargner ses mains dans leur sang, leur arrachoit les entrailles, et les habilloit avec autant d'adresse qu'auroit fait un garçon charcutier. Un jour qu'il voulut aussi tuer le mulet du sieur de Lanssac, l'un de ses plus grands favorys : « Quel différend, Roy très chrétien, luy dit-il, peut estre survenu entre vous et mon mulet? »

On voit se silhouetter le sinistre et falot person-

(1) M. Henri Chevreul a publié naguère l'intéressant *Livre du Roi Charles*, d'après le manuscrit de la Bibliothèque de l'Institut. Cette édition a été fort soignée, tant au point de vue littéraire qu'au point de vue typographique (Paris, chez Auguste Aubry, 1859. Imprimerie Bonaventure et Ducessois).

(2) Le Roi n'a pas fini cette étude singulière, il n'a pu composer que vingt-neuf chapitres ; son livre a été interrompu par cette maladie si violente qui, déclarée le 20 mai 1574, en peu de jours lui ôta la vie.

(3) CIMBER et DANJOU, *loc. cit.*

nage qui présidera aux massacres de la Saint-Barthélemy ; le cerveau faible et insensé, qui laissera,
tout au moins, se consommer le monstrueux attentat, sans rien faire pour l'empêcher. Encore, s'il
faut en croire un de ses contemporains, aurait-il
eu un rôle plus actif qu'on ne l'a dit dans cette tra-
gédie (1) : ne prit-il pas une grande arquebuse de
chasse pour tirer « tout plein de coups » sur les mé-
créants ? Et incessamment criait : « Tuez ! tuez ! (2) »
N'alla-t-il pas repaître ses yeux du spectacle des
débris sanglants de ceux qu'on avait, par ses ordres,
exterminés ? N'insulta-t-il pas, avec un air d'odieuse
forfanterie, aux restes de l'amiral Coligny ? Mais
tout cela, c'est de l'histoire connue.

Un de ceux qui observèrent le jeune roi en 1564,
l'ambassadeur Marc-Antonio Barbaro, fait cette observation, que « son teint tourne au pâle, son corps

(1) Charles IX fit vendre jusqu'aux châsses et aux reliquaires
pour subvenir aux frais des guerres de religion qui ensanglan-
taient le pays. (Lettre de Charles IX au gouverneur de la Normandie, in LEBER, *Appréciation de la fortune privée au moyen
âge*, 2e édition, p. 28.)

(2) BRANTÔME, *op. cit.* En revoyant les bonnes feuilles de notre
volume, M. F. CHAMBON, bibliothécaire à la Sorbonne, nous
fait observer qu'il a été établi, par diverses communications à
l'Intermédiaire des chercheurs, et par Edouard Fournier, dans
son livre sur *l'Esprit dans l'Histoire*, que la part active qu'aurait
prise Charles IX à la Saint-Barthélemy, en « giboyant aux pas-
sants, » n'est qu'une légende. Dont acte.

est bien pris, quoique maigre un peu trop. Ses jambes sont grêles et sans proportion avec le reste du corps ; il marche un peu courbé et sa pâleur est extrême. Il ne boit que de l'eau (1), et cependant le foie est malade et très attaqué. »

L'ambassadeur ajoute ce trait, qu'il convient de relever :

Le Roi avait coutume de dire que jusqu'à l'âge de vingt-cinq ans il voulait faire le fou, c'est-à-dire ne penser qu'à son bon temps (2).

Cependant, cet être à moitié sauvage s'humanisa un jour : il aima Marie Touchet (3), fille d'un apothicaire d'Orléans, qui « étoit fort belle et de bonne grâce » et de laquelle il eut deux enfants naturels (4).

On dit qu'ayant vu le portrait de la reine Élisabeth, nouvellement arrivée en France, il dit en riant :

(1) « Il ne mangeoit qu'autant qu'il en avoit besoin pour se fortifier, et dans son enfance il beuvoit son vin pur, jusques à ce que, croyant que cela nuisit à sa santé, il se contenta d'eau ou d'hypocras, composé d'eau, de sucre et de cannelle ; il dormoit peu, et bien souvent estoit levé devant minuit ; il aimait les chiens et les chevaux, et estoit toujours en action... » CIMBER et DANJOU. *loc. cit.*

(2) BASCHET, *op. cit.*

(3) Marie Touchet épousa en 1578, François de Balzac d'Entraigues, et en eut deux filles, dont l'une fut la célèbre marquise de Verneuil, maîtresse de Henri IV.

(4) Un enfant mort en bas âge, et Charles de Valois, qui fut successivement grand-prieur de France et duc d'Angoulême.

« cette Allemande-là ne me fait point mal à la teste. »

Le roi étant allé la voir, dans un intervalle de sa longue maladie, le bruit courut aussitôt que, pour n'avoir pas été « en estat de l'approcher, ou pour avoir fait quelques excez, » sa maladie empira, et que cette visite hâta sa fin (1).

Jusqu'en 1573, sa santé s'était maintenue relativement en bon état. On parle seulement d'une saignée que lui fit le médecin Portal, saignée qui fut suivie d'une syncope, dont les archiatres furent fort effrayés. Seul, Paré conserva son sang-froid en la circonstance ; c'est même à cette cure qu'on attribue généralement l'affection du roi pour son chirurgien. Mais, pour Brantôme, l'origine de cet attachement serait autre. Le malicieux conteur assure que le roi aurait été affecté du mal vénérien, pour lequel Paré le traitait encore au temps de la Saint-Barthélemy, et que c'est à cette circonstance que le médecin aurait dû son salut (2).

Quoi qu'il en soit, il est certain que, sur l'esprit de Charles IX, la Saint-Barthélemy eut une répercussion manifeste. Son besoin d'activité devint plus grand ; sa physionomie prit un aspect singulier, qu'on ne lui avait pas encore connu.

(1) On fit à ce sujet l'épitaphe suivante :
Pour aimer fort Diane et Cythérée aussi,
L'une et l'autre m'ont mis en ce tombeau ici.
(2) V. aux *Pièces justificatives* la note A.

Les deux ambassadeurs qui l'observèrent de près et dont l'un, Sigismondo Cavalli, demeura à la Cour jusqu'à sa mort, survenue deux ans plus tard, ont rapporté sur lui ces impressions :

Ses regards sont devenus sombres. Dans ses entretiens et ses audiences, il ne regarde pas en face celui qui lui adresse la parole ; il baisse la tête, ferme les yeux, puis il les ouvre tout à coup, et, comme s'il souffrait de ce mouvement, il les referme avec non moins de soudaineté. On craint que l'esprit de vengeance ne se soit emparé de lui ; il n'était que sévère, on redoute qu'il ne devienne cruel (1).

On sait que, le soir et le lendemain du massacre, le roi manda Ambroise Paré : il se plaignait de fièvre et d'hallucinations.

Ambroise, dit-il, s'adressant à son médecin, je ne scay ce qui m'est survenu depuis deux ou trois jours, mais je me trouve l'esprit et le corps grandement esmeus, voire tout ainsi que si j'avois la fiebvre, me semblant à tout moment, aussi bien veillant que dormant, que les corps massacrez se présentent à moy, les faces hydeuses et couvertes de sang (2).

Dès ce moment, il se livre à des exercices de plus en plus violents, pour fuir le remords et chasser les horribles visions. Les fatigues ne tardent pas à

(1) BASCHET, *op. cil.*

(2) SULLY, *Mémoires ou OEconomies royales*, etc. Amsterdam, 1725.

altérer profondément sa santé, et en 1573 commence
la maladie à laquelle il succombera (1).

Il tomba malade au mois d'octobre 1573, lors du départ
de Henry, son frère, pour le voyage de Pologne, d'une *fièvre*
erratique qui le prit ensuite *d'un mal de poulmon* jusqu'alors
ignoré, laquelle tantost se tournoit en quarte, tantost en
continue, et ne le quittoit jamais que (Jean) Mazille, son
premier médecin, ne le creut guéry. Son mal s'augmenta
de l'appréhension et de l'horreur qu'il eut de deux conspi-
rations qui se brassèrent contre lui pendant sa maladie (2).

Le mal évolua avec rapidité ; des hémoptysies (3),
de la dyspnée survinrent. Le roi changea plusieurs
fois de séjour, sans que se produisit l'amélioration
qu'il espérait de ces déplacements, allant de Vitry à
Saint-Germain, du faubourg Saint-Honoré à Vincennes.

Au mois de mai 1574, survient une fièvre continue,

(1) V. aux *Pièces justificatives* la note B.
(2) CIMBER, *loc. cit.*
(3) D'un document découvert par M. Baschet au *Record office,
State papers*, France, vol. LVII, nous extrayons ces quelques
lignes : « Le Roy, par l'indisposition de sa personne et longueur de maladie, est réduit en telle maigreur et foiblesse qu'il
n'a plus que la peau et les os, et les jambes et cuisses si
amoindries et atténuées qu'il ne se peust soutenir, mercredy
dernier se trouva *tant failly de haleine* et paroles à l'occasion
du *flux du sang par la bouche* qu'on en attendoit plus la mort
que la vie, mais depuis sa saignée s'est mieux trouvé.... »
A. BASCHET, *op. cit.*, p. 389.

qui bientôt se transforme en « tierce, quarte, puis erratique, *avec frissons* ».

Désespérant de guérir et, d'ailleurs, très mal soigné par ses médecins, il se livre à des imprudences qui ne font qu'aggraver son état.

« Aulcuns ont voulu dire, écrit Brantôme, que, durant sa maladie, il s'échappa auprès de la reyne, sa femme, et il s'y eschauffa tant qu'il abrégea ses jours. » Sauval (1) va plus loin ; il ne craint pas d'affirmer que ce n'est pas avec sa femme, mais avec sa propre sœur, la reine Margot, que le roi se serait « échauffé ». Toujours est-il qu'il alla de mal en pis, et qu'une consultation fut provoquée. Les archiâtres ne se prononcèrent pas sur la nature de la maladie, ni sur le traitement qu'elle comportait.

Le vendredi 28 mai, le roi fit appeler son premier médecin et le conjura de le soulager, s'il ne pouvait le guérir. Celui-ci répondit qu'il n'y avait plus d'espoir que dans la Providence, ce qui ne l'engageait pas beaucoup.

Le 30 mai (1574), jour de la Pentecôte, sur les trois heures de l'après-midi, Charles IX mourait au château de Vincennes, âgé de vingt-quatre ans moins vingt-huit jours.

Le lendemain son corps était ouvert (2), en présence des magistrats de Paris, et on n'y trouva rien qui pût

---

(1) Cité par Dusolier, *lh. cit.*
(2) V. aux *Pièces justificatives* la note D.

appuyer le fâcheux bruit (1) qu'on avait fait courir que son frère ou sa mère l'avait empoisonné (2).

Quelque incomplet que soit le procès-verbal d'autopsie, il résulte de sa lecture que Charles IX a succombé à une broncho-pleuro-pneumonie du poumon gauche(3); il eut à la fin une vomique purulente (4)

(1) Les mêmes bruits qui avaient couru à la mort de François II se renouvelèrent à la mort de Charles IX (de Thou, *Hist.*, liv. LVII, t. VII, pp. 23 et 63; cf. Cl. Haton, p. 764). Bassompierre rapporte, dans ses *Mémoires*, qu'ayant représenté au jeune Louis XIII, qui sonnait du cor, que cet exercice lui dessécherait les poumons et lui causerait la mort comme à Charles IX : « Bon, bon, répondit le roi, sachez que Charles IX n'est mort que pour avoir dîné chez Gondi, la créature de Catherine de Médicis, immédiatement après une querelle qu'il eut avec sa mère. » Mais Louis XIII parlait de ce qu'il n'avait pas vu.

(2) Le père Griffet (*Traité des Preuves de l'Histoire*, pp. 261 et suiv.) a justifié Catherine de cette absurde accusation. Son argumentation est si judicieuse que nous n'avons rien trouvé de mieux que de la reproduire, sans y rien ajouter. (V. aux *Pièces justificatives*, la note A de la p. 259 : *Catherine de Médicis réhabilitée*.)

(3) Peu de jours après la mort du roi, Catherine de Médicis écrivait à M. de Matignon les détails suivants : « La maladye du feu Roy monsieur mon fils a esté une grosse fièvre continue causée d'une inflammation de polmons que l'on estime luy estre procédée des viollens exercices qu'il a faictz, et ayant été ouvert après sa mort, on a trouvé toutes les aultres parties de son corps aussi seines et entières que se puisse veoir en homme bien composé, et est à présupposer, que sans les dicts viollens exercices qu'il a faictz, il estoit pour vivre fort longuement. » L'original existe dans le volume 8765 des manuscrits de Béthune, fol. 94.

(4) Dans *le vray Discours des derniers propos mémorables du*

qui, en se rompant, donna issue à une grande quantité de pus, envahit la trachée et produisit l'asphyxie.

On a depuis longtemps remarqué que la scrofule, nous dirions aujourd'hui la scrofulo-tuberculose (1), va souvent de pair avec l'idiotie, avec l'aliénation mentale. « Aliénés, idiots, scrofuleux, rachitiques, en vertu de leur commune origine, de certains caractères physiques et moraux, doivent être considérés comme les enfants d'une même famille, les rameaux divers d'un même tronc (2). »

L'aliéniste Esquirol a noté la fréquence de la phtisie chez les aliénés (3).

Si on a eu la patience de nous suivre jusqu'au bout, on doit avoir son opinion faite sur l'état mental du roi

feu roi Charles IX, publié l'année même de la mort du roi, nous avons relevé le passage suivant : « Survint audict seigneur appétit de boire ; ce qu'ayant faict, *lui survint un grand vomissement de matière gluante,* jaunastre et fort noire : puis entra en un grand frisson. »

(1) Le diagnostic de tuberculose, chez Charles IX, est incontestable ; le confirment, outre le procès-verbal d'ouverture du corps l'ardeur sexuelle manifestée par le roi au plus fort de sa maladie, et aussi l'inconscience du danger imminent (V. aux *Pièces justificatives* la note C), si fréquente chez les tuberculeux. Pour le surplus, lire la remarquable consultation de MM. Brouardel et G. de la Tourette (note D aux *Pièces justificatives*).

(2) Moreau (de Tours), cité par Dusolier.

(3) Cf. *Annales médico-psychologiques*, 1851, III, p. 144 et 1856, II, 112.

Charles IX. Les hallucinations (1) qu'il éprouva sont un suffisant indice pour le médecin aliéniste. Elles prouvent l'existence, chez ce prince, d'un trouble mental grave, d'une psychopathie, déterminée peut-être par l'émotion, mais dont la cause véritable gît dans son organisation vicieuse et dans la dégénérescence de sa race ; il est mort dans un état de folie complète (2).

Rappelons, — autant de stigmates de dégénérescence ! — qu'il était hémophile (3) ; qu'il avait le cou de travers (contracture) et des mouvements convulsifs de la face ; qu'il était voûté (4) ; sans compter ses cruautés, son inversion sexuelle, ses excentricités, etc.

---

(1) Il eut des hallucinations à plusieurs reprises. Sans parler de celles qu'il eut après le massacre, il eut aussi une vision peu de temps après son mariage. « Ainsy qu'il estoit à la chasse dans la forest de Lyon, près de Roane, très belle et plaisante, un feu s'apparut à lui de la hauteur d'une picque ; le roy sans s'estonner et fort asseuré met la main à l'épée, poursuit ce feu luy tout seul jusqu'à ce qu'il s'esvanouist. » BRANTOME, *loc. cit.*

(2) JACOBY, *op. cit.*

(3) N'a-t-on pas dit qu'il avait eu des *sueurs de sang* ? Sur ce phénomène, plutôt rare, v. le savant travail de Parrot, dans la *Gazette hebdomadaire de médecine et de chirurgie*, 1859, pp. 633 et suiv.

(4) Il estoit grand de taille, mais un peu voûté, avoit le visage pasle, les yeux jaunastres, bilieux et menaçans, le nez aquilin, et le col un peu de travers. Il estoit naturellement impétueux, impatient, furieux dans sa colère, maigre et non trop crédule. » CIMBER et DANJOU, *loc. cit.*

Des cinq fils de Henri II, Charles IX fut le seul qui eut, outre un enfant mort en bas âge, un second bâtard, Charles de Valois, avec les deux enfants duquel s'éteint définitivement la race.

Des cinq filles de Henri II, deux meurent en bas âge ; *Élisabeth* a une postérité évidemment névropathique; *Marguerite*, intelligente, mais débauchée et incestueuse, n'a que des bâtards, qui meurent tous en bas âge, sauf un, qui se fait capucin et meurt sans enfants.

Des deux bâtards d'Henri II, l'un meurt sans enfants, l'autre n'a qu'un fils stérile.

À l'extinction des Valois, la maison de Bourbon accède au trône de France (1589).

PIÈCES JUSTIFICATIVES

A

AMBROISE PARÉ ÉTAIT-IL PROTESTANT ?

Ambroise Paré, le célèbre praticien du seizième siècle, était-il protestant ou catholique ? Nous ne sommes plus au temps des guerres de religion, et cependant nous nous passionnons, au moins dans le monde des chercheurs, pour ces sortes de rébus.

C'est qu'on n'est pas près de se mettre d'accord, si nous en croyons les derniers échos (1). Le débat vient de renaître dans le pays même qui a donné naissance au savant médecin.

Un officier supérieur de Laval, protestant, admet la conversion, devant l'appréhension de la mort. Un prêtre catholique, également compatriote de Paré, penche pour la fidélité constante du chirurgien à ses croyances. Où est la vérité ? Elle n'est pas si simple à établir que l'on pourrait en augurer.

Il faut remonter aux *Mémoires de Sully* pour trouver le premier témoignage, presque contemporain, de la religion attribuée au maître chirurgien.

De tous ceux qui approchaient ce prince (Charles IX), dit positivement Sully, il n'y avait personne qui eut tant de part à sa confiance qu'Ambroise Paré. Cet homme, qui n'était que son chirurgien, avait pris avec lui une si grande familiarité, *quoiqu'il soit huguenot...*

Ce n'est là qu'une affirmation, sans l'appui de preuves solides ; mais dépouillons tout le dossier, et avant de poser des conclusions, faisons une sélection des arguments pour et contre.

Tout le monde sait que Paré était calviniste, dit Eloy, et

(1) Cette étude a paru originairement dans la *France médicale*, du 24 juin 1894, sous la signature de l'un de nos pseudonymes (docteur QUERCY).

qu'il ne tint pas aux auteurs du massacre de la Saint-Barthélemy qu'il ne fut sacrifié à leurs fureurs.

On a prétendu, en effet, et Brantôme a mis cette
version en circulation, que Charles IX, le jour
de la Saint-Barthélemy, « l'envoya querir et venir
le soir dans sa chambre et garde-robes, lui comman-
dant de n'en bouger, et disait qu'il n'était raisonnable
qu'un qui pouvait servir à tout un petit monde fût
ainsi massacré ».

« Le roi ne voulut cependant sauver la vie à personne (1), dit encore Brantôme, sinon à maître Ambroise Paré, son premier chirurgien et le premier
de la chrétienté. »

La vérité est que Charles IX payait une dette de
reconnaissance. Il ne pouvait plus se passer de son
médecin (lit-on dans une note de l'édition de Brantôme de 1787), « depuis son voyage de Vitry, dont il
lui restait un vieux mal qui se réveillait tous les prin-
temps. »

Quelle était la nature exacte de ce mal ? S'agissait-
il, comme le croit le docteur Giraudeau de Saint-
Gervais, d'excroissances, de polypes de l'urèthre ?

(1) Ce n'est pas tout à fait exact : le docteur Le Paulmier n'a
pas eu de peine à établir qu'il y eut d'autres médecins pré-
servés : tels, Simon Piètre, prévenu à temps par son gendre
Riolan et qui put se réfugier à l'abbaye Saint-Victor ; Jean
Mazille, premier médecin de Charles IX, etc.

Encore un problème qui peut exercer la sagacité d'un amateur de débats rétrospectifs.

Le docteur le Paulmier croit avoir trouvé la preuve que Paré appartenait à la religion réformée, dans ce passage, à la vérité assez troublant, extrait d'un mémoire rédigé en 1575 par Paré lui-même, au moment d'un procès avec la Faculté :

Ce mot, dit-il expressément, ce mot *religion* a esté cité par moy pour ne me glorifier avoir suivi telle opinion... et moins en intention de monstrer que ceux qui suivent la savante Église catholique et romaine abusent de moyens illicites pour se défaire de leurs ennemis.

Les historiens protestants ne se sont pas fait faute de reproduire un autre passage des œuvres de Paré, pour étayer leur argumentation : il s'agit d'une tentative d'empoisonnement, dont aurait failli être victime le grand chirurgien, lors du siège de Rouen. Le passage mérite d'être tout au long rapporté :

Après la prise de Rouen, me trouvoy à disner en quelque compagnie, où en avoit quelques-uns *qui me hayoient à mort pour la religion* : on me présenta des choux où il y avait du sublimé ou arsenic ; de la première bouchée n'en apperceu rien ; la seconde, je senti une grande chaleur, et cuiseur, et grande astriction en la bouche, et principalement au gosier, et saveur puante de la bonne drogue, et l'ayant appercevé, subit je pris un verre d'eau et de vin et lavay ma bouche, en avallay bonne quantité, et promptement allay chez le proche apoticaire : subit que je fus parti, le plat aux choux fut jeté par terre.

De tous ces documents résulte-t-il la preuve que Paré fut toute sa vie protestant ? Et s'il le fut un temps, à quelle époque cessa-t-il de l'être pour se convertir ?

Eloy, dont nous avons ailleurs consigné l'opinion, dit avec beaucoup de sens : « Comme Paré fut enterré le 22 dans l'église de Saint-André-des-Arcs, au bas de la nef, il est bien apparent qu'il donna des preuves de catholicité avant que de mourir. » A quoi le docteur Dureau de répliquer (1) : un acte de décès n'est pas un acte d'abjuration, et les parents d'Ambroise Paré ou les témoins de sa mort ont fort bien pu le déclarer catholique, sans l'avoir consulté à cet égard.

« Je sais, ajoute notre docte confrère, un professeur de la Faculté de Paris, dont la famille a possédé des papiers provenant d'ascendants de Paré, réfugiés en Suisse lors des regrettables avanies faites aux huguenots. » Et venant à la rescousse du docteur Dureau, les protestants militants, tels que les frères Haag, expliquent que Paré a bien pu, quoique appartenant à la religion réformée, être enterré dans un cimetière catholique; tel encore M. Bordier, qui assure « que tout, dans les paroles, les actions,

(1) Le docteur Dureau a depuis changé d'avis et semble s'être rangé à l'opinion de Jal, que nous exposons plus loin.

les écrits de Paré, empreints à chaque page du sentiment biblique, révèlent l'âme élevée du huguenot...»

Eh! bien nous ne sommes pas convaincu par ce luxe de preuves, dont quelques-unes sont si contestables.

Malgaigne, qu'il faut toujours consulter quand il s'agit de Paré, n'hésite pas à affirmer que Paré appartenait, depuis longtemps, à la religion catholique, et il arrive à cette conclusion à la suite d'une dissertation critique du plus haut intérêt.

Mais à ces arguments, d'ordre philosophique, nous pouvons en ajouter d'autres, plus documentaires. Et, pour notre part, nous nous y référons, sans plus.

L'auteur du *Dictionnaire de biographie critique*, le très érudit A. Jal, qui a compulsé tous les registres de l'église Saint-André-des-Arcs, a relevé jusqu'à vingt-cinq actes parfaitement catholiques, actes de baptêmes, de mariages et de décès, dont *dix-huit* antérieurs à la mort d'Ambroise Paré. Paré a été parrain dans un baptême catholique, ses deux femmes étaient catholiques, tous ses enfants ont vécu et sont morts au sein de l'église romaine. S'il vous en faut davantage (1), c'est que vraiment vous êtes difficile à contenter.

(1) Ceux que la question intéresse pourront consulter : *Journal de la Mayenne*, avril et mai 1873 ; *Intermédiaire des Chercheurs*, 1869 et 1870 ; docteurs Le Paulmier, Perdrix, Vimont, etc.;

Pour nous la cause est définitivement jugée. Nous faisons suivre, néanmoins, notre dissertation d'une étude (1) parue postérieurement à notre travail et qui, par des voies différentes, arrive au même but.

*
* *

S'appuyant seulement sur les actes de décès et sur les actes de baptême des enfants, Malgaigne et après lui A. Jal, concluent, peut-être un peu vite, que Ambroise Paré était catholique, ou tout au moins l'était devenu depuis la Saint-Barthélemy. C'était oublier qu'à cette époque le clergé était seul officier de l'état civil et que l'Ordonnance de 1539 avait rendu obligatoire l'inscription sur les registres de la paroisse; que l'omission de cette formalité légale pouvait entraîner la nullité du mariage et l'exhérédation des enfants; que les édits de 1561 et 1562 défendaient expressément de célébrer des mariages et des baptêmes dans les assemblées protestantes, et prononçaient d'avance l'illégitimité des enfants nés de ces mariages. D'autre part, l'usage de cimetières distincts pour les protestants (le cimetière Saint-Germain et celui de la Trinité) ne devint habituel et régulier que sous l'édit de Nantes. Jusque-là, conformé-

Biographies d'A. Paré; Turner, *Études historiques*, pp. 89-121, 487-504, etc.

(1) *Bulletin de la Montagne Sainte-Geneviève*, 1896, pp. 201-207.

ment aux édits de 1563 et de 1568, *ceux de la religion de la vicomté de Paris étoient enterrés ès cimetières de la paroisse dont étoient les maisons auxquelles ils avoient passé de la vie à trépas.*

L'édit de 1570 ordonnait bien l'établissement de cimetières particuliers pour les protestants, mais cet édit rencontra chez les catholiques tant de mauvais vouloir que sa non-exécution soulevait encore en 1597 d'innombrables plaintes au sein des églises réformées. On vit même, en 1601, le curé de Saint-Jacques de la Boucherie enlever de force le cadavre d'un marchand huguenot, qu'on allait transporter au cimetière de la Trinité, et l'inhumer dans son église. D'ailleurs, nombre de familles qui avaient embrassé la Réforme possédaient des caveaux dans les églises catholiques et entendaient maintenir leur droit d'y être déposées.

Rappelez-vous maintenant qu'à la date de la mort de Paré on était dans la période la plus aiguë de la Ligue, dont le but hautement avoué était l'extermination de l'hérésie; comment un enterrement « à la mode de Genève » eût-il été alors possible ?

Les preuves données par Malgaigne et ensuite par A. Jal étaient donc d'une faiblesse extrême ; aussi l'*Encyclopédie des Sciences religieuses,* publiée sous la direction de N. Lichtenberger, doyen de la Faculté de Théologie protestante de Paris (1881) — à l'article PARÉ — sous la signature de M. O. Douen, s'empressa-t-elle de les réfuter, et de conclure à son tour que Ambroise Paré avait toujours été protestant.

Pour nous, restant étranger aux partis pris, vénérant Paré non pour sa croyance religieuse, mais pour les services qu'il a rendus à l'humanité et n'ayant d'autre souci que celui de la vérité, nous estimons que les écrivains protestants se sont trop hâtés de triompher de la faiblesse des arguments de Malgaigne et de A. Jal.

On a voulu aussi tirer un argument, pour soutenir la thèse de « Paré protestant », du fait de la tentative d'empoisonnement dont il fut victime au siège de Rouen, tentative attribuée, je ne sais pourquoi, au fanatisme des catholiques. Voici, d'ailleurs, l'événement raconté par Paré lui même :

Après la prise de Rouen, me trouvant à dîner en quelque compagnie, où en avoient quelques-uns qui me hayoient à mort pour la religion, on me présenta des choux où il y avoit du sublimé ou arsenic ; de la première bouchée n'en aperçus rien ; à la seconde, je sentis une grande chaleur et cuiseur et grande astriction en la bouche, et principalement au gosier et saveur puante de la bonne drogue ; et l'ayant aperçut subit je pris un verre d'eau et de vin et lavai ma bouche, aussi en avalai bonne quantité et promptement allai chez le proche apothicaire ; subit que je fut parti, le plat de choux fut jeté en terre.

Nous voyons bien dans ce récit que « quelques

uns le hayoient à mort pour la religion », mais quels étaient-ils ? Catholiques ou huguenots ? Paré ne prend pas la peine de nous renseigner, et il est à supposer qu'à cette époque de trouble le fanatisme était dans un camp comme dans l'autre.

Plein de tolérance pour les autres, donnant ses soins également aux huguenots et aux catholiques, Paré garda toujours son franc parler, même sous la Ligue. Quoi d'étonnant qu'il eût indisposé contre lui l'un des deux partis, tous les deux peut-être ? L'argument manque de précision et dès lors doit être rejeté. A l'historien consciencieux il faut des faits précis.

Jusqu'ici la question demeure posée ; aucune preuve décisive n'est venue départager les adversaires.

Nous allons clore le débat et mettre sous les yeux du lecteur la preuve irréfutable qu'Ambroise Paré était catholique.

Voici d'abord un acte relevé sur les registres de la paroisse de Saint-André-des Arcs :

1553, avril 9 (dimanche des octaves de Pasques), baptême de Geneviève Gréauline, fille de Marie Du Puys. Parrain, M. Ambroise Paré, chirurgien du Roy. Marraine, Catherine Du Puy, fille non mariée.

Cet acte était passé dix-neuf ans avant la Saint-Barthélemy. L'enfant était fille de Robert Gréaulme, docteur régent et de Marie Du Puys.

Voici un autre acte, celui-ci passé après la Saint-Barthélemy.

1578, mars 21, baptême d'Ambroise, fils de Claude Viart, M° chirurgien à Paris et de Jeanne Paré. Parrains, M° Ambroise Paré et Guillaume Loquet.

Nous croyons devoir rappeler ici, que jusqu'à la fin du seizième siècle, les garçons avaient deux parrains.

Le baptême des enfants de Paré, leur inhumation dans l'église Saint-André-des-Arcs ou dans le cimetière y attenant, son mariage à Saint-Séverin, son inhumation au bas de la nef, près le clocher qui s'élevait au milieu de l'église, c'est-à-dire à une place d'honneur, tout cela ne suffirait pas à nous convaincre, mais ces deux actes de baptême nous semblent un argument décisif. Comment admettre que Paré, qui était d'une profonde piété, ainsi qu'en témoignent ses écrits, pût être protestant et venir tenir des enfants sur les fonts de baptême de l'église Saint-André-des-Arcs, sa paroisse ?

Qu'un protestant fasse entrer ses enfants dans le sein de l'Église catholique ; qu'à la dernière heure, alors que les affres de la mort obscurcissent son cerveau, paralysent sa volonté, il répudie la croyance de toute sa vie, à la rigueur cela peut s'admettre, et nous comprenons qu'un doute puisse subsister. Mais

que, durant sa vie, en pleine santé, sain de corps et
d'esprit, d'un caractère généreux et d'un esprit libre,
ce protestant, reniant sa foi, fasse acte d'adhésion à
la religion catholique et récite devant l'officiant le
Symbole, reconnaissance solennelle de la souveraineté
de l'Église catholique, apostolique et romaine, voilà
ce que nous ne pouvons admettre, lorsqu'il s'agit
d'Ambroise Paré. Il eût fallu, pour cela, qu'il cachât
sa véritable religion et trompât le prêtre.

Paré habitait alors la rue de l'Yrondelle (actuellement la rue de l'Hirondelle), qui était parallèle au
quai des Augustins et à la rue Saint-André-des-
Arcs.

C'était une rue fort étroite, qui a disparu en grande
partie, pour faire la place de la Fontaine Saint-Michel.
M. Le Paulmier, s'appuyant sur les actes de vente et
sur les papiers de famille, a pu retrouver l'emplacement de la maison d'Ambroise Paré. Il avait acheté
cette maison des héritiers Mestreau, où pendait l'enseigne des *Trois Maures*. Derrière était une grande
cour donnant sur la rue des Augustins, et c'est sur
cette rue, aujourd'hui quai des Grands-Augustins,
qu'était l'entrée de la maison, qui se trouvait à peu
près sur l'emplacement occupé actuellement par le
refuge qui est vis-à-vis la Fontaine Saint-Michel.

Ainsi, Ambroise Paré habitait à quelques pas
de Saint-André-des-Arcs, à proximité de cette
église, où il avait déjà fait baptiser son fils François

et sa fille Madeleine, lorsque, pour la première fois, il fit acte de parrain ; où il avait fait présenter sur les fonts baptismaux sept de ses enfants, lorsqu'il devint parrain pour la deuxième fois, moins de deux mois après le baptême de sa fille Marie (6 février 1578).

Comment admettre que Ambroise Paré, chirurgien du roi, certainement connu dans sa paroisse, eût pu, s'il avait été huguenot, faire acte de parrain dans une église catholique, sans soulever l'opposition du curé de la paroisse ? Cela n'est pas possible ; ce n'était ni dans les mœurs de l'époque, où l'indifférence en matière de religion n'existait pas comme de nos jours, ni, il faut le reconnaître, dans le caractère loyal d'Ambroise Paré.

Se présenter devant le prêtre catholique, pour donner à son mariage une consécration légale ; présenter ses enfants au baptême, administré par le prêtre Catholique, pour donner à ceux-ci une reconnaissance légale, qui leur permît, plus tard, d'hériter de sa fortune, cela eût été obligatoire à Ambroise Paré, s'il eût été protestant, et le prêtre, seul officier de l'état civil, n'aurait pu s'y refuser. Mais, quant à accepter un hérétique comme parrain, le prêtre ne pouvait pas le faire : l'Eglise le lui défendait, comme elle le prohibe encore de nos jours.

Bibliographie. — J.-F. Malgaigne, *OEuvres complètes d'Ambroise Paré*, revues et collationnées sur toutes les éditions, avec les variantes ; accompagnées de notes historiques et critiques, précédées d'une Introduction sur l'origine et les progrès de la chirurgie en Occident du sixième au seizième siècle et sur la vie et les ouvrages d'Ambroise Paré (Paris, J.-B. Baillière, 1840).

MM. Eug. et Em. Haag, *La France protestante* ou Vie des protestants français, qui se sont fait un nom dans l'histoire, depuis les premiers temps de la Réformation jusqu'à la reconnaissance du principe de la liberté des cultes par l'Assemblée nationale (Paris, Joël Cherbuliez, 1840).

A. Jal, *Dictionnaire critique de Biographie et d'Histoire* (Paris, H. Plon, 1872).

Ludovic Lalanne, *Dictionnaire historique de la France* (Paris, Hachette et Cie, 1872).

Encyclopédie du dix-neuvième siècle, Répertoire universel des Sciences, des Lettres et des Arts (Paris, Bureau de l'Encyclopédie du dix-neuvième siècle, 1872).

Docteur A. Faucon, *Ambroise Paré*, chirurgien d'armée. Discours de réception à l'Académie des Sciences, des Lettres et des Arts d'Amiens (Amiens, H. Yvert, 1876).

Encyclopédie des Sciences religieuses, publiée sous la direction de M. Lichtenberger, doyen de la Faculté de théologie protestante (Paris, G. Fischbacher, 1881).

Docteur Le Paulmier, *Ambroise Paré*, d'après de nouveaux documents découverts aux Archives nationales et des papiers de famille (Paris, Charavay frères, 1884).

B

LA MALADIE DE CHARLES IX EN OCTOBRE 1573

Le 31 octobre (1573), le secrétaire du roi, Pinart, écrit à la Ville que « le roy a esté un peu indisposé depuis deux jours, mais grâces à Dieu il se porte maintenant fort bien, espérant partir d'ici lundy prochain pour s'acheminer en son voyage ; dont je n'ai voullu faillir de vous advertir, afin que vous n'en soyez point en peyne. » Reg. H. 1787, ap. f° 340.

Le 1er novembre, le roi lui-même adresse à la Ville les explications qui suivent sur sa maladie :

De par le Roy : Très chers et bien amez, nous arrivasmes, il y a quatre jours en ce lieu, où nous nous trouvasmes ung peu mal disposé, qui a esté cause que nous y sommes arresté pour nous reposer et prandre quelque purgation, affin de nous guarir, comme espérons, Dieu aydant, que nous serons entièrement dedans quatre ou cinq jours, et que nous poursuivrons après nostre voyage de Nancy et de Metz, pour conduire nostre très cher et très amé frère le roy de Polongne, suivant nostre délibération, dont nous avons bien voulu donner advis, affin que, si d'avanture l'on faisoit courir d'autre bruict de nostre indisposition,

vous en saichiez la vérité, qui est telle que ce que nous
vous en escripvons cy-dessus et n'en croyrez autre chose. »
Donné à Vitry-le-François, le premier de novembre 1573.
Ainsi signé : CHARLES ; et au dessoubz : PINART et, à côté,
sont escriptz ces mots : « Ne voullons vous celler que les
médecins disent qu'il y a quelque apparence que c'est la
petite vérolle, combien que nous l'ayons déjà eue une fois,
toutefois, grâces à Dieu, nous n'avons aucune fiebvre, et
commance la graine et petites pustulles qui nous sont sortiz
à maturer et blanchir de sorte que nous espérons estre bien
tost du tout guary (1).

Le 12, le roi écrit une seconde lettre, datée de
Vitry-le-François, pour annoncer à la Ville de Paris
que le roi de Pologne s'est mis le même jour en
route pour son royaume, mais que, par suite de sa
maladie (2), il a dû laisser la reine-mère et le duc
d'Alençon « faire compagnie à son dict frère le roi
de Polongne, le reste du chemin jusqu'à Metz ».

Charles IX venait enfin de se débarrasser de son
« très cher et très amé frère le roi de Pologne », et
pour être bien sûr que ce n'étoit pas un faux départ, il l'avait reconduit avec toute la cour vers les
Marches d'Allemagne. Mais Charles IX avait été
obligé de s'arrêter à Vitry-sur-Marne. Il était

---

(1) Cité par ROMIQUET, *op. cit.*, p. 655.

(2) La santé de Charles IX n'était pas rétablie le 4 février 1574,
car le secrétaire Pinart écrit à cette date au prévôt des mar-
chands, M. le Charron, « que le roy n'a pu lire ses despesches
parce qu'il estoit ung peu indisposé. »

épuisé « par une fièvre lente qui croissait tous les jours, ce qui donna à deviser à toutes sortes de gens, accordant à cette maladie les menées de la reine-mère pour prolonger le partement du roy de Pologne jusques après l'hyver, les regrets de cette princesse qui n'estoyent pas peu violents, tesmoignez avec aigres paroles (1). »

De Thou fait exactement les mêmes réflexions que d'Aubigné sur le caractère singulier de la maladie de Charles IX (t. VII, p. 23). Il est intéressant de rapprocher de ces deux appréciations d'historiens comme de Thou et d'Aubigné, les lettres de Charles IX à la Ville de Paris, que nous venons de reproduire, lettres dans lesquelles le royal malade explique et précise les symptômes de son mal (2).

C

Charles IX, en proie aux cruelles souffrances qui devaient l'emporter à quelques jours de là (cette lettre (3) est du 24 mai, et il mourut le 30), parle de sa santé ou plutôt de sa maladie, comme s'il n'était pas condamné à brève échéance. Il ne se doutait

(1) D'Aubigné, *Hist. Univ.*, col. 669.
(2) Robiquet, *op. cit.*
(3) Nous la reproduisons d'après le *Cabinet historique*, de L. Paris, t. II, pp. 239-240.

pas, à coup sûr, de la gravité de son mal et s'abusait sur son état : il n'est pas rare de voir les phtisiques, arrivés à la dernière période, s'illusionner ainsi jusqu'au bout.

Monsieur de Matignon,

Le surplus de ma lettre sera pour vous dire et assurer que grâces à Dieu, je voye tousiours de bien en mieulx en ma guérison. Ne me restant plus qu'à me fortifier comme je fais de sorte que j'espere estre bientost du tout achevé de guairir. J'ay eu depuis jeudi dernier quelque petit accès de fièvre de double-tierce, mais les médecins asseurent que cella aidera fort bien à m'achever du tout de bien guairir, dont aussi je vous ay bien voullu advertir et les gens de bien qui sont avec vous, sçachant certainement que ces bonnes nouvelles-là vous seront et à eulx, et aussi à mes autres bons subjects, estimé par delà très agréable ; priant Dieu, Monsieur de Matignon, vous avoir en sa sainte garde.

(Je) me porte fort bien grâces à Dieu, mais je seray encores plus content et me trouveray beaucoup mieulx quand je sauray la prinse de Dompfront et de Montgommery et des autres places que tenés assiégées ; à quoi je m'asseure que vous et les gens de bien qui sont par delà pour mon service ne perdez point de temps et ferés en sorte que Montgommery et Colombieres ne se sauveront pas ; prenez-y bien garde, je vous prie, sur tous les services que vous désirez me fere. — Escript au bout le *Linarmur* (?), le XXIIIj^e jour de May, 1574.

CHARLES.

(Let. des Rois et Reines de Fr., Ms Egerton, 5.)

D

LA MORT DE CHARLES IX (1)

Par MM. le professeur BROUARDEL *et le docteur* GILLES *de la* TOURETTE.

Une cruelle hérédité morbide, aussi évidente que l'hérédité intellectuelle, a pesé sur toute la lignée du roi François Ier.

Ce prince aima fort les femmes : il s'est même trouvé des historiens pour mettre sa paillardise au nombre de ses hauts faits. Il n'est pas moins vrai, que, s'il ne mourut pas précisément

> *...... à Rambouillet*
> *De la v... qu'il avait*

et qui fut toujours très mal traitée, la fistule vésico-périnéale, qu'il portait depuis longtemps et qui le conduisit au tombeau, était due presque certainement à ses excès antérieurs.

Avant sa mort, il avait vu disparaître deux de ses filles et ses deux fils aînés, emportés par des maladies ressortissant de très près à la tuberculose pulmonaire.

(1) Extrait des *Grandes Scènes historiques du seizième siècle*, par Alf. FRANKLIN.

Henri II, qui lui succéda, et dont une des sœurs mourut également tuberculeuse, était tué le 30 juin 1559, dans un tournoi par le comte de Montgommery; il n'était âgé que de quarante et un ans. Peut-être eut-il échappé à la tuberculose! Dans tous les cas, l'influence néfaste de l'aïeul allait terriblement se faire sentir sur les petits-enfants.

Henri II, de son mariage avec Catherine de Médicis, avait eu dix rejetons : cinq filles, dont quatre moururent jeunes — seule la reine de Navarre, Marguerite, vécut jusqu'à soixante ans — et cinq garçons : François II, mort en 1560, à l'âge de dix-sept ans, d'un abcès tuberculeux de l'oreille ; Louis d'Orléans, mort à deux ans et demi ; Charles IX, dont nous allons parler ; Henri III, qui fut assassiné par Jacques Clément à l'âge de trente-huit ans ; et François, duc d'Alençon, qui succomba à la phtisie pulmonaire, en 1584, à l'âge de trente ans.

Charles IX avait donc des antécédents pathologiques désastreux. Son grand-père était syphilitique ; son père n'était guère moins débauché que son aïeul ; presque tous ses frères étaient ou allaient devenir poitrinaires. Devait-il, pouvait-il échapper à cette terrible affection, la tuberculose pulmonaire?

Lorsque, dans une famille, les enfants naissent aussi malingres que dans celle de Henri II et de Catherine de Médicis, lorsque le fils aîné est chétif, que le second est mort deux ans après la naissance,

il devient au moins utile de veiller à la santé ulté-
rieure du troisième, en lui épargnant dès son
jeune âge toutes les causes de fatigue ou d'épuisement.

Charles IX eût pu, sous la direction de son précepteur Amyot et de son gouverneur M. de Sipierre,
préluder à son futur règne par des études sérieuses ;
mais gâté par sa mère, il préféra s'adonner de bonne
heure, et avec une ardeur inconsidérée, à son penchant pour les exercices corporels. De bonne heure,
il devint un excellent écuyer et, dès lors, il ressentit
pour la chasse une véritable passion : passant les
nuits presque sans sommeil, pour être le premier
à l'aube sur la piste et chevauchant par tous les pays
et par tous les temps.

Restait-il enfermé dans son palais, il battait le
fer, forgeait des armures, et tirait l'épée sans relâche.
En dehors de ces écarts fort nuisibles, il était assez
sobre, buvait rarement du vin, n'était pas trop débauché, bien que Brantôme affirme qu'il avait con-
tracté une maladie vénérienne.

Il estoit grand de taille, mais un peu voûté, avoit le visage
pàle, les yeux jaunastres, bilieux et menaçants, le nez aquilin et le col un peu de travers... Le reste de son corps estoit
assez bien proportionné, il avoit seulement les jambes un
peu débiles ou moins grasses eu esgard au reste des propor-
tions supérieures de son corps, à quoy aussi on doit sa valétudinaire indisposition, qui estoit si grande qu'à peine le
voyait-on un seul mois sans être indisposé.

Son caractère répondait assez bien à cet état physique, rendu vigoureux par la volonté, mais toujours
faible par constitution. Comme Catherine de Médicis,

Il estoit, nous apprend de Thou, d'un tempérament colère
et emporté et l'exercice continuel et violent du cheval joint
à la fatigue des veilles fortifiait encore ce penchant : en sorte
que, malgré sa dissimulation profonde, il se laissait quelquefois emporter à une sorte de fureur... De plus, il jurait et
parjurait sans grand scrupule.

A l'exagération de ces exercices physiques, trop
violents pour cette faible organisation, n'allaient pas
tarder à s'ajouter les ennuis d'un règne qui passe à
juste titre pour l'un des plus troublés et des plus
néfastes.

Fourbe et dissimulé, mal conseillé de toutes
parts, Charles IX commettait bientôt la Saint-
Barthélemy (24 août 1572), qui n'eut son pendant
qu'un siècle plus tard, à la révocation de l'Édit de
Nantes (1685). Mais le meurtrier devait boire l'amer-
tume de son attentat jusqu'à la lie : désormais il ne
dormira plus ; son sommeil sera interrompu par
d'atroces cauchemars, et le chant de ses pages ne
parviendra pas à le rendormir.

A l'époque du massacre, il suivait un traitement
sous les ordres d'Amboise Paré, qu'il sauva du car-
nage. Quelques jours plus tard, il faisait mander le
grand chirurgien huguenot :

Ambroise, lui dit-il, je ne scay ce qui m'est survenu depuis deux ou trois jours; mais, je me trouve l'esprit et le corps grandement esmeus, voire tout ainsi que si j'avois la fièvre, me semblant à tout moment aussi bien veillant que dormant, que ces corps massacrés, se présentent à moy les faces hideuses et couvertes de sang; je voudrois que l'on n'y eust pas compris les imbéciles et les innocents.

Les regrets qu'il manifestait ainsi devaient être impuissants pour calmer ses nuits d'insomnie, pour sauver son existence déjà menacée : la toux à laquelle il était sujet revenait plus fréquente, l'amaigrissement faisait des progrès incessants.

L'année suivante (1573), son frère, le duc d'Anjou, ayant été élu roi de Pologne, se disposa à quitter la France pour se rendre dans ses États. Charles voulut l'accompagner jusqu'à la frontière, mais il fut forcé, par les crachements de sang qui s'étaient déjà montrés autrefois, lorsqu'il avait trop sonné du cor, de s'arrêter à Vitry et de s'y aliter (octobre-novembre 1573).

Sa maladie était sérieuse : on la jugeait tout au moins telle, car « elle l'empescha d'aller plus avant et donna subjet à beaucoup de gens de vouloir divertir le roy de Pologne de poursuivre plus avant son voyage ; luy remonstrans l'estat incertain de la maladie du Roy provenant du poulmon qui apportoit son vent des accidents périlleux. »

Peut-être eût-il la variole à cette époque, car il fut

malade, dit Sorbin (1), « d'une ébullition de sang que d'aucuns estimoient petite vérole ». Toutefois, cela est peu probable, et cette ébullition du sang ressemble fort, dans la circonstance, à une violente hémoptysie.

De Vitry, Charles, toujours souffrant, fut transporté à Saint-Germain-en-Laye, où il ne se trouva guère en sûreté, car le duc d'Alençon tentait de le faire enlever avec sa mère, aux fêtes du carnaval de 1574. Mais Catherine de Médicis veillait : le complot s'ébruita. Elle fit venir dans sa chambre le duc d'Alençon, qui eut peur, plia sous son ascendant, et nomma ses complices. Elle mit immédiatement la cour sur pied. Le départ eut lieu la nuit, sous la protection des Suisses ; le roi malade fut emporté dans une litière et l'on se retira en tumulte, avec précipitation, à Vincennes, dont le château était à l'abri d'un coup de main.

Toutefois, l'ennuy fut si grand au cueur du roy Charles le Débonnaire que finalement, après s'être retiré à Paris et de Paris au bois de Vincennes, la maladie qu'il avoit en ses poumons se rangregea, et, accompaignée d'un foye altéré et mal attrempé, receut une inflammation si grande et véhémente que les effets ont fait paroistre.

(1) *Histoire contenant un abrégé de la Vie, mœurs et vertus du roy très chrestien et débonnaire, Charles IX°, vrayment piteux propugnateur de la Foy catholique et amateur de bon esprit*, par A. Sorbin, dit de Sainte-Foy. Paris, 1574, un vol. in-8° (A. C.)

Alors les consultations commencent. Jean Mazille, son premier médecin, réunit ses confrères de la Faculté, et par

telle consultation fut advisé qu'il seroit purgé et saigné; ce que fut exécuté, mais en vain, car ses forces diminuoient à veuë d'œil, et le voyoit-on descroître pressé d'une courte haleine qui l'a accompaigné jusqu'à la mort.

A ces graves symptômes s'ajoutait, nous le savons, une insomnie constante, hantée de cauchemars épouvantables ; de plus, les médecins semblaient ignorer complètement la nature du mal.

Tant qu'ils y perdirent leur latin d'autant qu'ils ne peurent jamais bien cognoistre sa malladie, car il lui survint une fiebvre erratique qui tantost estoit quarte, tantost continue, et pensoit M. Mazille, son premier médecin, qu'il se porteroit de bien en mieux, ainsi que la fiebvre diminueroit.

Cette ignorance de la vraie cause de la maladie était bien faite pour donner du corps aux bruits les plus absurdes qui circulaient à la Cour et dans le peuple, bruits qui prirent une forte consistance lorsqu'on apprit que

Aux extrêmes douleurs, il sortait du sang par les pores de la peau de ce jeune prince, presque en tous les endroits... De là plusieurs conjecturèrent qu'il y avoit du poison meslé à la maladie du roy, et à dire vray il y avoit argument de penser l'un des trois, ou poison, ou art diabolique ou intelligence avec ceux qui avoient eu le moyen de cognoistre la maladie du Roy et en donner quelque résolution.

Catherine de Médicis, l'Italienne superstitieuse, ne pouvait que prêter une oreille favorable à tous ces bruits ; c'est alors que La Môle et Coconnas furent arrêtés, jugés et décapités (30 avril 1574). Ils avaient bien comploté contre le roi, mais on les accusait surtout d'avoir, aidés du nécromancien Côme Ruggieri, fabriqué plusieurs figures de cire enchantées, dans le but de faire mourir le monarque agonisant. Ce qui était certain, c'est que Charles IX allait de plus en plus mal.

Sur ces entrefaites et comme le mal s'augmentoit de plus en plus en la personne dudit seigneur roy, lui print appétit de boire. Ce qu'ayant fait, luy survint un grand vomissement de matière gluante, jausnatre et fort noire, puis entra en un grand frisson qui luy donna tel travail et peine qu'il n'y avoit celuy qui n'eust grande compassion de tant veoir endurer son prince. Cela passé, Sa Majesté demanda la royne sa mère et la royne sa femme... Lors il entra de rechef en ces accez de vomissements et frissons et de plus en plus se sentant abaisser et diminuer ses forces, pria qu'on ne lui parla plus que de prières et oraisons.

Catherine, en effet, venait de lui annoncer la prise du comte de Montgomery, qui, comme on le sait, avait tué son père dans un tournoi, et s'était fort étonné de ce que la nouvelle de cette arrestation l'eût laissé tout à fait indifférent.

Et cependant, Charles IX, malgré ses souffrances et ses remords, se cramponnait à la vie en désespéré.

Le vendredy dont il mourut, le dimanche ensuivant, sur les deux heures après-midi, ayant fait appeler Mazille, son premier médecin (1) et se plaignant des grandes douleurs qu'il souffroit, lui demanda s'il n'estoit pas possible que luy, et tant d'autres grands médecins qu'il y avoit en son royaume luy pussent donner quelque allègement en son mal, « car je suis, dit-il, horriblement et cruellement tourmenté. » A quoy Mazille répondit que tout ce qui dépendoit de leur art ils l'avaient fait, et que même, le jour de devant, tous ceux de leur Faculté s'étoient assemblés pour y donner remède ; mais que pour en parler à la vérité, Dieu étoit le grand et souverain médecin en de telles maladies, auquel il falloit recourir. « Je crois, dit le roy, que ce que vous dites est vray, et n'y sçavez autre chose. Tirez-moy ma custode que j'essaye à reposer. » Et à l'instant « Mazille, étant sorti et ayant fait sortir tous ceux qui étoient dans la chambre, hormis trois, savoir : La Tour, Saint-Pris et sa nourrice que Sa Majesté aimoit beaucoup, encore qu'elle fut huguenote, comme elle se fut mise sur un coffre et commençoit à sommeiller, ayant entendu le Roy se plaindre, pleurer et

(1) Guy Patin a prétendu que Catherine de Médicis voulut faire pendre Mazille, pour n'avoir pas fait voir le roi malade par les plus fameux médecins de Paris ; mais Patin doit se tromper, sciemment ou non, car, selon l'Estoile, tous ceux de la Faculté s'étaient assemblés pour chercher un remède à la situation du roi. On n'a, toutefois trouvé jusqu'ici aucune trace de cette délibération générale. Seul, CHOMEL (*Essai historique sur la médecine*) avance que Simon Piètre et Nicolas Legrand, qui étaient alors deux des premiers médecins de Paris, furent appelés en consultation (Cf. *Procès-verbaux authentiques de l'ouverture des corps des rois de France depuis Charles IX jusqu'à Louis XVIII*, recueillis et publiés par HENRI DUPUY, docteur en médecine ; Paris, 1829. (A. C.)

soupirer, s'approcha tout doucement du lit, et tirant sa custode, le Roy commença à luy dire, jettant un grand soupir et larmoyant si fort que les sanglots lui interrompaient la parole : « Ah ! ma nourrice, ma mie, ma nourrice, que de sang et que de meurtres ! Ah, que j'ay suivi un méchant conseil ! O mon Dieu, pardonne-le moy, et me fais miséricorde, s'il te plaist ! Je ne sais où j'en suis tant ils me rendent perplexe et agité. Que deviendra tout cecy ? que feray-je ? je suis perdu, je le vois bien. » Alors la nourrice luy dit : « Sire, les meurtres soient sur ceux qui vous les ont fait faire ! Mais, de vous, sire, vous n'en pouvez mais ; et, puisque vous n'y prestez pas consentement et en avez regret, croyez que Dieu ne vous les imputera jamais et les couvrira du manteau de la justice de son fils, auquel seul faut qu'ayez votre recours. Mais, pour l'honneur de Dieu, que Votre Majesté cesse de larmoyer ! » Et sur cela, luy ayant été quérir un mouchoir pour ce que le sien étoit tout mouillé de larmes, après que Sa Majesté l'eût pris de sa main, luy fit signe qu'elle s'en allât et le laissât reposer.

Le lendemain samedi, il eut une de ces rémissions trompeuses, si fréquentes chez les phtisiques à la dernière période, au point qu'il se crut presque guéri.

Le dimanche 30 mai, jour de la Pentecôte, sur les trois heures de l'après-midi, Charles IX mourait, à l'âge de 23 ans, onze mois et deux jours, après avoir régné près de 13 ans et demi.

Il était très important, pour savoir quel degré de créance on devait accorder aux bruits malveillants qui circulaient, de faire l'autopsie du cadavre. Elle eut lieu le lendemain de sa mort, le 31 mai, en présence de Mazille, le premier médecin qui présida à l'opération que les chirurgiens du roi exécutèrent sous ses ordres.

Guillemeau qui, pour la circonstance, assistait Ambroise Paré, Guillemeau (1) fait précéder de ces quelques lignes le procès-verbal, qui fut sans doute rédigé par lui :

Le Roy estant mort, son premier médecin et son premier chirurgien, assistez des médecins et chirurgiens ordinaires de Sa Majesté, se trouvent à l'ouverture du corps, ensemble le grand chambellan, le premier gentilhomme de sa chambre et le maistre de garderobe, accompagnez de ses premiers vallets de chambre et vallets de garderobe.

Le corps estant mis et posé sur une table, couvert d'un grand linceul, son premier médecin commande aux chirurgiens d'en faire ouverture, pour voir et cognoistre quelle peut estre la cause de sa mort, afin d'en faire un rapport à vray, et le signer tous ensemble.

Ce que tous ayant diligemment observé, tout après le corps est embaumé par lesdits chirurgiens.

Et d'autant que j'ay assisté à telles cérémonies plusieurs fois, et que cela peut servir à ceux qui ne l'ont veue observer, j'ay mis ici le rapport qui fut fait du corps du feu roy Charles neufviesme, pour l'ouverture et embaumement duquel je fus commandé par M. Mazille, son premier médecin, de l'ouvrir, en la place de feu monsieur Paré, son premier chirurgien, mon maistre, au logis duquel j'estois pour lors demeurant.

(1) Nous ajoutons au procès-verbal ce préambule, qui ne figure pas dans l'étude de MM. les docteurs Brouardel et G. de la Tourette, et qui nous a paru le compléter.

RAPPORT DU CORPS MORT DU FEU ROI CHARLES IX, LEQUEL
COMME IL A ESTÉ FAIT EN LATIN, JE L'AY AINSI VOULU
METTRE.

Anno Domini miles, quinquent. Septuag., quarto pridi kal.
junii, hora a meridie quarta, facta est dissectio corporis
Caroli IX, regis Galliarum christ ; assidentibus medicis hic
subsignatis, et chirurgis qui eam administrarunt, in qua
accuratè hæc observata et deprehensa sunt :

1. Hepatis totum parenchyma rarefactum, exsangue, et
extremis lobis ad simas partes vergentibus nigricans.

2. Folliculus fellis a bile vacuus, in sese considens, suba-
ter.

3. Lien nullo modo malè affectus.

4. Ventriculo nulla noxa et stomachi cum pyloro integri-
tas.

5. Intestinum colon flavum colorem contraxerat, cæteris
bene habentibus.

6. Epiploon male coloratum, supra modum extenuatum,
parte aliqua rupfum, et omnis pinguedinis expers.

7. Ren uterque nullo vitio obsessus, nullo similiter vesica,
nullo ureteres.

8. Cor flaccidum et veluti contabescens : omni aquoso
humore, qui pericardio contineri solet, absumpto.

9. Pulmo, qui in partem sinistram thoracis incubebat, a
costis illegitimis ad claviculas usque totus lateri adhærebat,
ita firmiter et obstinatè, ut avelli non potuerit sine dilace-
ratione et discerptione cum putredrine substantiœ, in qua
sese prodidit vomica rupta, e qua colluvies purulenta, putrida
et graveolens effluxit, cujus tanta fuit copia, ut in asperam
arteriam redundaret, et præclusa respiratione prœcipitis et
repentini interitùs causam attulerit.

10. Alter pulmo sine adhœsu fuit, magnitudine tamen naturalem constitutionem, turgidus et distentus superans, (ut et sinister superabat in substantia, insignem corruptelam præse ferens), parte superiore putris refertus et conspurcatus humore pituitoso, mucoso spumoso, puri finitimo.

11. Cerebum omni vitio carens.

Medici qui præfuerunt.

Regii, MAZILLE, VATERRE, Alexis GAUDINUS, VIGOR, LEFÈVRE, SAINT-PONS.

Parisienses, PIÈTRE, BRIGARD, LAFILÉ, DURET.

Chirurgii qui administraverunt,

PARÉ, DA'MBOISE, DUBOIS, PORTAIL, EUSTACHE, DIONEAU, LAMBERT, COINTRET, GUILLEMEAU.

Nous traduisons ce procès-verbal (1) ainsi qu'il suit :

L'an du Seigneur 1574, la veille des calendes de juin (31 mai), a été faite l'autopsie du corps de Charles IX, très chrétien roi de France, avec l'assistance des médecins soussignés et des chirurgiens qui l'ont exécutée.

Voici ce qui a été soigneusement observé et reconnu :

Tout le parenchyme du foie est desséché, exsangue et

(1) Nous avons apporté quelque modification au texte du procès-verbal donné par MM. Brouardel et Gilles de la Tourette, en nous référant à l'opuscule précité de Dupuy. Nous avons, toutefois, maintenu les signataires du premier texte, notamment les noms de COINTRET et GUILLEMEAU, qui sont remplacés (dans le rapport pour la première fois publié par Papyre Masson et après lui, par le docteur Dupuis) par celui de COINTENEL (?) [A. C.].

tirant sur le noir, depuis les parties les plus externes des lobes jusqu'à leur surface plate.

La vésicule biliaire est vide, affaissée sur elle-même, noirâtre.

La rate est saine.

L'estomac et le pylore sont sains.

Le colon était jaunâtre, les autres parties de l'intestin étaient saines.

L'épiploon était de mauvaise couleur, très friable, rompu par places et entièrement dépourvu de graisse.

Les reins, les uretères, la vessie étaient sains.

Le cœur était flasque et mou, comme desséché : tout le liquide qui se trouve ordinairement dans le péricarde ayant disparu.

Le poumon gauche adhérait tellement aux parois thoraciques dans toute son étendue, qu'on ne put l'enlever sans déchirer et arracher sa substance qui était en putrilage. On y trouva une vomique rompue, d'où s'échappa une humeur purulente, putride et de mauvaise odeur, en telle quantité qu'elle a dû refluer dans la trachée artère et causer une mort rapide et imprévue en mettant obstacle à la respiration.

L'autre poumon n'était pas adhérent; il était plus volumineux qu'à l'état normal, de même que le gauche le dépassait en matière; gonflé et distendu, il présentait une notable corruption. Il était pourri dans sa partie supérieure et rempli d'une humeur pituiteuse, muqueuse, spumeuse, se rapprochant du pus.

Le cerveau était sain.

Il n'est pas désormais bien difficile de se faire une idée exacte de la maladie dont mourut Charles IX ; nous avons en main toutes les pièces du procès.

Les symptômes observés pendant la vie et sur lesquels nous croyons nous être très suffisamment appesantis, ne laissent aucun doute sur l'existence d'une maladie de poitrine. Et quelle autre affection, en dehors de la phtisie pulmonaire, donne lieu à ces hémoptysies répétées, à cet amaigrissement progressif, à cette dyspnée constante, à ces *vomiques* de matière gluante et jaunâtre, lorsque se sont formées les cavernes ?

Quant aux sueurs de sang dont parle d'Aubigné, elles se rapportent directement à de petites ecchymoses sous-cutanées, à des taches de *purpura hemorrhagica*, que l'on observe si fréquemment dans toutes les cachexies en général, et dans la tuberculose pulmonaire en particulier.

L'affection dont fut atteint Charles IX était donc mortelle, étant donné surtout qu'elle évoluait sur un terrain prédisposé tout particulièrement par l'hérédité. Cependant, à proprement parler, ce prince ne mourut pas de ses lésions de tuberculose chronique, qui se traduisirent, spécialement, à l'autopsie, par la grande caverne du poumon gauche et l'ancienne pleurésie qui enveloppait cet organe dans son ensemble. Il succomba aux atteintes d'un élément fébrile surajouté.

Nous avons vu que, quelques jours avant sa mort, il avait été tourmenté par de violents frissons, accompagnés de douleurs vives, qui n'étaient très probablement autres que des points de côté. Le poumon droit subissait alors l'envahissement d'une *broncho-pneumonie*, dont les tubercules qu'il renfermait déjà avaient été certainement le prétexte. Le volume considérable de l'organe, la distension de son parenchyme partout infiltré de matière purulente, de liquides qui l'engorgeaient, ne permettent pas l'erreur.

C'est, en résumé, à une broncho-pneumonie, entée sur des lésions avancées de tuberculose pulmonaire, que succomba Charles IX.

Nous ne nous arrêterons pas à discuter l'hypothèse d'un maléfice ; mais le poison existait-il ? Charles IX, le poitrinaire, mourut-il empoisonné ?

Les lésions qu'il portait étaient plus que suffisantes pour entraîner la mort, et l'examen des organes fut assez complet pour permettre de ne pas hésiter.

Un seul point paraît obscur dans les résultats fournis par l'autopsie : la coloration toute spéciale du foie, qui, mal interprétée, pourrait donner prise à la confusion. Toutefois, il nous semble possible de ne voir là autre chose qu'une altération cadavérique ; tous ceux qui sont familiers avec la pratique des nécropsies savent, en effet, que les parties externes et convexes du foie présentent, dans presque tous les cas, une teinte violacée (*nigricans*), indépendante de toute altération pathologique. C'est également à une transsudation *post mortem* de la bile à travers les parois

de la vésicule que le colon devait sa coloration jaune ;
de même, l'épiploon était bien celui d'un tuberculeux.

Les partisans du poison, tous les courtisans qui
avaient intérêt à flatter la reine-mère pour la rendre
complice de rancunes qu'elle ne demandait qu'à partager, insistèrent sur ce fait que le cœur était desséché, brûlé en quelque sorte et que le péricarde, à
l'inverse de ce qui existe ordinairement, ne renfermait pas trace de liquide. Si l'on veut bien admettre
que, régulièrement, on ne trouve jamais dans cette
séreuse, sauf dans les cas où le cœur et son enveloppe
sont altérés, plus de 15 à 20 grammes de sérosité,
on comprendra facilement que l'absence d'une si
faible quantité de liquide, constatée par des anatomo-
pathologistes aussi peu avancés que les médecins et
les chirurgiens du temps de Charles IX, n'ait véritablement aucune importance.

Eux-mêmes, du reste, ignorèrent toujours, et pour
cause, la véritable nature du mal : le premier médecin,
Mazille, qui ne pouvait, pendant la vie, reconnaître
par des signes certains la maladie de poitrine, pensa
toujours à une mauvaise fièvre, tierce ou quarte, ne
songeant même pas à la consomption pulmonaire, que
l'on connaissait cependant à l'époque où il vivait et
dont les symptômes auraient dû lui ouvrir les yeux.

Quant à Ambroise Paré, qui d'ailleurs n'était
appelé que pour les cas chirurgicaux et qui proba-

blement dut lui-même, en sa qualité de premier chirurgien, faire l'autopsie sous les ordres de Mazille (tout art manuel étant repoussé et fort méprisé par ces médecins que Molière devait bientôt fustiger), il se soucia fort peu de donner son avis aux demandeurs plus ou moins intéressés qui vinrent l'assiéger.

Brantôme, en effet, l'alla voir en compagnie de Strozzy et lui demanda son opinion :

Il nous dit en passant et sans longs propos qu'il estoit mort pour avoir trop sonné de la trompe à la chasse du cerf, qui lui avoit tout gasté son pauvre corps et ne nous en dist pas plus. Sur quoy aucuns prirent subjet de faire pour son tombeau ces deux vers :

> Pour aimer trop Diane et Cytherée **aussi**,
> L'une l'autre m'ont mis dans ce tumbeau **icy**.

Si est-ce qu'on ne sauroit oster à aucuns l'opinion qu'il ne fust empoisonné dès que son frère partit pour Pouloigne : et disoit-on que c'estoit de la poudre de corne d'un lièvre marin qui faict languir longtemps la personne et puis après peu à peu s'en va et s'estainct comme une chandelle : ceux qu'on a soupçonné autheurs n'ont pas faict meilleure fin.

Et le vieux chroniqueur ajoute :

Ainsi Dieu punist les forfaitz, de loing, secrettement, sans qu'on s'en donne garde.

Charles IX venait d'en faire la triste expérience.

Docteurs Brouardel et Gilles de la Tourette.

E

CHARLES IX A-T-IL ÉTÉ EMPOISONNÉ ?

Michelet, qui croit à l'empoisonnement de Charles IX, dit que le 1ᵉʳ mai, Catherine avait écrit que son fils était guéri, et il rapproche cette affirmation audacieuse de la date de la mort du roi, si rapprochée de l'autre. Qu'aurait donc pensé le grand historien, écrit M. Paul ROBIQUET (*Histoire municipale de Paris*, p. 658), s'il avait connu la lettre suivante, que Catherine adressait à la Ville le 28 mai :

Messieurs, je vous assure que le roy Monsieur mon filz se porte bien, et espère avec l'ayde de Dieu que la médecine qu'il a prise ce matin, *l'achèvera de guérir* en tout de sa fiebvre tierce qui est bien diminuée à son dernier accez, et n'aiant quasi plus d'émotion ou si peu que ce n'est rien. *Ainsi signé* : CATHERINE et plus bas PINART. Apportée le XXVIII mai 1574 (1).

M. Paul Robiquet a cru découvrir dans les termes

---

(1) Le 30 mai, sur les trois heures, le roi de la Saint-Barthélemy s'éteignait. Voici en quels termes les registres de la Ville (H. 1787, f° 141) mentionnent la mort de Charles IX : « L'an après le partement du roy de Polongne, le roy Charles neufiesme de ce nom, ayant longuement esté malade au chasteau de Vincennes, rendit son esprit à Dieu au dict lieu, le XXXᵉ et penultième jour de dimanche de la Pentecôte, au présent an 1574. »

de la lettre qu'il a pris soin de souligner, une ambiguïté que nous avouons n'y pas trouver.

Il est impossible, écrit ce distingué historien (1), d'affirmer d'une manière absolue que *Charles IX* est mort empoisonné ; mais cette conclusion pourrait être appuyée sur des présomptions assez fortes.

De Thou, après avoir insisté sur la constitution robuste du roi, rapporte que bien des gens croyaient qu'on avait avancé sa mort : l'autopsie, d'après le même historien, ne fit qu'augmenter les soupçons, *car on trouva dans le corps des taches livides*. (Cf. *Hist. Univ.*, t. VII, p. 64.)

D'Aubigné accuse Catherine (2) d'avoir fait un étalage hypocrite de sa douleur, pour « arracher de la pensée des grands et du peuple l'opinion que *presque tous* avoyent qu'elle eust apporté de la fraude et de l'artifice à la mort de son fils. « (*Hist.*, col. 701.)

Enfin Brantôme, qui nie les taches livides, confirme qu'on professait publiquement l'oppinion de la poison. (*Hommes illustres*, t. IV, p. 216.)

Voilà, évidemment, quelques vagues présomptions, mais nous persistons, malgré tout, à nous en rapporter au document médico-légal que nous avons commenté et, jusqu'à la découverte d'une pièce décisive, à nous nous en tiendrons aux conclusions

(1) *Hist. municipale de Paris*, par P. Robiquet, p. 658, n. 1.

(2) V. dans Balzac, *Études philosophiques sur Catherine de Médicis*, tome XV de l'édition Houssiaux (1874), p. 471 et suiv., une très curieuse réhabilitation de cette reine, mère de trois rois.

que nous avons adoptées, et qui ne diffèrent pas sensiblement de celles qu'avec sa haute autorité le professeur Brouardel a lui-même formulées.

HENRI III

*Mort, le 1ᵉʳ août 1589, d'une plaie pénétrante de
l'abdomen.*

Le plus intelligent, a-t-on dit, et aussi le plus
dépravé des derniers Valois ; nous ajouterons, en
notre qualité de clinicien, le mieux portant : s'il
n'était pas mort d'accident, il est vraisemblable
qu'il aurait fourni une longue carrière, à moins qu'il
ne fût mort fou — il l'était déjà plus qu'à moitié,
— ainsi que l'avait pronostiqué son médecin
Miron.

A l'encontre de ses frères, Henri était de tempérament robuste, et sans les débauches qui l'u-
sèrent prématurément, il était organisé pour vivre
très vieux (1). « Il faisait, dit l'historien de Thou, deux
repas par jour, mangeait beaucoup et buvait du
gros vin coupé avec trois quarts d'eau. Il avait

(1) Né le samedi 19 septembre 1551 (à minuit trois quarts),
Henri III n'avait que trente-huit ans au moment de sa mort.

beaucoup d'embonpoint, mais faisait quotidienne-
mant un exercice modéré : il se maintenait en bonne
santé. »

Cette santé commença à s'altérer à la mort de
Charles IX. On sait que, pour se dérober à l'attachement importun des Polonais, il dut s'évader. Son
retour à petites journées à travers les pays autri-
chiens fut marqué par une longue suite de fêtes :
c'est au milieu de ces fêtes qu'il contracta la syphilis (1).

Cet avertissement ne lui servit pas de leçon et il
se livra plus que jamais à des excès de toute nature (2). Sans doute, ces excès auraient amené le

(1) Cf. docteur Dusolier, *th. cit.*, p. 30.

(2) C'est probablement à ces excès qu'est attribuable le
« mal d'aureille » dont parle l'Estoile, dans son *Journal* (septembre 1579), et qui fit croire au roi qu'il avait été victime d'une
tentative d'empoisonnement. Nous passons la parole au chroniqueur : « Le mercredi second jour de septembre, le Roy se
trouva mal, d'un mal d'aureille, qui lui fist peur, pour ce que
le Roy François second, son frère aisné, en estoit mort. Ce
qu'il répéta, ce jour, par deux ou trois fois.

« Le jeudi 10 septembre, le Roy alla au château de Madrid,
en coche, contre l'avis de ses médecins, dont il revint tost
après extrèmement vexé de son mal d'aureille, et en fut, la
nuit ensuivante, si travaillé, que par tous les monastères de
Paris on envoia faire prières pour sa santé. Fust aussi à la
Roine-Mère envoié en diligence un courrier pour l'advertir de
l'aigreur de ceste maladie, dont on doutait l'yssue, car tous les
médecins en désespérèrent, 24 heures durant, excepté le
Grand, le médecin, et attribuoient la cause de son mal aux

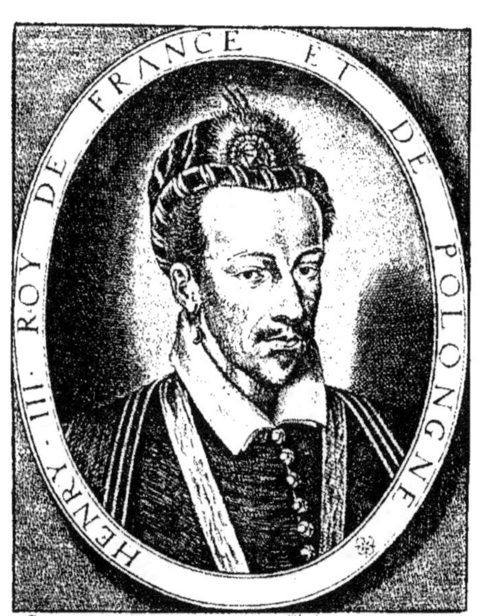

HENRI III

(Par Jean de Court, gravé par Thomas de Leu.)

dénouement que le poignard d'un assassin devait précipiter.

Le mercredi 1ᵉʳ août 1589, un moine jacobin, du nom de Jacques Clément, introduit auprès du roi sous prétexte d'importantes révélations à lui faire, lui communiquait un paquet de lettres supposées. Tandis que le souverain était absorbé dans leur lecture, le fanatique lui plongeait un couteau dans le ventre.

On prétend que le roi était sur la chaise percée (1), une simple robe de chambre jetée sur les épaules (2), quand il fut frappé par Jacques Clément.

D'autres disent (3) qu'il se retira dans une embrasure de fenêtre, pour lire les lettres qui lui étaient présentées, et que, lorsqu'il fit signe au moine d'approcher, les courtisans s'éloignèrent par respect (4). L'assassin, profitant de cette disposition

veilles de la nuit et aux excès des jours gras, durant lesquels, nonobstant les affaires qu'il avait sur les bras, il avoit passé les nuits entières à mommer et wasquer, et à autres exercices peu convenables à sa santé. »

(1) *Journal de l'Estoile,* 1ᵉʳ août 1589.

(2) Il venait de se lever et n'avait pas encore ses chausses attachées, dit une relation du temps, dont nous donnons plus bas le titre. Il avait endossé un pourpoint de chamois, sur lequel il mettait ordinairement un corps de cuirasse, sorte de corset baleiné.

(3) BERTHEVIN, *op. cit.*

(4) D'après le roi lui-même, qui écrivit, presque aussitôt

bienveillante du prince, le frappa d'un coup de couteau (1) dans le ventre, un pouce au-dessous du nombril, du côté droit, « si avant qu'il laissa le cousteau au trou pour y servir de faulcet (fosset) (2) ».

Vivement le roi saisit l'arme et d'une telle violence qu' « il en agrandit de beaucoup la playe, et au même instant l'ayant retiré, en donna un coup de la pointe sur le sourcil gauche du religieux (3). » La pointe du couteau, ayant rencontré l'os de la tête du moine, rebondit et le roi fut blessé à la main : d'autres prétendent que c'est en voulant détourner l'arme dirigée contre lui que la blessure se serait produite (4).

après l'accident, à la reine, pour la rassurer (Cf. BERTHEVIN, *loc. cit.*, pp. 82-83, n.). M. L. Paris donne à tort cette lettre comme inédite dans son *Cabinet historique*, t. III, pp. 159 et suiv. ; nous la reproduisons aux pièces justificatives. Il n'y avait, à ce moment, dans la pièce, avec le roi, que Bellegarde, son grand écuyer, quand le procureur général, le sieur de la Guesle, introduisit auprès d'Henri, par son ordre, le jeune Jacobin qui devait lui porter le coup fatal (V. aux *Pièces justificatives* la note A).

(1) Le couteau était « pointu, assez chestif et de peu de prix », et, disait-on à l'époque, « frotté de quelque composition, maligne et venimeuse ». *Discours aux François avec l'histoire véritable sur l'admirable accident de la mort de Henry de Valois naguères roy de France*, etc., lequel fait partie d'un recueil de notre collection personnelle, intitulé : *Mort et Obsèques de quelques Rois et Princes (1515-1610)*.

(2) *Discours aux François, loc. cit.*

(3) *Idem*, ibidem.

(4) Suivant un des témoins, le procureur La Guesle, le roi

Un gentilhomme du nom de Montferrier (le même qui donna le premier coup de poignard à monseigneur de Guise), tua d'un coup d'épée l'assassin de Henri. Le moine mourut sur le coup. Son cadavre, après avoir été frappé de plusieurs coups de hallebardes, fut dépouillé nu jusqu'à la ceinture : on supposait que l'assassin était un soldat déguisé en moine et on voulait s'en assurer.

Ce qui avait donné lieu à cette supposition, c'est qu'on trouva, sur l'une de ses oreilles, une petite cicatrice, qui pouvait laisser croire qu'il avait reçu quelque blessure dans un duel.

Le roi avait perdu beaucoup de sang (1). Mis au lit, il fut pansé par ses médecins et chirurgiens, *qui n'osèrent point le sonder* : conduite assurément très sage et qui, à notre époque, serait encore suivie.

On lui administra un clystère, qu'il rendit peu à peu après par sa plaie (2), ce qui fit porter aux médecins cet étrange pronostic : qu'il ne mourrait pas de

« tenait ses boyaux entre ses mains », ce qui serait en contradiction avec des versions déjà si différentes.

(1) Pour ce qui précède, comme pour ce qui va suivre, nous avons analysé la brochure qui est en notre possession et dont nous avons donné le titre. Comme c'est une relation contemporaine de l'événement, notre récit a bien des chances de se rapprocher de la vérité.

(2) *Les derniers Propos de Henri de Valois à d'Espernon* (recueil personnel).

l'accident ! Le blessé reprit lui-même espoir et assura
le roi de Navarre, qu'on avait été chercher, qu'il
n'appréhendait rien de fâcheux et s'attendait à remonter bientôt à cheval.

Quand on enleva le premier appareil, la plaie fut
trouvée « livide et en mauvais estat ». On lui appliqua un second appareil (pansement), et peu d'heures
après, il ressentait les premiers signes d'une inflammation interne : une grande douleur, une forte
chaleur, et enfin la fièvre, qui le prit pour ne le plus
quitter (1).

La nuit, les souffrances augmentèrent. Comme
il se trouvait trop enfoncé dans son lit, il pria
qu'on le plaçât plus haut sur l'oreiller ; mais il
glissa de nouveau dans le lit, perdit connaissance,
et continua à s'affaiblir jusqu'au moment fatal.

Il succomba le mercredi 2 août 1589, environ vers
les trois heures après minuit, selon le rapport d'autopsie (2).

A l'ouverture du corps, on put se rendre compte
du siège et de l'étendue de la blessure. C'était une
plaie pénétrante de l'abdomen, qui avait atteint
l'iléon, « percé d'outre en outre ».

(1) « Une fièvre continue l'empoigna avec une telle véhé-
mence qu'elle luy fit rendre les derniers soupirs. » *Le Martyre
de Jacques Clément* (1589).

(2) V. aux *Pièces justificatives* la note B.

Le mésentère était également coupé en deux endroits, ainsi que les veines et artères mésaraïques : c'est cette dernière blessure qui avait provoqué, aussitôt le coup donné, l'abondante hémorragie externe dont nous avons parlé. Il s'était produit, en outre, une hémorragie interne : dans le péritoine furent trouvés de gros caillots en voie de putréfaction. La mort était inévitable à la suite d'un tel traumatisme et de ses graves complications.

Les viscères retirés, le corps du roi fut mis dans un coffre de plomb; les entrailles furent placées dans un autre coffre du même métal. Particularité curieuse : le plomb qui servit à la confection des coffres fut emprunté aux tuyaux et bassins des fontaines de Saint-Cloud.

Le corps fut ensuite « porté et délaissé à Compiègne, pour être enterré à l'abbaye Sainct-Cornille (1) ». Il était resté exposé pendant quelques jours sur un lit de parade, selon la coutume en usage pour les rois de France.

Le jour même de la mort du Roi, le cadavre du moine Clément fut tiré à quatre chevaux et mis en

(1) *Discours aux François, loc. cit.* Le corps du roi fut laissé à Compiègne jusqu'en 1610, époque à laquelle il fut transporté à Saint-Denis.

(2) *Lettre du procureur de la Guesle,* opuscule cité de notre collection personnelle.

quartiers, puis brûlé sur la place de l'église de Saint-Cloud, par les ordres du roi de Navarre, le futur Henri IV.

Clément était âgé de 27 à 28 ans (1), ou du moins il paraissait avoir cet âge (2), d'après ce que nous rapporte le procureur général au Parlement, qui l'avait introduit auprès de Henri. Il s'était présenté à ce magistrat de la part du fils de l'un des chirurgiens du roi, Portail, conseiller à la Cour, alors enfermé à la Bastille. Il avait fabriqué une fausse lettre, signée du nom de ce personnage et avait, par ce moyen, gagné la confiance du procureur La Guesle (2). Celui-ci l'avait même logé chez lui.

La veille de l'assassinat, il soupa gaiement avec les gens du magistrat, et l'on fit plus tard la remarque qu'il avait taillé ses morceaux avec le couteau même qui devait être l'instrument du crime.

On a prétendu que Jacques Clément avait été poussé à commettre son acte par des influences diverses. Ignorant, grossier, de culture médiocre, et de plus, libertin et dévot à l'excès (3), il était tout

---

(1) Il était âgé seulement de vingt-deux à vingt-trois ans, d'après une autre relation du temps : *Discours véritable de l'estrange et subite mort de Henry de Valois*, etc., *in* Recueil précité.

(2) V. la lettre indiquée dans une précédente note.

(3) J. Clément, la veille de son meurtre, dormait la tête sur une Bible ouverte au chapitre de Judith. (RÉGIS, *les Régicides dans l'Histoire et dans le Présent*, p. 77.)

préparé à recevoir les suggestions d'un entourage
intéressé à détruire le roi.

On a supposé que son prieur, Bourgoin, lui avait
fait absorber un breuvage « pour le faire rêver » et
que, durant son sommeil, il lui avait fait entendre
une voix (1), qui lui commandait de tuer le roi.

« Une nuit, écrit Palma Cayet, Jacques Clément
étant dans son lit, Dieu lui envoya un ange en vision,
lequel avec une grande lumière se présenta à lui et
lui montra un glaive nud en lui disant ces mots :
« Frère Jacques, je suis messager du Dieu tout-
puissant, qui te viens accertener que par toi le tyran
de France doit être mis à mort : pense donc à toi
comme la couronne du martyr t'est aussi préparée.
Cela dit, l'ange disparut (2). »

Mais les visions, qu'est-ce autre chose que des
hallucinations et qu'est-il besoin, comme en a judicieusement fait la remarque le docteur Régis, d'invoquer la complicité du prieur Bourgoin ou de la
duchesse de Montpensier, qui, au dire de certains, se
serait prostituée à Clément, pour achever de le décider ?

Quoi qu'il en soit, le clergé presque tout entier
glorifia bruyamment l'acte du moine assassin ; on osa
même proposer de lui élever une statue dans l'église
Notre-Dame ! Si, donc, le crime du moine régicide ne

(1) *Le Martyre de Jacques Clément* (1589) du Recueil précité.

(2) *Discours véritable de l'estrange mort de Henri de Valois.*

lui a pas été inspiré par les supérieurs de son ordre, parce qu'on n'inspire pas sa folie, ses hallucinations et son impulsion à un aliéné, ceux-ci n'ont pas caché, du moins, la joie qu'ils en éprouvaient (1).

Ce qui pourrait atténuer notre indignation à l'égard de l'acte commis par Jacques Clément, c'est que sa victime était aussi peu digne d'intérêt que possible.

Dans ses *Études sur la sélection*, Jacoby a buriné, en traits ineffaçables (2), la physionomie de ce prince sans caractère et sans dignité :

« Henri III, écrit ce savant psychopathe, est le type du caractère névropathique, tout de contradictions et d'extrêmes : brave et efféminé ; esprit brillant et superficiel, rusé et insouciant, chevaleresque et assassin, dévot, incestueux et adonné à un vice infâme. »

Ce vice, c'est l'inversion sexuelle, décrite parfois sous le nom *d'uranisme* et sur lequel il nous répugne d'insister (3).

Aux yeux d'un moine fanatisé, débarrasser l'humanité d'un tel monstre était, certainement, faire œuvre pie.

(1) Docteur Régis, *op. cit.*

(2) Le portrait que nous donnons, gravé par Thomas de Leu, a été exécuté par un des artistes de la Cour, probablement Jean de Court, son peintre ordinaire (renseignement communiqué par le regretté Henri Bouchot, en son vivant conservateur du département des estampes de la Bibliothèque nationale).

(3) Cf. Raffalovitch, *Uranisme et unisexualité*, p. 41.

CATHERINE DE MÉDICIS

Morte, le 5 janvier 1589 (1).

———

La même année que son fils Henri III, le jeudi 5 janvier, était morte la reine-mère Catherine de Médicis, au château de Blois. Elle était âgée de 71 ans.

Son corps, mis en l'église Saint-Sauveur (de Blois) dans un cercueil de plomb, en attendant que la France plus calme, on la puisse transporter à Saint-Denys. Vrai est que, n'ayant été bien embaumée (car la ville de Blois n'est fournie de drogues et épices pour cet effet), quelques jours après, commençant de mal sentir depuis l'appartement du Roy, on a été contraint de l'enterrer en pleine nuit, non dans une voûte, pour n'y en avoir aucune, mais en pleine terre, tant ainsi que le moindre de nous tous, et mêmement en un lieu de l'église où il n'y a aucune apparence qu'elle soit. Misérable certes est la condition humaine !...(Pasquier, *Lettres*.)

(1) Sur les maladies de Catherine de Médicis, v. un très curieux travail de H. Bouchot (*Chronique médicale*, 15 mars 1900).

PIÈCES JUSTIFICATIVES

A

DOUBLE DE LA LETTRE ESCRIPTE PAR LE FEU ROY (HENRI III)
DEUX HEURES APRÈS SA BLESSURE, A LA ROYNE, SON
ÉPOUSE (1).

Mamye, après que mes ennemis ont veu que tous leurs
artifices s'en alloyent dissipez par la grâce de Dieu et qu'il
n'y avoit plus de salut pour eulx que en ma mort, sçachant
bien le zèle et la dévotion que je porte à ma religion catholique, apostolique et romayne, et l'accès et libre audiance
que je donne à tous religieux et gens d'église quand ilz
veulent parler à moy, ils ont pensé n'avoir poinct de plus
beau moyen pour parvenir à leur malheureux desseing que
soubz le voille et l'habit d'un religieux ; en ceste mau-
dicte conspiration, viollant toutes les lois divines et hu-
maynes et la foy qui doibt estre en l'habit d'un ecclésiastique.

Ce matin estant à mes affaires, et le sieur de Bellegarde
seul en ma chambre, mon procureur-général m'a amené,
par mon commandement, ung jeune jacobin qui disoit avoir
lettres du premier président de ma court de parlement, et
à me dire quelque chose de sa part. Après m'avoir salué et
baillé des lettres faulces dudict premier président, feignant
avoir à me dire quelque chose de secret, j'ay faict retirer et
ledit sieur de Bellegarde, et mon procureur-général : lors,
ce méchant et malheureuz m'a donné ung coup de coutteau

(1) *Cabinet historique*, de L. PARIS, *loc. cit.* C'est à Chenonceaux
que Louise de Lorraine, a dû recevoir cette missive : le château de
Chenonceaux était, en effet, le séjour de prédilection de la reine.

pensant me tuer ; mais Dieu qui est protecteur des roys et qui n'a pas voulu que son très-humble serviteur perdist la vie, soubz la révérence qu'il a portée à l'habit de ceux qui se disent vouez à son service, me l'a conservée par sa saincte grâce à Dieu, ce n'est rien et que j'espère dans peu de jours recouvrer ma santé, tant par le sentiment que j'en ay en moy mesme, que par l'asseurance des médecins et chirurgiens qui m'ont pensé et recongneu n'y avoir aucun danger, dont j'ay bien voulu vous advertir aussitost, afin que vous ne soyez poinct en peine pour les bruictz que l'on pourra faire courir à contraire.

Priant Dieu vous avoir en sa saincte et digne garde et faict au pont de Saint-Cloud, le premier jour d'aoust 1589 (1).

Et au dessoubz est escript de la main du roi :

Mamye, j'espère que je me porteray très bien, priez Dieu pour moy et ne bougez de là. (*Avec ung pareil chiffre qui est celuy qu'il avoit accoustumé de mettre au bas des lettres qu'il écrivait à ladicte dame*).

« L'original de cette lettre est demeuré ès mains de la royne, à laquelle a esté rendue seulement le 10ᵉ d'aoust 1590, ouverte par le sieur de Razclin, gentilhomme servant ladicte dame, qui suivant son commandement l'a retirée du sieur de... duquel elle avoit esté baillée, incontinant, après le coup, pour la rendre et faire tenir à ladicte dame, ce que toutes fois il n'auroit fait que sur la poursuytte et recherche qu'elle en auroit tousiours depuis faict faire.

« Collationné à l'original, pour moy conseiller et secrétaire du roy.

Signé : Megret (2).

(Anc. f. fr. 8966, fol. 66.)

(1) Les mots en italique, formule de chancellerie, sont biffés dans le manuscrit.

(2) L'annotation et ce qui suit le *post-scriptum* autographe sont de la main de Megret.

B

RAPPORT DU CORPS MORT DU TRÈS CHRESTIEN HENRI TROISIÈME, ROI DE FRANCE ET DE POLOGNE (1).

Nous soussignez, conseillers médecins et chirur-rurgiens ordinaires du roy, certifions que, le jour d'hier, mercredi deuxiesme de ce présent mois d'aoust mil cinq cens quatre-vingt et neuf, environ les dix heures de nuict, suivant l'ordonnance de monsieur le grand prevost de France et hostel du roy, nous avons veu et diligemment visité le corps mort de deffunt de très heureuse mémoire et très chrestien Henri III, vivant roy de France et de Pologne, lequel estoit décédé le mesme jour environ les trois heures après minuit, à cause de la playe qu'il reçeut de la pointe d'un cousteau au ventre inférieur, au-dessous du nombril, partie dextre, le mardy précédent sur les huit à neuf heures du matin, et à raison des accidens qui survindrent à Sa Majesté très-chrestienne, tost et après icelle playe reçeuë, de laquelle et accidens susdits nous avons fait plus ample rapport à justice.

(1) Extrait des *OEuvres de chirurgie*, de J. GUILLEMEAU, 1649, in-f°.

Et pour avoir très-ample cognoissance de la profondeur de ladite playe et des parties inférieures offencées, nous avons fait ouverture dudit ventre inférieur, nous avons trouvé une portion de l'intestin gresle, nommée *iléon*, percée d'outre en outre, selon la largeur du cousteau, de la grandeur d'un pied, qui nous a été représenté saigneux plus de quatre doigts, revenant à l'endroit de la playe extérieure. Et profondant plus avant, ayant vuidé plus avant une très-grande quantité de sang espandu par ceste capacité, avec gros *thrombus* ou caillons de sang, nous avons aussi veu le mezentere percé en deux divers lieux, avec incision des veines et artères.

Toutes les parties nobles, les naturelles et animales, contenues en la poictrine, ventre inférieur et en la teste, estoient naturellement bien disposées et suivant l'aage bien tempérées et sans aucune lésion ny vice, excepté que toutes les susdites parties (comme aussi les veines et artères tant grosses que petites) estoient exsangues et vuides de sang, lequel estoit très-abondamment sorti hors par ces playes internes, principalement du mezentere, et retenu dedans ladite capacité, comme en lieu estrange et contre nature : à raison de quoi la mort de nécessité et en l'espace d'environ dix-huict heures, est advenue à Sa Majesté très-chrestienne, estant précédée de fréquentes foiblesses, douleurs extrêmes, suffocation, nausée, fièvre continuë, altération et soif intolérable, avec très grandes inquiétudes ; lesquelles indispositions commencèrent peu après le coup donné, et continuèrent ordinairement jusques au parfait et final sincope de la mort : laquelle pour les raisons et accidents susdits, quelque diligence qu'on y eust peu apporter, estoit inévitable.

Faite sous nos seings manuels, au camp de Saint-Cloud, prez Paris, le jeudi matin troisiesme d'aoust mil cinq cens quatre-vingt-neuf.

Les médecins qui ont assisté :

LEFVBRE, DORTOMAN, REGNARD, HEROARD.

Les chirurgiens qui l'ont embaumé :

PORTAIL, LAVERNOT, D'AMBOISE, VAUDELON, LE GENDRE.

Le docteur Chaussier, en reproduisant ce rapport dans sa *Médecine légale*, l'accompagne des intéressantes réflexions qui suivent :

« Dans le rapport de l'ouverture de *Henri III*, on dit : *Nous avons trouvé une portion de l'intestin grêle, nommé iléon, percé d'outre en outre, selon la largeur du couteau de la grandeur d'un pied*. Cette tournure de phrase n'exprime point d'une manière assez précise la forme, l'étendue de la plaie de l'intestin, et laisse aux personnes qui ne connaissent point la structure des parties, l'idée que la plaie de l'intestin avait *grandeur d'un pied*, ce que certaine-

ment n'ont point voulu dire les auteurs du rapport ;
mais il fallait éviter cette amphibologie ; dans un
acte judiciaire, les objets doivent être exprimés de
la manière la plus claire, la plus précise, et ne
laisser aucune incertitude, même aux personnes
étrangères à l'art (1). »

(1) CHAUSSIER, *Médecine légale*, etc., pp. 148-149.

HENRI IV

Mort, le 14 mai 1610, d'une *plaie pénétrante du poumon
gauche.*

Le premier roi de la branche des Bourbons (1) ;
fils d'Antoine de Bourbon et de Jeanne d'Albret.

Antoine de Bourbon fut tué d'un coup de feu au
siège de Rouen ; on prétend qu'il fut atteint au moment où il satisfaisait à un besoin naturel (2).

Quant à *Jeanne d'Albret*, il semble bien qu'elle
n'ait pas été, comme on l'a prétendu, victime d'un
empoisonnement (3). *Pleurésie* ou peut-être *pneumonie*, de nature tuberculeuse (4) : telle est, après examen

(1) Pour la filiation des Bourbons, voir JACOBY, *op. cit.*, pp. 397
et suiv., et PEIGNOT, *op. cit.*, p. 195.

(2) Au moment où il urinait dans la tranchée, dit Jacoby.

(3) Cf. *Poisons et Sortilèges*, 3ᵉ édition, t. I, p. 283 et t. II,
pp. 48-54, 70-72.

(4) C'est l'opinion du docteur Legué. (Cf. *Médecins et Empoi-
sonneurs au dix-septième siècle.*)

critique des différentes versions, le diagnostic auquel nous nous sommes arrêté (1).

Henri IV était le deuxième fils de Jeanne d'Albret et d'Antoine de Bourbon.

Deux de ses frères étaient morts en bas âge : l'un *Henri*, duc de Beaumont, à l'âge de deux ans, par accident ; l'autre, *Louis-Charles*, comte de la Marche, mort au berceau, également par accident. Un troisième, *Charles*, mourut sans alliance.

La sœur d'Henri, *Catherine*, épousa Henri de Lorraine et mourut sans postérité.

Dès sa naissance (2), on peut dire que le jeune Henri annonçait qu'il serait un « gaillard ». De fait, il n'eut, pendant sa vie, à part quelques accès de goutte, qui le tourmentèrent de temps à autre (3), et une affection secrète dont nous avons ailleurs parlé (4), que des indispositions bénignes, pour lesquelles il prenait volontiers médecine (5), ayant peu de goût pour les autres drogues ou remèdes.

(1) Dans notre ouvrage, *Poisons et sortilèges*, II, 2ᵉ édition, p. 52.

(2) V. le récit de la naissance d'Henri IV et celle de Marie de Médicis, dans les *Archives curieuses de l'Histoire de France*, par CIMBER et DANJOU, 1ʳᵉ série, t. XIV, et les *Pièces intéressantes*, etc., de LA PLACE, t. I, pp. 326-362.

(3) Cf. *Journal d'Héroard*, édition Eudore Soulié et de BARTHÉLEMY, t. I.

(4) V. notre *Cabinet secret de l'Histoire*, 1ʳᵉ série, nouvelle édition.

(5) Ainsi l'atteste cette curieuse lettre, écrite par Henri IV à

Il aimait, pourtant, à s'entourer de médecins, et en faisait parfois venir de très loin (1) ; il avait confiance en eux, sans toujours suivre rigoureusement leurs prescriptions.

D'après les médicaments qu'il consomma, on peut présumer la nature des incommodités qui l'assaillirent. Il souffrit de l'estomac, pour lequel on lui recommandait l'usage de l'absinthe et de l'aloès. Il

Marie de Médicis, et dont nous avons trouvé le texte dans un catalogue d'autographes de Noël Charavay ; elle est datée de Châteauroux, 27 octobre (1605) :

« Mon cœur, je pansoy courre hyer un serf, venant ycy, mais je me treuvé sy mal que je n'executé point ce desayn. *J'ay prins médecyne* aujourd'hui, qui me mène comme yl faut. Je partiré demayn pour aller à Vatan et samedy à la Mesonfort. J'envoye ce porteur vysyter M*. de Monpansyer et me réjouyr avec son mary et son oncle de leur fylle. Chaque jour que je passe me dure un syecle, pour l'anvye que j'ai de vous voyr. Yl n'y a rien de nouveau. Bonjour mon cœur, je te bese un mylyon de foys. »

Avant d'aller voir ses maitresses, il prenait également médecine, témoin ce curieux billet, adressé par le Vert-Galant à sa Gabrielle :

« ... Sy je me porte tant soyt peu bien je ne pranderé poynt medecine demayn pour vous voyr.

« Je vous donne encore un mylyon de besers. »

« H. »

Ce billet a paru dans *Mes voyages aux environs de Paris*, par DELORT, pp. 227-228.

(1) De LAGRÈZE, *Henri IV* ; GERMAIN, *Deux lettres inédites de Henri IV, concernant l'École de Montpellier*, etc. (V. aux *Pièces justificatives* la note A.)

croyait à la vertu des eaux thermales — voire même à l'efficacité des bains de mer (1) !

Il avait été blessé à Aumale (2), et se ressentit assez longtemps de cette blessure. Mais il se préoccupait moins des suites de cet accident, auquel il se savait exposé, que de sa gravelle ou de sa goutte. Encore mettait-il une certaine coquetterie à ne pas laisser paraître au dehors que cette dernière affection pût le rendre perclus et impotent (3).

On ne saurait donc prétendre que Henri IV jouissait d'une santé excellente, quand le poignard de Ravaillac vint brusquement interrompre le cours de sa vie.

On a pu reconstituer de façon très précise le drame dans ses moindres péripéties (4).

Au coucher du soleil d'une des premières journées du mois de mai 1610, ayant vainement cherché un gîte dans la ville, toute obstruée alors par la foule des étrangers qu'attiraient les fêtes du sacre de la reine, Ravaillac arrivait vers la porte Saint-Honoré, à la hauteur du numéro 163 actuel.

(1) V. aux *Pièces* la note A.
(2) *Interméd. des Ch. et Curieux*, 1864, col. 149.
(3) V. aux *Pièces justificatives* la note C.
(4) Nous empruntons le récit de l'assassinat à M. Edmond Beaurepaire, qui s'est montré en la circonstance historien très scrupuleux et très exact, ainsi que nous avons pu nous en assurer en puisant aux sources. L'article de M. Beaurepaire a paru dans le *Petit Bleu,* du 8 juin 1899.

Un peu avant les Quinze-Vingts, notre rue de Rohan actuelle, il s'arrêta et, tentant un dernier effort, il entra dans une hôtellerie, où l'on ne put le recevoir encore. Un couteau à lame large et pointue était sur une table; il s'en saisit, au moment où la servante qui venait de lui parler se retournait, et il sortit.

Alors, pressant sous son vêtement l'arme dérobée, il franchit la porte et s'engagea dans le faubourg, tout peuplé de tavernes et de guinguettes s'accrochant au flanc de la butte Saint-Roch, que l'ouverture de l'avenue de l'Opéra a fait disparaître.

Il n'alla pas loin : sur l'emplacement du numéro 197, faisant face à l'hôtel Gaillon, que le portail de l'église Saint-Roch a remplacé, se trouvait un cabaret, d'apparence plutôt modeste : les Trois-Pigeons. Ravaillac y heurta et l'hôtelier le reçut.

Le 14 mai au matin, il en sortait, et, à quatre heures un quart, rue de la Ferronnerie, exactement en face le numéro 8, il frappait mortellement le vainqueur d'Arques et de Vitry (1).

Ravaillac s'était glissé près du carrosse sans être

___

(1) Bizarre coïncidence ! On sait que ce fut à la faveur d'un embarras de voitures, causé par l'étroitesse de la rue, que le fanatique put approcher du carrosse du roi. Or, le 14 mai 1554, cinquante-six ans avant, le même mois et le même jour, Henri II avait signé des lettres patentes ordonnant l'élargissement de la rue de la Ferronnerie ! Ce n'est pas à dire, assurément, que Ravaillac n'eût point fait son coup ailleurs, si la rue eût été élargie; et cependant... qui sait ? (Edm. B.)

vu (1) et avait frappé le roi de deux coups de couteau (2).

Le premier coup, porté entre la deuxième et la troisième côte, n'avait pas pénétré. Dans le second, l'arme, passant obliquement entre la cinquième et la septième côte, avait traversé le poumon gauche et coupé « le tronc de l'artère véneuse à y mettre le petit doigt un peu au-dessous de l'oreille (oreillette) gauche du cœur (3) ».

L'assassin était âgé de trente ou trente-deux ans. Il n'était pas marié. Il avait été successivement *clerc* et *valet de chambre* d'un conseiller nommé Rosière, et devint ensuite *praticien, sollicitateur de procès* et *maître d'école* (4).

Comme Clément, c'était un halluciné (5), qui prétendait avoir des visions (6). Il ne paraît pas avoir obéi à des suggestions étrangères : c'était, comme nous dirions aujourd'hui, un *solitaire.*

(1) « Chose surprenante, dit Lestoile, nul des seigneurs qui étaient dans le carrosse n'a vu frapper le roi et si ce monstre d'enfer eut jeté son couteau, on n'eut su à qui s'en prendre; mais il s'est tenu là comme pour se faire voir et pour se glorifier du plus grand des crimes. »

(2) Cf. dans la *Chronique médicale*, 1er juin 1900, notre article sur les *Poignards historiques.*

(3) V. aux *Pièces justificatives* le rapport de l'ouverture du corps de Henri IV (note B).

(4) *Procès de Ravaillac* (1610), brochure de notre recueil factice précité.

(5) Cf. dans les *Archives curieuses*, etc., de CIMBER et DANJOU, t. XV, l'*Histoire de la mort déplorable de Henri IV*, par P. MATHIEU.

(6) *Idem*, pp. 115-116 et 128.

Il y avait plusieurs jours déjà qu'il cherchait à se mettre sur le passage du roi pour l'assassiner ; il a fallu un embarras de voitures, et un moment d'inattention du roi et des gentilshommes qui l'accompagnaient — le roi était en cet instant penché du côté du duc d'Épernon, le dos tourné à l'assassin — pour qu'il ait pu réussir son coup.

Henri IV pouvait s'attendre à succomber sous le poignard d'un assassin : il avait été l'objet de pas moins de dix-huit tentatives d'assassinat (1), sans compter les complots (2).

(1) Le roi était prévenu qu'on en voulait à sa vie. Voici ce que nous trouvons rapporté dans les *Pièces intéressantes et peu connues*, de LA PLACE (t. III, pp. 34-35) :

« M. *Jean Duret* était médecin du cardinal *de Vendôme*, qui avait pour secrétaire le frère du même *Duret* qui depuis a été le président de *Cheverny*. *Duret* le médecin dit un jour chez ce cardinal, en parlant *de Henri IV*, qu'il falloit lui faire avaler *des Pillules Césariennes*, c'est-à-dire 23 coups de poignards, ainsi qu'autrefois César dans le Sénat. Ce qu'étant su et rapporté par *du Perron*, le roi depuis l'a fort haï, sans pourtant jamais lui faire de mal.

« Ce médecin voyoit quelquefois la Reine *Marie de Médicis*, quand elle étoit malade, laquelle se fioit fort en lui, à cause qu'il avoit grande réputation, et ayant fait, par ce moyen, prier le roi de lui donner la place de premier médecin, après la mort de *M. de la Rivière*, le roi répondit à ceux qui lui en parlèrent : « Dites à *Duret*, qu'il se contente que je le laisse vivre, et que je sais bien le mal qu'il a voulu me faire, il y a longtemps. »

(2) Le docteur Régis a reconstitué la liste complète des assassins de Henri IV. (*Op. cit.*, p. 76, n.)

On a voulu attribuer à Ravaillac une foule de complices : la maison d'Autriche, le duc d'Épernon, la marquise de Verneuil, Marie de Médicis, etc. La lecture des pièces du temps nous a permis de corroborer l'opinion que nous avons formulée quelques lignes plus haut, à savoir : que Ravaillac fut un fanatique, un mystique, sujet à des hallucinations, qui avait un projet peut-être généreux et logique, mais qui se transforma, par suite d'une auto-suggestion, en une obsession morbide, en manie homicide et impulsive.

Tel est, d'ailleurs, l'avis d'un historien qui a fait du règne de Henri IV une étude approfondie. « Ravaillac, écrit M. Poirson, est le seul auteur de l'assassinat du roi ; il a seul conçu le forfait qu'il exécuta. Il appartient à cette race d'hommes, d'un esprit à la fois étroit et passionné, d'une raison malade, d'une âme atroce, chez lesquels la religion, la philosophie, la liberté se changent en poison, l'État et les lois, deviennent le principe de crimes capables de ruiner, de déshonorer leur pays et leur siècle. »

« On ne comprend Ravaillac, écrit de son côté J. Loiseleur, que si on le laisse dans sa sombre solitude, dans l'ardeur de son exaltation personnelle, en tête à tête avec ses visions, avec ses hallucinations, avec la trompette de guerre qu'il croyait sentir à sa bouche et les hosties qu'il voyait des deux côtés de sa face. De tels criminels n'ont ni guides ni

confidents; on ne les dirige pas par l'intérêt ; on ne
lespresse qu'en exaltant leur aveugle fanatisme (1). »

Il s'est trouvé, néanmoins, des historiens pour
déclarer que Ravaillac, en assassinant Henri IV,
avait voulu venger l'honneur de sa sœur, que le roi
avait « trompée et déshonorée ». C'est la thèse qu'a
soutenue M. Marc Dufraisse (2).

Je ne suis pas, dit-il, de l'école historique où l'on assigne
les moindres origines aux plus grands événements... Toutefois, je ne puis m'empêcher de reconnaître que la guerre eut
souvent de tristes causes. J'ai vu, disait Mirabeau, l'Europe
incendiée pour le gant d'une duchesse trop tard ramassé. Si
l'on en croit l'abbé de Saint-Pierre, la rivalité de Colbert et
de Seignelay, son fils, contre les frères Louvois et Le Tellier,
alluma la guerre de Hollande, en 1671. Tout le monde sait également que Henri IV, dans sa verte et galante vieillesse,
tomba violemment amoureux de Henriette de Montmorency,
et que, pour l'avoir à sa main, il maria la jeune personne,
à la Cour, au prince de Condé. On sait que l'époux malappris
résolut d'emmener sa femme hors de France. On sait encore
que la fugitive fut longtemps poursuivie ou plutôt précédée
sur la route, de relai en relai, par Henri le Grand, déguisé
en postillon, avec un emplâtre sur l'œil gauche; et qu'enfin
sous prétexte de Julie de Clèves, les régiments de France
partaient déjà pour la conquête de la dame, quand *le vieux
satyre, ayant trompé et déshonoré une sœur de Ravaillac,
cet exécrable vengeur de la sainteté de la famille arrêta d'un
coup de couteau l'exécution d'un grand dessein...*

(1) Poirson et Loiseleur, cités par Régis, *op. cit.*, pp. 86-87.
(2) Cf. *le Collaborateur des Érudits et des Curieux*, 15 janvier, 1896.

Malheureusement, M. Dufraisse ne nous indique pas ses références, et nous ne saurions faire état d'une simple assertion. Une hypothèse que rien ne justifie ne saurait ébranler la conviction que nous avons exprimée et qui nous est commune avec MM. Régis et Loiseleur, dont le sens critique et le solide jugement nous servent de garants.

Le corps de Henri IV avait été, par les soins des gentilshommes de sa chambre, enfermé dans un cercueil de plomb, recouvert d'un autre cercueil en bois. Il resta dix-huit jours dans la chambre du Louvre ; après quoi, il fut descendu et porté dans la grande salle du Palais, et « mis dedans un chalit sous son effigie (1) ».

L'effigie resta exposée onze jours. Il en fut fait deux autres, qui furent vendues à de riches particuliers. Le musée Carnavalet s'est rendu possesseur de l'une d'elles, en 1899. L'autre se trouve au musée de Chantilly (2).

Le corps du roi et son effigie (3) furent transportés à Saint-Denis; et la nuit qui suivit, l'effigie fut ôtée de dessus le cercueil.

Le 17 octobre 1793, les membres composant la

(1) *Funérailles de Henri IV* (1610) ; extrait du *Mercure françois*, t. I.

(2) Cf. *l'Éclair* (de Paris), 5 juin 1899 et le *Petit Bleu* (de Paris), 8 juin 1899.

(3) GILBERT, *Description de Saint-Denis*. (V. aux *Pièces justificatives*, la note E.)

municipalité de Franciade, *aliàs* Saint-Denis, ayant
donné l'ordre d'exhumer les corps des rois et autres
personnages qui avaient été inhumés dans l'abbaye,
pour en extraire les plombs, les ouvriers mirent tout
d'abord à découvert le corps de Turenne et aussitôt après, celui de Henri IV, tous deux en parfait
état de conservation. Les traits du visage du roi
étaient si peu altérés qu'il fut facile de mouler sur nature le plâtre, d'après lequel on a fait depuis tant de
moulages (1).

Le corps de Henri IV fut transporté de là dans
le cimetière dit des Valois, puis jeté dans une grande
fosse, sur un lit de chaux.

Le cadavre avait le crâne scié et contenait, à la
place de la cervelle qui en avait été ôtée, de l'étoupe
enduite d'une liqueur extraite d'aromates, qui répan-
dait une odeur encore tellement forte qu'il était
presque impossible de la supporter. Un soldat, qui
était présent, mû par un subit enthousiasme, se pré-
cipita sur le cadavre, et après l'avoir longuement
contemplé, coupa avec son sabre une longue mèche
de la barbe et se l'appliqua sur la lèvre supérieure en
s'écriant : « Maintenant, je suis sûr de vaincre les
ennemis de la France, et je marche à la vic-
toire !... (2). »

(1) *Mercure françois, loc. cit.*

(2) D'après l'ouvrage de M. de Lagrèze, *Henri IV*, pp. 183 et
suiv.

Cette moustache a sa légende, mais ce n'est pas le lieu de la rééditer (1). Disons seulement que, depuis l'exhumation de 1793, elle s'est à ce point développée, qu'on compte aujourd'hui presque autant de moustaches du roi Henri que de cannes de Voltaire, ou de mâchoires inférieures de Molière (2).

PIÈCES JUSTIFICATIVES

A

LES MÉDECINS DE HENRI IV

Nous ne compterons pas ceux qui, du temps d'Henri IV, furent honorés du titre de premier médecin ou de médecin du roi, comme Nicolas DORTOMAN,

(1) G. D'HEILLY, *Extraction des cercueils royaux à Saint-Denis,* en 1793; Paris, Hachette, 1868.

(2) Sur la destinée des masques et du crâne de Henri IV, cf. l'*Intermédiaire des Chercheurs et Curieux*, 1874, pp. 127, 343, 369, 436, 534, 633; 1875, pp. 171, 681, 753; 1876, p. 306; 1879, p. 524; 1893, t. I, p. 402 ; sur l'exhumation, même recueil, 1893, t. I, p. 665 ; sur le cœur, v. *Souvenirs et Mémoires*, édités par Gougy, entre 1898 et 1900 ; l'article est intitulé : *Le Cœur de Henri IV et la Révolution.*

Bonaventure de Médicis (B. 2602) (1), Raphaël de Taillevis (B. 2624), La Mezière (B. 2300), etc.

Nicolas Dortoman était professeur de l'École de médecine de Montpellier. La Chambre des Comptes de Pau constate le payement fait à Laurent Dortoman de 11.000 écus dus à son père Nicolas Dortoman, premier médecin du roi et professeur à la faculté de Montpellier(B.174).

Le service médical de la maison du roi de Navarre était-il bien organisé ? Quand Henri fut malade à Pau, en 1582, au lieu de se contenter des médecins ordinaires, il fit venir de Lescar, petite ville voisine, un médecin nommé Dufresne, qui avait de la renommée, et il dut être satisfait de ses soins puisqu'il le paya 90 livres (B. 157).

L'état du roi parut un jour si grave qu'il fallut faire une consultation. On appela à Pau Dufresne de Lescar, Bertrand de Bazas, et d'Espagnet de Bordeaux (B. 2682).

Henri aimait beaucoup certains de ses médecins, notamment le sieur de La Mezière. Il lui donna des gratifications diverses. En 1577, il lui accorda trente arpents de terre (B. 2300). Ces dons de terre faits à des médecins paraissent avoir été dans les usages des seigneurs du Béarn. La reine Jeanne avait eu à se louer, pour elle et pour son fils Henri, du

____

(1) Ces lettres et chiffres désignent les cotes d'archives du Béarn, consultées par M. de Lagrèze.

sieur de CASAUX, qui recevait des États 60 écus
comme médecin du pays (C.682). Par lettres patentes
de 1560, elle lui donna 63 journaux de terre dans le
bois et *herms* à défricher. En 1563, la terre agrandie
et défrichée fut ennoblie et la reine l'appela *Tout
y croît*: quand elle le concéda, rien n'y croissait, mais
tout y pouvait très bien croître.

Nous avons dit que si Henri avait à Pau des médecins, il aimait à en consulter d'autres. Il en faisait
venir de loin, il en emmenait d'étrangers. En 1588,
une somme est comptée à Daniel POULLET, chirurgien, pour accompagner le roi en Gascogne (B. 297).

Nous pourrions citer plusieurs noms de chirurgiens
du roi. La Chambre des comptes fournit la note de
nombreux payements faits à des chirurgiens, à
FERRAND 30 livres (B. 157), à TAUSIN 24 livres
(B. 162), etc.

On distingue parfois le cas de guérison de celui
de simples soins. Ainsi Nicolas FERRAND reçoit 10
écus *pour avoir soigné le roi* (B. 2624), et François
MARTEL 1.200 écus *pour avoir guéri le roi* (172).

Comme l'on ne précise pas le nombre des visites,
il serait difficile de dire combien elles étaient payées
par le roi. Dans les fors de Béarn, revisés par l'aïeul
d'Henri IV, nous trouvons la rubrique des *médecins
et apothicaires* (p. 50, éd. de 1551).

L'article V est ainsi conçu : « Les médecins, quand
ils sortiront de la ville où ils font leur demeure auront

par jour 9. s. morlàas, et la dépense en sus. En ville ils auront par visite un sou 8 deniers morlàas et *per veder la urina* 4 deniers morlàas. »

Il paraît qu'il en prenait des drogues, Henri IV ! Les apothicaires du roi sont souvent cités, et nous n'avons pas recueilli tous les noms. Il y en a un qui portait un nom sinistre LONGUEMORT (B. 2.175). ARNAUD de CASSOU recevait pour le service de la maison 24 écus (B.232). Une somme de 1.200 livres fut payée à LALUIRE (B.3414).

L'apothicairerie royale se trouvait au château même.

Après avoir parlé des apothicaires, disons un mot de *l'opérateur des dents*. C'était un chirurgien faisant partie du service médical de la maison du roi.

Nous trouvons qu'il a été alloué à l'argentier « 15 livres 15 sols pour un cautère d'or qu'il a fait faire pour cautériser les dents du roi, cautère pesant 5 écus, et la façon 15 sols lequel a été mis en mains de Mᶜ PIERRE, chirurgien » (B. 63).

Les remèdes pris par le roi sont constatés dans les comptes de l'apothicaire. Au premier aspect, et en n'examinant que le total, il nous avait paru que les remèdes étaient chers et que l'on en prenait en quantité. En vérifiant les articles un par un, nous avons vu que les friandises, mêlées aux médicaments, était très nombreuses et très coûteuses.

Les remèdes que Henri employait surtout, c'étaient

la diète, les médecines et les Eaux-Chaudes. Comme le roi se rendait souvent malade pour avoir trop mangé, on le condamnait alors à la diète. Si la Chambre des Comptes fournit des détails sur ce qu'il mangeait, on ne s'attendait pas d'en trouver sur les jeûnes qu'il s'imposait, et cependant nous lisons qu'il a été payé à Étienne Choine, boulanger, 50 *livres pour 25 livres de biscuits fournis au roi pendant la diète que Sa Majesté a faite au mois d'avril* 1583.

A Pau, le roi de Navarre soignait **sa** santé ; il prenait du lait d'ânesse ; une ânesse noire avait été achetée pour lui donner du lait (B. 2.398). Il prenait des lavements laxatifs (à 20 sols pièce) (B. 47).

Dans ses lettres, il parle souvent de médecines dont l'usage lui était familier. Ainsi, dans une lettre (t. IV, p. 730), il dit : « J'ai pris aujourd'hui une médecine qui m'a tant affaibli qu'il n'est pas possible de plus. »

Nous n'entrerons pas dans l'examen de la nature des remèdes dont il avait l'habitude de faire usage. Il avait très souvent des douleurs d'estomac ; il prenait alors de l'absinthe (B. 48) ou de l'aloès (B. 71). Il est question aussi de remèdes secrets (B. 2.893). La Chambre des comptes ne répugne devant aucun détail. Elle cite le raccommodage de la chaise percée (B. 126) ; l'achat d'un urinal (B. 109) ; le prix de la façon d'un pot de chambre d'argent (B. 64).

Le roi avait confiance dans la médecine et dans les médecins. Dans une de ses lettres (t. IV, p. 732), il dit qu'il veut se mettre entièrement dans les mains de son médecin. Il fit usage des bains de mer (B. 127), mais ce sont les eaux thermales qui lui plaisaient surtout. Elles ont des vertus merveilleuses pour la guérison des blessures et de la gravelle. Henri était atteint de cette dernière maladie et il fut aussi blessé en combattant.

Nous aurions d'amples matériaux dans le détail que fournit la Chambre des Comptes, pour faire l'histoire des maladies secrètes du grand roi ; mais nous n'aborderons pas ce sujet (1).

B

HENRI IV SUPERSTITIEUX

On s'étonnera peut-être (2) que, tranquille sur le trône depuis 1598, Henri IV ait laissé le corps de Henri III dans un si long oubli. Les chroniques du temps en donnent une singulière excuse : on aurait

(1) Ce dont M. de Lagrèze a volontairement négligé de parler, nous en avons fait le sujet d'un de nos chapitres du *Cabinet secret de l'Histoire*, t. I (dernier tirage).

(2) V. *Le Château de Compiègne*, par Vatout, p. 306.

prédit à Henri IV qu'il serait enterré lui-même *huit jours après Henri III !*

La mort tragique de Henri IV avait été précédée de circonstances surnatureles, que connaissaient ses contemporains, mais qui ne sont pas restées dans la tradition. On crut plus tard qu'elle **avait** été présagée par la chûte du mai planté devant le Louvre. D'après Pasquier, le diable apparut à Ravaillac et lui dit de frapper hardiment. Le petit homme rouge se montra pendant la nuit du 14 mai 1610, lors de l'assassinat de Henri IV. (Sébillot, *Le Folk-lore de France*, t. IV, 1907, p. 371.)

C

LA COQUETTERIE D'HENRI IV

Henri IV, dans une de ses lettres, parle d'une *fluxion au pied* dont il était incommodé ; mais il n'était pas satisfait qu'on le peignît à la cour de Madrid comme impotent et perclus de goutte. Un jour que don Pedro de Tolède, ambassadeur d'Espagne, vint le visiter, « il le prit par la main et parlans seuls d'affaires, le roi cheminant à grands pas le long de ses galeries, le tint cinq heures durant, jusqu'à ce

qu'il reconnut que don Pedro n'en pouvait presque
plus : alors il le licencia. »

Un autre jour, Mayenne qui, à la prière de Gabrielle d'Estrées, avait obtenu, pour lui comme pour
sa famille, les conditions les plus avantageuses, vint
trouver Henri IV au château de Monceaux. Il se jeta
aux pieds de Henri, qui l'embrassa, et lui fit faire une
longue promenade dans le parc : feignant de ne pas
s'apercevoir que sa marche vive et leste mettait au
supplice le duc affligé d'une sciatique et chargé d'embonpoint, il lui montrait dans les plus grands détails
les embellissements de cette maison de plaisance.
Enfin, il dit à l'oreille à Sully : « Si je promène encore
longtemps ce gros corps, me voilà vengé sans
grande peine de tous les maux qu'il nous a faits,
car c'est un homme mort. » Et se retournant vers le
duc de Mayenne : « Avouez, mon cousin, lui dit-il en
riant, que je vous ai un peu essouflé ; c'est là tout
le mal et le déplaisir que vous recevrez jamais de
moi. » Et ils soupèrent ensemble avec Gabrielle ; et
Henri IV but le premier au duc de Mayenne.

D

RAPPORT DE L'OUVERTURE DU CORPS

Du roy deffunct Henry le Grand, IVe de ce nom,
roy de France et de Navarre, qui a esté faite le

quinziesme jour de may mil six cent dix, à quatre heures du soir. Ayant esté blessé le jour précédent d'un cousteau, estant dedans son carosse, dont il seroit décédé incontinent, après avoir dit quelques paroles et jetté du sang par la bouche (1).

S'est trouvé par les médecins et chirurgiens soussignez ce qui s'ensuit :

Une playe au costé gauche, entre l'aisselle et la mammelle, sur la deux et troisième coste d'en haut, d'entrée du travers d'un doigt, coulant sur le muscle pectoral, vers ladite mammelle, de la longueur de quatre doigts, sans pénétrer au dedans de la poictrine.

L'autre playe en plus bas lieu, entre la cinq et sixiesme coste, au milieu du mesme costé, d'entrée de deux travers de doigts, pénétrant la poictrine, et perçant l'un des lobes du poulmon gauche, et de là couppant le tronc de l'artère véneuse (veine pulmonaire) à y mettre le petit doigt, un peu au-dessus de l'oreille gauche du cœur. De cet endroit, l'un et l'autre poulmon a tiré le sang, qu'il a jetté à flot par la bouche, et du surplus se sont tellement remplis, qu'ils s'en sont trouvé tous noirs, comme une ecchimose.

Il s'est trouvé aussi grande quantité de sang caillé en la cavité de ladite poictrine, et quelque peu au

____

(1) GUILLEMEAU, *OEuvres de chirurgie*, p. 855.

ventricule droict du cœur ; lequel ensemble les grands vaisseaux qui en sortent, estoient tous affaissez de l'évacuation ; et la veine cave, au droict du coup (fort près du cœur) a paru noircie de la contusion faite par la pointe du couteau ;

Par quoy tous ont jugé que cette playe estoit seule et nécessaire cause de la mort.

Toutes les autres parties du corps se sont trouvées fort entières et saines, comme tout le corps de très bonne température et de très-belle structure.

Fait à Paris les jour et an que dessus.

Médecins du roy :

A. Petit, A. Miron, De Lorme, Regnard, Héroard, Le Maistre, Falaiseau, De Maierne, Hubert, Le Mirrhe, Carré, Auberi, Yvelin, De Lorme le jeune, Hautin, Péna, Lusson, Séguin.

Chirurgiens du roy :

Martel, Pigrai, Guillemeau, Regnaud, Gardé, Philippes, Jarret, de la Noue, Joubard, Bérart, Bachelier, Robillard.

Voici les observations du médecin légiste Chaussier (*op. cit.*, p. 149), sur le rapport qu'on vient de lire :

« Dans le rapport de l'ouverture de Henri IV on dit : que *la veine cave a paru noircie de la contu-*

sion faite par la pointe du couteau. Mais, dans un rapport judiciaire, tout doit être positif; on doit dire ce qui est, ce qu'on a reconnu, constaté, et non pas seulement ce qui a *paru* : l'apparence ou un premier aperçu, si on s'y borne, peuvent conduire à l'erreur. On doit aussi désigner la forme, l'étendue de l'altération que l'on indique ; enfin, on doit toujours employer l'expression propre ; ainsi, dans le cas actuel, il ne fallait point dire : 1° que la veine cave *a paru noircie* ; 2° il fallait désigner l'étendue de cette *noirceur* ou couleur noire ; 3° enfin, il est certain que l'on a confondu la *contusion* avec *l'ecchymose*.

La pointe d'un couteau qui ouvre une veine ne produit point une contusion ; mais le sang qui s'échappe d'une veine peut s'infiltrer dans les mailles du tissu lamineux qui l'environne, produire ainsi un *thrombus* plus ou moins gros, ou une *ecchymose* plus ou moins diffuse : ce qu'il faut bien distinguer, surtout dans quelques cas. »

E

CE QU'ON ENTENDAIT PAR « L'EFFIGIE D'APRÈS LE VIF (1) »

Aussitôt après la mort du roi, on en prend le

(1) Ext. des *Recherches historiques sur les derniers jours des rois de France*, par BERTHEVIN.

moule, pour obtenir *l'effigie d'après le vif* ; cette
effigie préparée, on la place dans une salle richement parée ; la salle reste garnie de sièges et de
plians couverts de drap d'or rayé, comme pour une
réception : c'est là que se tiennent les prélats, les
évêques, les courtisans et les officiers du service du
feu roi, pour accompagner cette effigie ; on la tient
sur un lit de parade, revêtue d'une couverture de
drap d'or frisé traînant jusqu'à terre ; cette couverture est garnie d'une riche bordure de deux pieds de
largeur, et composée d'hermine ; sous cette bordure
est, pour la soutenir, une toile de Hollande de la plus
grande beauté et qui dépasse d'un pied la bordure.

L'effigie a d'abord une chemise de toile de Hollande, brodée en soie noire aux manches et au collet ;
elle est revêtue ensuite d'une riche camisole de satin
rouge, doublée de taffetas de même couleur, avec un
passement d'or. La camisole dépasse, aux jambes et
aux bras, une tunique qui la recouvre ; ce nouveau
vêtement est de satin bleu azuré et semé de fleurs
de lis ; les bords sont relevés par un passement d'or
et d'argent de quatre doigts.

Par-dessus, enfin, est le manteau royal (1) de
velours violet, semé de fleurs de lis, doublé de taffetas ; le collet du manteau, renversé d'environ un
pied, est d'hermine ; la même fourrure garnit les

____

(1) Pour désigner sa couleur, Dutillet a dit : le velours est
violet cramoisi azuré.

paremens et la queue du manteau, qui a cinq aunes
de longueur. Au manteau, sont attachés les cordons
des ordres qui pendent ainsi au cou de l'effigie : sur
sa tête se trouve un petit bonnet de velours cramoisi foncé ; le tout est surmonté d'une couronne
garnie et étincelante de pierreries. Les jambes re-
çoivent des bottines de toile d'or avec des semelles
de satin rouge ; la tête de l'effigie repose sur un
oreiller de velours rouge cramoisi, richement brodé
en or. A droite est placé le sceptre du roi, à gauche
la main de justice. Un dais forme le ciel du lit. Au
chevet du lit, à droite, se trouve une chaise de drap
d'or avec un carreau de même étoffe. Au pied du lit,
sur deux escabelles, sont une croix d'argent et un
bénitier aussi d'argent doré. Aux deux côtés des
escabelles se tiennent, sur deux petits sièges, deux
héraults chargés de présenter de l'eau bénite aux
princes et à ceux qui sont admis à cet honneur.

Au fond de la salle est dressé, en face de l'effigie,
un autel richement paré. Pendant les huit à dix
jours que l'effigie reçoit les honneurs rendus à la
mémoire du prince, on fait le service de la table
comme si le prince était vivant. Aux heures accoutumées, le dîner et le souper sont apportés par les
gentilshommes servans, l'huissier marche devant ;
les officiers du gobelet couvrent la table des mets
ordinaires ; ils font les révérences et les saluts
accoutumés, comme du vivant du prince. La table

est bénite par un aumônier ; les pages, les huis-
siers, les maîtres d'hôtel et tous les gens de service vaquent à leurs fonctions pendant à peu près
le même temps que durait le repas du roi ; la pré-
sentation de la coupe, le changement de services,
tout a lieu dans les mêmes intervalles ; l'on donne à
laver. Le prélat ou l'aumônier de service dit ensuite
les grâces ; après quoi il ajoute seulement le *De pro-
fundis* et l'oraison pour le repos de l'âme du roi.
Après le repas, les vins et les viandes sont tous distribués aux pauvres.

Au bout de huit jours, on substitue le corps à
l'effigie.

. . . .

Les mêmes honneurs sont rendus à son effigie,
comme ils l'étaient au prince lui-même ; une cour
nombreuse se range autour de l'effigie et les mêmes
cérémonies retracent, pendant plusieurs jours, et
prolongent, pour ainsi dire, la vie du prince.

La religion chrétienne, indulgente pour la faiblesse, a conservé quelques-uns des rites païens ;
mais elle les a empreints de son sceau, pour leur
ôter tout ce qu'ils avaient de profane : ainsi, dans
cette circonstance imposante, on retrouve les cérémonies de l'apothéose, telles que l'historien Dion et
Hérodien les ont décrites ; témoins oculaires de la
déification de l'empereur Pertinax, ils nous apprennent comment son effigie, artistement préparée, était

couchée sur un lit triomphal ; elle montrait le prince revêtu des habits et de tous les ornemens de la dignité impériale. Il semblait reposer, et, de peur de l'éveiller, un enfant, richement paré, chassait les mouches avec un éventail de plumes de paon. Pendant plusieurs jours, les médecins faisaient leur service accoutumé, tâtaient le pouls de l'effigie et rédigeaient un bulletin de santé. Les repas, les conseils se tenaient comme à l'ordinaire ; le prince était censé y participer.

Aux obsèques des rois François Ier et Henri II, le corps, *séparé de l'effigie*, fut placé dans le chariot d'armes, depuis appelé *corbillard*. Il ne s'agissait plus alors que de porter ou peut-être faire semblant de porter une effigie légère ; les gentilshommes de la chambre, ne voyant plus dans ce soin qu'un honneur sans travail, l'enlevèrent aux *hanouards*, et se présentèrent la sangle au col. Il paraît que, bien que marchant à pied, ils étaient enfermés dans la tenture, soit d'un chariot, soit tout autre ; car, selon Dutillet, « on ne leur voyoit que la tête et le haut des épaules. » Mais, à l'enterrement de Henri II, ses gentilshommes, se tenant aux côtés de l'effigie, soutenaient seulement avec les mains la couverture du drap d'or sur laquelle elle était couchée.

Le Parlement a toujours joui du privilège d'entourer seul, devant, derrière et sur les côtés, le corps et l'effigie, tant qu'ils ont été ensemble. Au décès de Charles VIII, les gentilshommes de sa maison et ses archers (gardes du corps) voulurent demeurer à l'entour du tombeau. Le grand-maître apaisa cette contestation, en faisant marcher les gentilshommes par devant et les archers par derrière.

A l'enterrement de Henri II, les archers et leur capitaines environnaient le corps. L'évêque de Paris et le grand aumônier précédaient l'effigie (1).

Il y avait à Saint-Denis, dans les armoires au-dessus de celles qui renfermaient les objets du trésor, les effigies de huit rois. Les visages, soigneusement moulés en cire au moment du décès, étaient adaptés à des mannequins couverts d'un manteau rouge semé de fleurs de lys d'or.

Les poêles et dépouilles des effigies des rois et des reines appartenaient aux abbés et religieux de Saint-Denis. Il revenait aux religieuses de la Saussaye, près de Villejuif, le linge de corps, les sceaux d'or et d'argent, les mulets, mules, palefrois, chevaux d'honneur, tant ceux qui avaient traîné le char des rois et reines que ceux qui avaient figuré à leurs obsèques, avec les harnais, colliers, selles, etc.

(1) *Des Sépultures nationales*, par LEGRAND d'AUSSY.

MARIE DE MÉDICIS

Morte, le 3 juillet 1642, *d'une lésion organique du cœur.*

—————

Marie de Médicis était la fille du grand-duc de Toscane François de Médicis et de Jeanne d'Autriche.

Après la dissolution de son premier mariage avec Marguerite de Valois, mariage resté stérile, Henri IV l'avait épousée à Lyon, le 10 décembre 1600.

Devenue régente à la mort du roi (1610), Marie de Médicis dut se constituer, selon l'usage, une *maison médicale.*

De ses médecins il n'en est guère que trois dont le nom ait survécu : VAUTIER, docteur de Montpellier, que Richelieu fit enfermer à la Bastille (1), pour le guérir de sa manie de cabale ; RIOLAN, dont les découvertes anatomiques font oublier les errements cliniques et thérapeutiques ; et PIETRE, praticien fameux en son temps.

Vautier avait gagné la confiance de la reine-mère

(1) Il avait été d'abord emprisonné à Senlis ; plus tard, il fut

en la guérissant d'un érysipèle. Quand celle-ci tomba malade en Belgique, le roi refusa de lui envoyer son médecin ordinaire, qu'il soupçonnait et avec raison de conspirer contre sa politique et il lui substitua les médecins dont nous venons de rappeler les noms.

D'après le texte de la consultation retrouvée par le docteur Corlieu (1) et qui date du 15 juin 1633, l'auguste malade souffrait d'hémorroïdes, de migraines ; outre le foie, dur et douloureux, elle avait la rate augmentée de volume, les chevilles enflées, de la fièvre.

De la fièvre avec de l'hypertrophie de la rate, cela se concilierait assez avec l'idée d'une fièvre typhoïde, mais le tableau symptomatique est vraiment trop imparfait pour nous autoriser à porter un tel diagnostic (2).

Les médecins se hâtèrent de prescrire — c'était le bon temps de l'humorisme — saignées (3), purga-

---

transféré à la Bastille, dans le carrosse même de l'évêque de Senlis. Il resta dans cette prison jusqu'à la mort de Richelieu.

(1) BIBL. NAT., Mss. F. fr., 10217, fᵒˢ 78 et suiv. (Cf. *Gazette des Hôpitaux*, 1900, p. 1390.)

(2) Pour le docteur MASSON (*la Sorcellerie et la Science des poisons au dix-septième siècle* ; Paris, 1904, p. 228), « il est probable que la reine-mère eut une attaque de rhumatisme articulaire aigu, à manifestation tibio-tarsienne ».

(3) Elle avait été saignée cinq fois, tant des bras que du pied (CORLIEU, *loc. cit.*)

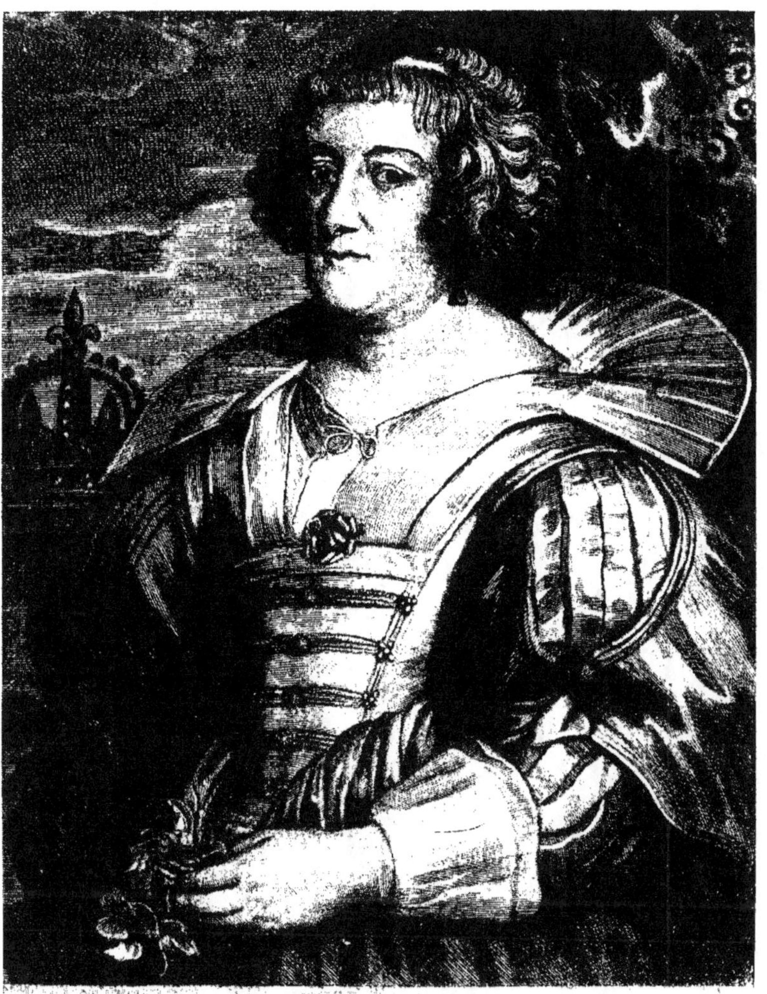

MARIE DE MÉDICIS

(D'après une peinture de Van Dyck) gravée par Porbus.)

27

tifs, lavements et bouillons rafraichissants ; des demi-
bains d'eau tiède ; des eaux de Pougues — déjà ! —
et, pour augmenter l'action de ces eaux minérales, il
était recommandé de les additionner de séné, « qui
aura trempé toute la nuit en cinq ou six cuillerées
d'eau froide assaisonnée de jus de citron ».

La malade devait prendre, en outre, de *l'eau d'acier*,
un grand verre, le matin à jeun. Il lui était enfin
conseillé de partir de Gand, l'air de cette ville étant
particulièrement malsain et le palais où S. M. était
logée pouvant, par son humidité, entretenir les
« maladies scorbutiques » si fréquentes dans les
Flandres. L'eau de Gand était, au surplus, reconnue
par les consultants comme des plus malsaines, et
c'était prétexte suffisant pour engager la reine à
quitter sa résidence.

Le traitement dut faire son effet, puisqu'on n'en-
tend pas parler de nouvelle maladie de la reine jusqu'en 1641.

Dès son arrivée à Cologne, vers la fin d'octobre,
Marie de Médicis réclame à nouveau des soins médicaux. Riolan, qui n'avait pas sa confiance, mais
que le roi lui avait imposé, se rend auprès d'elle au
mois de janvier 1642. Il la trouve mal en point : la
reine est tout enflée, c'est-à-dire *hydropique*; elle
a une fluxion oculaire (probablement de l'érysipèle
de la face, auquel elle était sujette). Le 23 mai,
il écrit à Paris que l'état de la malade s'aggrave et

que « ce n'est plus qu'un squelette qui a toujours courte haleine (1) ».

Cette dyspnée s'explique : il y avait une mauvaise irrigation sanguine; la circulation était gênée par suite de la compression des vaisseaux résultant de l'œdème abdominal.

D'où provenait cet œdème, cette hydropisie ; et, consécutivement, pouvons-nous déterminer la nature du mal qui devait, à quelques semaines de là, enlever la reine de ce monde ? Une affection du cœur expliquerait très bien cet œdème, cette ascite ; mais n'anticipons pas.

Les historiens ne se sont pas embarrassés pour si peu : *Marie de Médicis*, disent la plupart, *est morte de misère* (2).

Il en est de mieux informés : tel un des biographes de Marie de Médicis (3), qui n'a eu que le tort de ne pas nous indiquer la source de ses informations, ce à quoi nous essaierons de suppléer par un document inédit (4), que nous n'allons pas tarder à reproduire et à commenter.

(1) V. dans la *Chronique médicale* (1905), p. 151, l'article intitulé : *Riolan, agent secret de Richelieu.*

(2) Ch. Barthélemy s'élève contre la légende, dans ses *Erreurs et Mensonges historiques*, t. VII, pp. 215 et suiv. Cela n'empêche qu'un écrivain moderne (Roca, *Règne de Richelieu*, I, 188), lui donne encore créance.

(3) D'Arconville, *Marie de Médicis*, t. III.

(4) Nous en devons la communication à M. Noël Charavay,

Riolan avait vu juste quand il prononçait, dans les premiers jours du mois de juin, cette sentence : « Je répète le secret qu'elle ne passera cette année. » Cette année, il aurait pu dire ce mois, puisque Marie de Médicis succombait, jour pour jour exactement, un mois plus tard, le 3 juillet, en dépit des astrologues qui l'avaient rassurée sur son sort.

Le 25 juin (c'est la relation du biographe de la reine), elle avait été attaquée d'une grosse fièvre, accompagnée d'une soif ardente ; comme on remarqua le lendemain quelques rougeurs à son visage, on les prit pour un érisipèle ; mais le 1ᵉʳ juillet, la fièvre ne diminuant point et son agitation étant extrême, Riolan, son premier médecin, l'examina avec encore plus d'attention et s'aperçut de quelques taches noires à une de ses jambes. Il ne douta pas qu'elle n'eût la gangrène et désespéra dès lors de sa vie. Il crut devoir l'instruire de son état. Elle reçut cette nouvelle sans témoigner aucune émotion... Cependant la gangrène faisant des progrès très rapides, les médecins décidèrent qu'il fallait couper la jambe à cette princesse... Sur le soir, Marie se trouva un peu mieux et les médecins espérant qu'en enlevant la partie des chairs gangrenées, ils pourroient éviter l'amputation de la jambe, se déterminèrent à prendre ce parti. Les incisions qu'on lui fit parurent la soulager : elle souffrit moins pendant la nuit ; mais le lendemain elle sentit qu'elle s'affaiblissoit et voulut profiter du peu de moments qui lui restoient pour faire son testament (1)...

dont on ne réclame jamais en vain le concours dans les recherches historiques.

(1) D'Arconville, *loc. cit.*, pp. 497 et suiv.

Désormais elle n'avait plus que quelques heures à vivre : elle succombait, le 3 juillet 1642, à midi et demi, âgée de soixante-neuf ans, deux mois et neuf jours (1).

Le récit que nous venons de reproduire de la dernière maladie de l'épouse de Henri IV est exact, mais il est loin d'être complet.

C'est le 14 juin que la maladie, qui jusqu'alors avait suivi une évolution chronique, avait pris tout à coup une marche plus aiguë : il était survenu des sueurs nocturnes ; la sécrétion urinaire avait considérablement diminué ; par contre, il s'était établi un flux de ventre qui avait été plutôt salutaire.

Le 26, la fièvre renaissait, s'accompagnant de frissons « par tout le corps (2) », qui ne durèrent pas moins de trois heures.

La malade était très altérée, et les urines étaient de plus en plus rares, malgré les boissons abondantes, tisanes, limonades rafraîchissantes, qu'elle avait absorbées.

La respiration était devenue difficile ; il y avait de l'orthopnée. Dans la matinée suivante, la reine put dormir quelques heures, et la fièvre disparut. Mais les cuisses enflaient et le filtre rénal était toujours obstrué.

(1) CORLIEU, *loc. cit.*

(2) Cf. la note A aux *Pièces justificatives*, que nous résumons ici et que nous discuterons ensuite.

Dans la nuit du vendredi au samedi, elle se plaignit d'une douleur à la jambe gauche : une plaque érysipélateuse se montra bientôt à nouveau, mais disparut au bout de 24 heures. Elle reparut, plus étendue, à la cuisse du côté opposé et s'étendit à la jambe, jusqu'au pied.

La fièvre et les étouffements revinrent les jours suivants; puis il lui prit un grand tremblement, suivi d'un mouvement fébrile, et le pouls s'affaiblit progressivement.

Une saignée qu'on avait tentée ne donna aucun résultat; on mit cet insuccès sur le compte de la maladresse du barbier qui, paraît-il, n'avait pas bien ouvert la veine.

Comme on ne perdait pas de vue un instant la malade, on aperçut, dès qu'elle se produisit, une première tache noire à la jambe droite. La tache ne fit dès lors que s'étendre ; des pustules naquirent tout autour. Les médecins appréhendaient la gangrène, sans oser y croire.

Trois « des plus célèbres et experimentez chirurgiens de la ville de Cologne » sont alors appelés au chevet de la royale patiente et déclarent qu'il n'y a pas péril en la demeure et que ces sortes d'accidents sont fréquents dans ce pays, où l'érysipèle n'offre pas de gravité. Un mieux apparent semble leur donner un moment raison. Mais, bientôt, la malade a une évacuation abondante d'une « matière sanieuse

avec de la boue et des morceaux de chair pourrie. »
Durant cette évacuation, elle tombe en syncope, le
pouls est de plus en plus bas, et l'on redoute une
issue fatale.

Le jour suivant, elle rend par la bouche une matière « noire comme de l'encre ». Peu après, on lui
faire boire deux cuillerées de vin blanc, étendu d'une
quantité double d'eau ; elle se plaint qu'elle a « un
feu dans l'estomac », et que le passage des liquides,
aussi bien les bouillons que les tisanes, lui incen-
dient le corps. C'est surtout au niveau de l'œso-
phage et dans l'intérieur de l'estomac qu'elle ressent
la brûlure. Elle a une difficulté de plus en plus
grande à avaler ce qu'on lui donne. Elle reste deux
jours dans cet état, puis elle entre en agonie et
meurt (1).

L'autopsie fournit quelques indications intéressantes (2).

Et d'abord, l'examen extérieur du corps permit

(1) La légende veut que la chambre où la reine est morte soit
celle-là même où Rubens était né, en 1577.

(2) Après sa mort, son cœur fut porté à la Flèche, le
12 avril 1643 ; quant au corps, il était à Saint-Denis depuis le
8 mars précédent : seules, les entrailles furent conservées à
Cologne, dans la grande église Saint-Pierre. Le corps de Marie
de Médicis fut exhumé le 14 octobre 1793, lors de la profana-
tion des tombeaux de la basilique. (V. aux pièces justificatives la note B.)

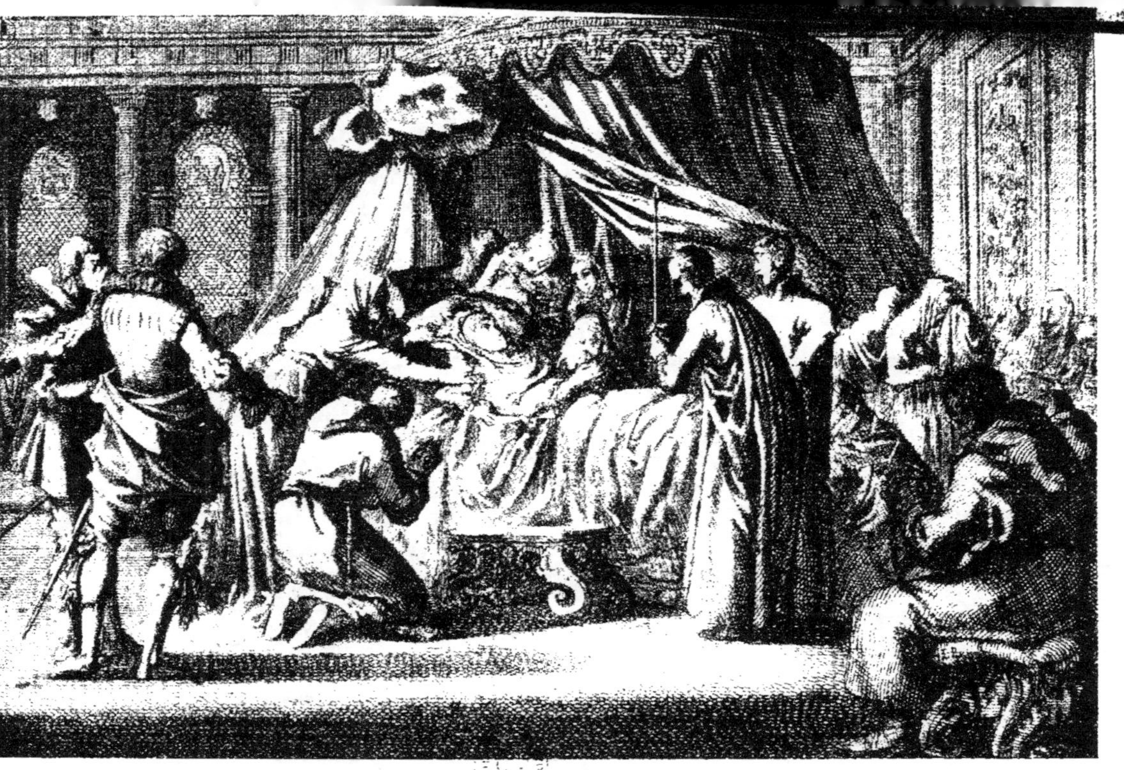

MORT DE MARIE DE MÉDICIS A COLOGNE

(D'après une estampe de l'époque : collection Hennin, *Bibliothèque nationale*.)

de constater que la gangrène s'était généralisée et
de la jambe droite avait gagné tout le dos, de la tête
jusqu'aux fesses. De grands lambeaux d'épiderme
se détachaient et le reste de la peau était « d'une
très mauvaise couleur et fort jaune ».

Le cœur avait acquis le double de son volume :
il était donc manifestement hypertrophié.

La cavité abdominale était remplie d'un liquide
sanieux et purulent.

Les intestins, le foie tombaient en pourriture ;
de même, les reins, surtout le rein droit, étaient
très atrophiés.

Le pancréas, le mésentère étaient également en
voie de destruction.

Le ventricule (lisez l'estomac) était dilaté et présentait à son intérieur « comme une excoriation universelle semblable aux aphtes ». N'oublions pas que
la malade avait rejeté par la bouche un « liquide
noir comme de l'encre » : elle avait donc eu une hé-
matémèse. Elle avait expulsé par la voie rectale une
matière analogue.

Étant donnés l'âge de la malade, l'état de ses principaux organes, et aussi l'hydropisie résultant d'une
compression que pouvait exercer une tumeur, on
pourrait, au premier abord, pencher en faveur de
l'hypothèse d'un *cancer*, ayant débuté par l'estomac
ou l'intestin ; mais les symptômes auraient été

plus nettement accusés : les hématémèses plus fréquentes, les douleurs plus vives, etc.

La *tuberculose* serait-elle plutôt en cause ? Cela ne nous paraît pas invraisemblable, d'après ce qu'on nous dit de l'état des poumons « complètement pourris ». Mais il s'agirait plutôt, en l'espèce, de tuberculisation secondaire.

Il ne semble pas douteux qu'une *péritonite* (l'abcès trouvé dans la cavité péritonéale et aussi les vomissements noirs en sont l'indice) ait été l'accident terminal.

Mais comment étiqueter l'affection qui a donné naissance à ces divers symptômes ?

Pour le docteur Guillon (1), qui, toutefois, reconnaît que les documents sur lesquels il étaie son diagnostic, sont insuffisants, Marie de Médicis a bien pu succomber à « une forme foudroyante de la *variole* ». Nous ne discuterons pas ce qui n'est qu'une hypothèse sans fondement, de l'aveu même de celui qui l'a émise.

Le docteur A. Masson (2), d'autre part, veut que Marie de Médicis ait été une *cardiaque* (en quoi nous sommes d'accord avec lui) ; mais il ajoute : « *empoisonnée*, pendant le cours d'une rechute, par

(1) *La Mort de Louis XIII*, étude d'histoire médicale, d'après de nouveaux documents, par le docteur Paul Guillon (Paris, 1897), p. 63.

(2) *Op. cit.*, ch. XIX.

des substances caustiques administrées par la bouche et, par conséquent, très probablement mélangées avec les aliments, les boissons ou les médicaments » ; ce qui signifie qu'une intoxication aurait hâté la fin d'une cardiopathe avérée.

Cette intoxication a-t-elle été accidentelle ou volontaire ? Volontaire, répond notre confrère, qui n'hésite pas à affirmer que la reine, appréhendant une terrible opération, a préféré mettre fin à ses jours en absorbant un poison à doses massives, « dont la formule absolument exacte ne peut être indiquée d'une façon précise ». Pour cause, nous permettons-nous d'ajouter, car de poison il n'en a existé que dans l'imagination de celui qui en a la trop fréquente obsession.

PIÈCES JUSTIFICATIVES

A

RELATION INÉDITE DE LA DERNIÈRE MALADIE DE MARIE DE MÉDICIS (1)

La Royne s'estant bien portée deux mois et demi avec bon appetit et dormant assez bien à son ordinaire son corps se

(1) Ce manuscrit autographe n'est point signé, mais il est presque certain qu'il a été rédigé par un médecin, ou écrit sous la dictée d'un homme de l'art, car il abonde en termes tech-

remplissant peu à peu et son naturel du visage luy estant
revenu le 14 du mois de juin, elle a commencé à faire moins
d'urine qu'à l'ordinaire et avoit des sueurs les nuitées qui
la contraignoient de changer de chemise et de linge à la
teste, elle estoit de jour eschauffée et beuvoit à ses repas
plus qu'à l'ordinaire demanche 22 elle eut un petit flux de
ventre de sérosités qui continua la nuit et le lundy 23 qui
fut cause qu'on ne luy donna point son médicament qu'elle
avoit accoustumée de prendre tous les 15 jours et au lieu
elle eut deux lavements détersifs. Jeudi matin 26 à huit
heures la fiebvre reprit avec des petits frissons de douleurs
par tout le corps, elle fut de la sorte près de 3 heures avant
que d'entrer dans le chaud et en toute l'après dînée la fiebvre
très forte et la nuit suivante eut la fiebvre, elle beut plus
de 3 pintes à cause de la grande altération et rendu fort
peu d'urine non obstant son breuvage fut limonade et ptisane avec cristal minéral elle avoit durant l'accès la courte
haleine très grande ; vers le matin dormit quatre heures
de suite et autant sur les huit heures ; la fiebvre estant
passée et voyant l'abondance de sérosités qui s'estoient
jettees sur ses cuisses qu'elle faisoit peu d'urine et que les
eaues arrestées pouvoient croupir vers les poulmons qui lui
augmentoient la difficulté de respirer nous luy donnames un
petit hydragogue pour évacuer les eaux elle n'en vuida
qu'une pinte, la nature faisant un mouvement contraire sur
les jambes : la nuit du vendredy au samedy elle se plaignit
d'une douleur à la jambe gauche et la regardant nous trou-
vames une eresipèle qui fut esteinte en vingt-quatre heures
avec loxicrate et l'eau rose. Il luy revint une plus grose à

niques. (Cf. sur le même sujet les ms français 10761, 16696 et
23061 de la Bibliothèque nationale, signalés par M. Louis
Batiffol.)

la cuisse droite puis à la jambe jusques au pied qui a commencé dimanche au matin et s'est toujours augmentée; elle eut la fiebvre dimanche au soir avec estoulfement à cause de leresipele laquelle se passa lundy matin par deux grandes sueurs, nous voulumes saigner sa ma^{te} (1) à cause dudy eresipele et aussy pour soulager sa poitrine mais le chirurgien se trouvant malade avec la fiebvre ne peut la saigner. Mardy du grand matin luy prit un grand tremblement suivy de fiebvre et un petit poulx : on a tenté la saignée sur les 11 heures et n'est point venu de sang la vene n'estant pas bien ouverte à 1 heure du matin on a apperceu une petite noirceur à la jambe droite qui est fort accreue jusques à 10 heures; la regardant à deux heures après midy elle s'estoit estendue à la largeur d'un patacon avec pustules qui separoient lepiderme ce qui nous a fait appréhender la gangrène. La dessus sont arrives meseigneurs les nonces qui ont disposé sa majesté à se confeser et communier et cependant avons appelé les trois plus célèbres et expérimentez chirurgiens de la ville de Cologne pour consulter sur ces accidents qu'ils ne jugent pas estre dangereus arrivant assez souvent aux érésipèles de ce pais, on y a fait des remèdes pour cette nuit et avons trouvé le matin 2 juillet à 5 heures l'épiderme emporté, la peau ulcérée et assez belle, les forces meilleures et semble que la nature se relève qui estoit hier tout à fait abbatue et par ses selles nous voyons un commencement de bonne coction dans les heumeurs. Si nous eussions peu la saigner nous leussions fait, ce que n'avons pas oublié aus autres maladies qu'elle a eues et depuis Pasques a este saignée deux fois fort copieusement pour un grand eresipele qui luy estoit venu au visage.

Mercredy environ sur le midy luy commença un flux de

(1) Sa Majesté.

ventre de matière sanieuse avec de la boue et des morceaux
de chair pouri et durant cette évacuation eut de très grandes
foiblesses, refroidissement et perte de poux estant fort
inquiétée d'esprit et de corps j'appréhendois qu'elle ne mourut subitement sur le soir la voiant revenir en chaleur et
son poux descouvert nous luy donnames un clistère détersif
et rafraichissant nous avons continué avec la bonne nourriture et aposemes rafraichissantes et cardiaques de la traiter
desquelles elle se moquoit avec ses femmes de chambre
disant puisque je suis réduite aux cardiaques les médecins
n'ont plus de remèdes puissans pour me guérir, toute la
nuit du mercredy elle fut fort inquiétée voulant sortir du
lit et se roulant au pied du lit, se mettant à son séant puis
se recouchant sur les orilliers elle vomit par 5 ou 6 fois de
latrabile noire comme de lancre procédent de son foyer et
de sa ratte nous luy donnames contre son gré 2 cuillerées de
petit vin blanc avec 4 cuillerées d'eau pour conforter et
nettoyer son estomac car elle ne beuvoit jamais de vin, elle
nous dit un peu après qu'elle avoit un feu dans l'estomac
n'osant user de remèdes chauds comme d'élixir et autres
cordiaux qui estoient tous prets sur la table depuis que la
gangrène parut : dès le midy se plaignit de toute la nourriture qu'on lui donoit, c. à d. bouillons jeus de veau gelées
restaurants simples de chair sans conserves, etc., aromates
lui blessoient l'estomac la ptisane et l'eau faite de chicorée
et feuilles de fraisiers qu'elle beuvoit en santé lui causoient
pareilles douleurs. De la nous jugeames que dans lestomac
il y avoit excoriation par apltes (aphtes) comme il y avoit
au fond de la gorge dans lœsophage qui luy causoit douleur
et peine en avallant depuis 24 heures pendant 2 jours : son
poux durant la violance des estouffements se perdit et
devenoit froide aux mains et au voisinage puis la chaleur
revenant son poux paroissoit; jeudy au matin sur les

6 heures demanda le R. P. gardien des capucins pour fere
confession générale et communia et receut ensuitte lextreme onction avec des grandes inquiétudes et estouffement
et perdition de poulx.

Sur les 10 heures elle se tourna à la mort et a este dans
l'agonie une bonne heure et demie sur le midy rendit son
âme à Dieu, après la mort elle deuvin si changée qu'elle
nestoit plus recognoissable.

Ce jourd'huy 4 de juillet à 4 heures de relevées a este
ouvert pour estre embaumé le corps de la Royne mère du
Roy en sa chambre lequel estant exposé nous avons visité
par les parties extérieures et avons trouvé la gangrène à la
jambe droite ou estoit venue la noirceur et de grandes taches
noires de la grandeur de la main en diverses parties de son
corps et particulièrement depuis la moitié du dos jusques à
la teste aux fesses, etc., lépiderme séparé de la largeur de la
main et tout le reste de la peau d'une très mauvaise couleur
fort jaulne.

Ayant fait une grande section cruciale depuis les clavicules jusques à los barré nous avons trouvé si peu qu'il y
avoit de gresse toute jaulne comme saffran toutes les chers
livides et pouries.

Le ventre ouvert nous avons trouvé 4 à 8 onces deau sanieuse tout au bas du vantre qui setoit escoulée den haut
comme d'un abses rompu.

Lomentum estoit tout poury et presque consummé.

Tous les intestins de chaleur livide et comme pourris.

Le foye estoit fort grand tout poury et molasse de couleur verdastre avec des grandes pustules ou vessies pleines
d'eau.

La ratte presque quarre, dassez bonne consistence et couleur, le vasbrene (?) fort gros et fort apparant dans l'estomac
comme un tuyau de plume divisé en deux.

Les reins particulièrement le droit estoit plus petit et poury et sans pieres.

Le gauche estoit plus grand et de meilleure consistance.

Dans la vessie il n'y avoit rien.

La matrice estoit à son naturel.

Le pancreas mollasse et pourry.

Le mesentere verdastre et pourry.

Le ventricule fort ample et enflé en sa tunique intérieure qui représentoit comme une excoriation universelle semblable aux aphtes et de fait se plaignoit d'une escorcheure au bas de la gorge 2 jours avant sa mort et 24 devant sa mort se plaignoit d'une douleur extrême à l'estomac particulièrement après avoir pris de la nourriture et ne se plaisoit qu'à boire de l'eau.

Remontant en haut dè la poitrine ayant levé le sternon nous avons trouvé le cœur deux fois aussi grand qu'il doit estre naturellement pesant sur le diafragme qui lui causait la douleur et pesanteur au cartilage xiphoïde dans son ventricule droit et dans son oreille avons trouvé un grand morceau de graisse approchant du cartilage avec du sang noir comme de lancre du ventricule senestre qui estoit fort ample contre lordinaire en est sorty beaucoup deau et la circonférence de la orta (?) estoit osseuse comme un gros anneau dans les deux cavitez de la poitrine, il y avoit 5 à 6 onces d'eau et beaucoup dans le péricarde qui estoit cartilagineux du coste droit et aderant aux costes.

Les poulmons pourris et noirs comme de lancre et retirés tout en haut attachés aux costes et au dedans fort.

Venant à la teste nous avons trouvé le cerveau fort beau sa couleur et consistence sans eau sinon que le plexus choroïde estoit tout blanc et spongieux par pituite congrégée le cervelet estoit plus mol qu'il ne doit estre.

La moille espinière de bonne couleur et consistence ; en

séparant la peau de toute lhabitude du corps pour enbaumer
nous avons trouvé beaucoup deau entre la peau et les
muscles.

B

RÉCIT DES OBSÈQUES DE LA REINE-MÈRE
FAITES A SAINT-DENIS (1)

La Reine ayant marqué par son testament qu'elle
souhaitait d'estre inhumée dans l'église de Saint-
Denis auprès du feu Roy Henry IV, son Époux, Le
Roy Loüis XIII son fils donna les ordres nécessaires
pour transporter son corps d'Allemagne en France,
ce qui ne fut pas si tost exécuté.

Cepandant les Religieux de Saint-Denis de leur
propre mouvement célébrèrent un service solennel
l'onzième d'Aoust pour cette princesse. Au mois de
mars suivant son corps estant prest d'arriver à Saint-
Denis, Dominique Séguier de Ligny Evesque de
Meaux premier aumosnier du Roy fut envoyé de Sa
Majesté pour régler les Cérémonies de la Réception.
Le septième de mars il fit tendre de deuil la Chapelle de Saint-Eustache qui est dans la partie supérieure de l'église.

(1) Document trouvé au dos d'une estampe de la collection
Hennin et qui nous a été communiqué très obligeamment par
le docteur Paul GUILLON.

Le lendemain qui estoit un dimanche le convoy arriva près de Saint-Denis sur les trois heures après midy. L'evesque de Meaux qui avoit ordre de ne faire recevoir le corps que sur les sept heures du soir et sans beaucoup de solennité, fit rester le chariot hors la ville près de l'Eglise Saint-Remy. Sur les six heures le Clergé et la Justice de La Ville sortirent au devant du convoy : et environ cent pas hors de la porte de Saint-Remy, les Religieux de Saint-Denis tous en chappes, et un cierge à la main, receurent le Corps de la feüe Reine-Mère. L'officiant ne put s'empescher de se plaindre au sieur de Percy chef du Convoi, de ce qu'il ne se trouvait aucun Ecclésiastique pour présenter le corps selon la coutume, et pour attester que c'estoit celuy de la feüe Reine Marie de Médicis, et qu'elle estoit décédée munie des derniers sacremens dans la communion de l'église Catholique.

Après les prières accoutumées, le Convoy accompagné d'environ cinquante flambeaux marcha vers l'église où le Corps fut mis d'abord dans le Chœur pendant que lon chanta les vêpres des morts; et ensuite déposé dans la Chapelle de Saint-Eustache. Il y resta jusqu'au vingtiesme may sur une estrade environnée d'un balustre avec des cierges allumez à l'entour, après quoy le cercueil fut descendu dans le caveau des Bourbons, et posé a costé de celuy d'Henry IV. Le vingt huitiesme d'Avril le cœur de la feüe Reine, qui avait esté apporté avec le corps, fut remis par ordre du Roy entre les mains des Jésuites, pour le porter à La Flèche auprès de celuy du Roy Henry IV, leur fondateur.

L'on fit sur cette malheureuse princesse, le sonnet satirique qui suit en forme d'Épitaphe.

Le palais florentin me donna le berceau.
Le Louvre de Paris a veü briller ma gloire;
Le nom de mon Epoux d'Immortelle mémoire
Est placé dans Le Ciel comme un Astre nouveau.

Pour gendres J'eus deux Rois, pour fils ce clair flambeau
Qui de mille rayons éclate dans l'histoire.
Entre tant de Grands Rois, se pourroit-il bien croire ?
Je suis morte en exil, Cologne est mon tombeau.

Cologne, œil des Citez de La terre Allemande,
Si jamais un passant curieux te demande
Le funeste Récit des maux que J'ay soufferts,

Dis, ce triste cercueil chétivement Enserre
La Reine dont le sang règne en tout L'univers
Qui n'eut pas en Mourant un seul pouce de terre.

FIN DU TOME PREMIER

TABLE DES CHAPITRES

TABLE DES GRAVURES ET PORTRAITS

2586. — Tours, imprimerie E. ARRAULT et Cie

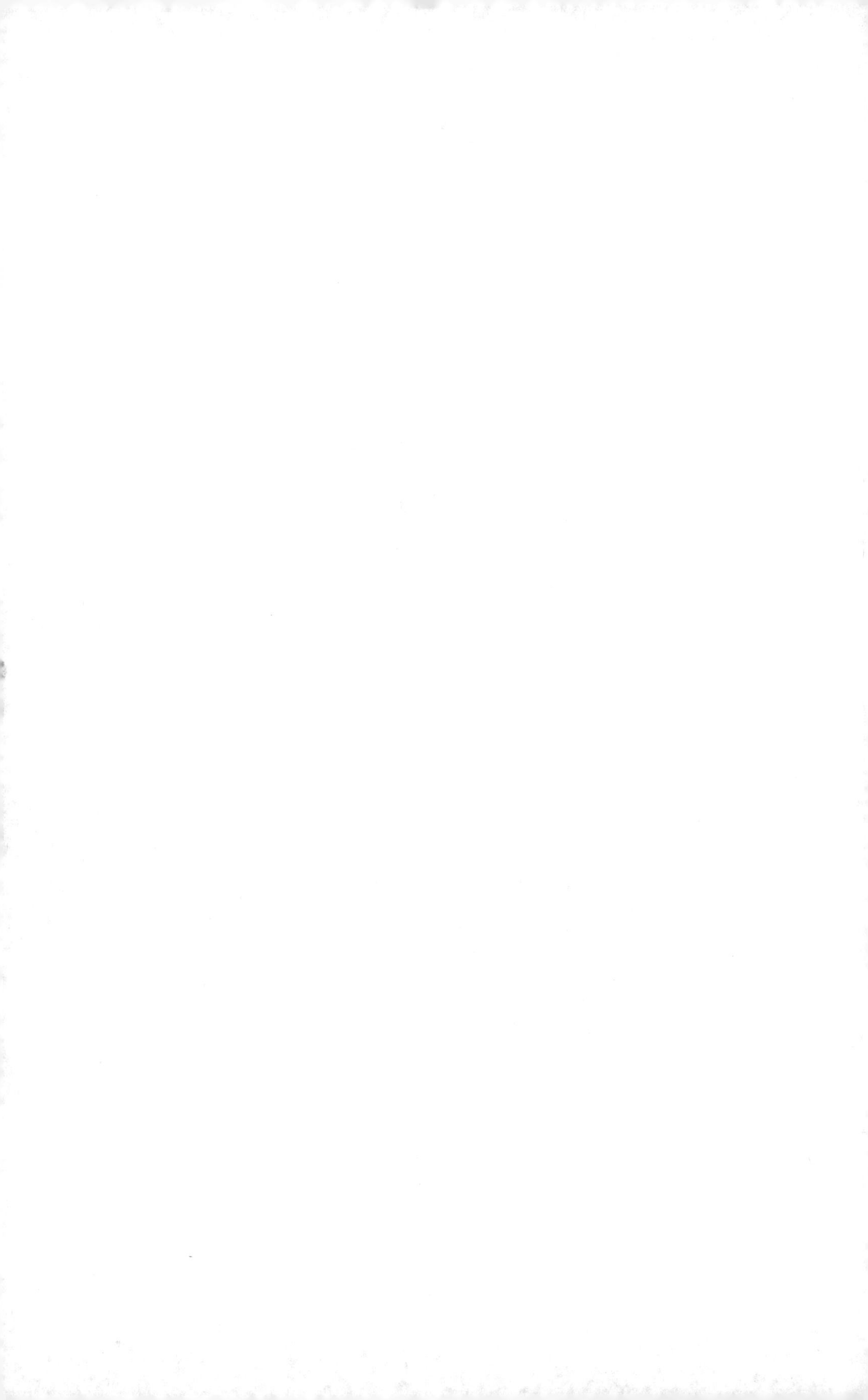